Yecheskil Cohen

Das traumatisierte Kind

Dieses Buch beinhaltet auch das 2004 von Yecheskiel Cohen erschienene Buch *Das misshandelte Kind* sowie weitere neuere Arbeiten des Autors und den Film *Die zweite Geburt* (DVD beiliegend). In diesem Band befindet sich somit das Werk von Cohen, das sich mit der psychoanalytischen Behandlung von traumatisierten Kindern beschäftigen. Cohen entwickelte ein therapeutisches Konzept, das bis heute erfolgreich umgesetzt wird.

Die Behandlungsergebnisse zeigen eine beeindruckende Resozialisierungsrate: Über Zweidrittel dieser meist aus desolaten Familien stammenden Kinder können wieder erfolgreich in die Gesellschaft eingegliedert werden.

Der Film *Die zweite Geburt* schildert anschaulich die tragenden Säulen des Behandlungskonzeptes und das Milieu des Kinderheimes. Der Film eignet sich auch für die Weiterbildung und Supervision von Psychotherapeuten, die mit traumatisierten Kindern arbeiten.

Der Autor:

Yecheskiel Cohen, Psychoanalytiker und Supervisor, 1932 in Bernburg in Deutschland geboren. 1938 wurde seine Familie gezwungen, nach Jerusalem zu emigrieren. 1957 begann er, im Kinderheim B'nai B'rith zu arbeiten, das Kriegskinder, die die Naziverfolgung überlebt hatten, aufnahm. Er übernahm 1962 die Leitung, die er bis zu seiner Pensionierung 1997 innehatte.

Cohen veröffentlichte zahlreiche Beiträge in nationalen und internationalen Fachzeitschriften. Bei Brandes & Apsel erschienen: *Das misshandelte Kind* (2004).

Yecheskiel Cohen

Das traumatisierte Kind

Psychoanalytische Therapie
im Kinderheim

Mit dem Film *Die zweite Geburt* (DVD)

Herausgegeben von
Sibylle Drews und Manfred Endres

Brandes & Apsel

Auf Wunsch informieren wir Sie regelmäßig über *Neuerscheinungen* in dem Bereich Psychoanalyse/Psychotherapie.

Bitte senden Sie uns dafür eine E-Mail an *info@brandes-apsel.de* mit Ihrem entsprechenden Interessenschwerpunkt.

Gerne können Sie uns auch Ihre Postadresse übermitteln, wenn Sie die Zusendung des *Psychoanalyse-Katalogs* wünschen.

Außerdem finden Sie unser *Gesamtverzeichnis* mit aktuellen Informationen im Internet unter: www.brandes-apsel.de
und unsere E-Books und E-Journals unter: www.brandes-apsel.de

3. Auflage 2024

2. Auflage 2017
1. Auflage 2014

© Brandes & Apsel Verlag GmbH, Frankfurt a. M.
Alle Rechte vorbehalten, insbesondere das Recht der Vervielfältigung und Verbreitung sowie der Übersetzung, Mikroverfilmung, Einspeicherung und Verarbeitung in elektronischen oder optischen Systemen, der öffentlichen Wiedergabe durch Hörfunk-, Fernsehsendungen
und Multimedia sowie der Bereithaltung in einer Online-Datenbank oder im Internet zur Nutzung durch Dritte.
DTP: Felicitas Müller, Brandes & Apsel Verlag, Frankfurt a. M.
Umschlag: Felicitas Müller, Brandes & Apsel Verlag, Frankfurt a. M.
unter Verwendung von Fotos von © Bilderfest
Druck: STÜCKLE DRUCK, Ettenheim, Printed in Germany
Gedruckt auf einem nach den Richtlinien des Forest Stewardship Council (FSC) zertifizierten, säurefreien, alterungsbeständigen und chlorfrei gebleichten Papier.

Bibliografische Information der Deutschen Nationalbibliothek:
Die Deutsche Nationalbibliothek verzeichnet diese Publikation in derDeutschen Nationalbibliografie; detaillierte bibliografische Daten sind im Internet über www.ddb.de abrufbar.

ISBN 978-3-95558-052-0

Inhalt

Manfred Endres
Vorwort   9

Sibylle Drews
Vorwort zu *Das misshandelte Kind*   11

Manfred Endres & Peter Bründl
Yecheskiel Cohen – Leben und Werk   14

Danksagung   24

I.   Psychoanalytische Prinzipien der integrierten Behandlung
      von Kindern und Jugendlichen   27

II.   Die »goldene Fantasie« und die Gegenübertragung   61

III. Größenfantasien bei Kindern mit narzisstischen
      und Borderline-Störungen – Eine vergleichende Analyse   75

IV. Das Erleben von Einssein – ein wesentliches Moment in der
      Behandlung von Borderline-Kindern   92

V.   Kindesmisshandlung und ihre »Verheimlichung«   106

VI. Selbstmorddrohungen der Mütter –
      Verlassensängste der Kinder   120

VII. Das misshandelte Kind
      und seine kogitive Beeinträchtigung   134

VIII. Die Innenwelt des misshandelten Kindes
      und die Behandlungsmöglichkeiten und ihre Grenzen   144

IX. Suizidale Handlungen bei Latenzkindern als Ausdruck
      ihrer inneren Objektbeziehungen   160

X.	Traumatisierung in der frühen Kindheit und ihr Einfluss auf die Geschlechtsidentität in der Adoleszenz	171
XI.	Konflikte mit der Geschlechtsidentität als Suizidmotiv bei Adoleszenten	189
XII.	Frühe Entwicklung und Migrationsprozesse	200
XIII.	Überlegungen zum Konzept der Zugehörigkeit in Entwicklung und Therapie	211
XIV.	Wie sieht der Jugendliche die Welt?	219
XV.	Psychotherapie – Handwerk oder Kunst?	230
XVI.	Die Entwicklung des Selbst durch den Anderen	242
XVII.	Gerard Pulver & Orit Jaffe Vom Körper zum Denken – Die Aufgabe des Therapeuten bei der Schaffung symbolischer seelischer Räume	258

Literatur	273
Quellennachweis	281

Dieses Buch ist dem Andenken an meine Eltern
Marga und Erich Cohn gewidmet.
Sie haben mich gelehrt,
den anderen zu ehren und zu achten.

Vorwort

Erstmals bin ich Yecheskiel Cohen im Jahr 2000 begegnet. Auf Einladung der Ärztlichen Akademie für Psychotherapie von Kindern und Jugendlichen kam er zum Symposion nach Brixen und hielt einen Vortrag mit dem Titel »Die Behandlung traumatisierter Kinder im Heim – das Heim als Behandlungsmethode«. Zunächst hat mich der Titel des Vortrags ein wenig irritiert. Wie kann ein Heim eine Behandlungsmethode sein? Im Verlauf des Vortrags wurde mir deutlich, dass das psychoanalytische Konzept der Behandlung schwerst traumatisierter Kinder auf dem Zusammenwirken aller Menschen beruht, die die Kinder im Heim betreuen, einschließlich der äußeren Rahmenbedingungen. In den folgenden Jahren lernte ich Yecheskiel Cohen, Freunde nennen ihn Chezzi, persönlich näher kennen, besuchte ihn mehrmals in Israel und lernte das Heim kennen. Seit Jahren nehme ich außerdem regelmäßig an einer Supervisionsgruppe teil, zu der Chezzi mehrmals im Jahr nach München kommt.

In dem Heim werden traumatisierte Kinder in geschlossenen Gruppen über einen Zeitraum von ca. fünf Jahren betreut. Zu den essenziellen Säulen des Therapiekonzepts gehört die kontinuierliche Betreuung der Kinder durch die gleichen Bezugspersonen, intensive Elternarbeit und die kontinuierliche Supervision aller Personen, die die Kinder betreuen. Alle Aktivitäten im Heim werden als Bestandteil der Behandlung verstanden und aus einer psychoanalytischen Perspektive gesehen. So wird den Kindern ein Entwicklungsraum zur Verfügung gestellt, in dem auch tiefgreifende traumatische Erfahrungen behandelt werden können. Etwa zwei Drittel der Kinder verlassen das Heim mit einer weitgehend intakten Persönlichkeit. Die Ergebnisse des von Chezzi Cohen entwickelten Therapiekonzepts für traumatisierte Kinder belegen eindrücklich, dass eine über mehrere Jahre andauernde Behandlung und ein klares Therapiekonzept auch bei schwersten Traumatisierungen zu einer Resozialisierung der meisten Kinder führen können, so dass die Kinder ein weitgehend normales Leben führen können. Aufgrund der hohen Erfolgsrate hat Chezzi Cohens Therapiekonzept Modellcharakter.

Nach meinen ersten Besuchen in Israel entstand die Idee, das Therapiekonzept in einem Dokumentarfilm festzuhalten, um es so einer breiten Öffentlichkeit und vor allem Fachpersonen, die in Heimen arbeiten, als Lehrmaterial zur Verfügung zu stellen. Nach mehrjähriger Vorbereitungszeit konnten wir Dietmar Lissey, Geschäftsführer der Bilderfest GmbH, für das Projekt gewinnen. Der Film wurde durch zahlreiche Spenden von Privatpersonen und von Stiftungen finanziert. Krischan Dietmaier gelang es, in mehrwöchigen Dreharbeiten im Heim das Therapiekonzept in emotional bewegenden Bildern einzufangen. Darüber hinaus wird im Film auf die Lebensgeschichte von Chezzi Cohen Bezug genommen. Der Film liegt diesem Buch als DVD bei.

Dieses Buch umfasst nun das Werk von Cohen inklusive dem Buch *Das misshandelte Kind* (2004, herausgegeben von Sibylle Drews) sowie später publizierte Artikel von Chezzi Cohen und einen Beitrag von Gerard Pulver, Chezzis Nachfolger als Heimleiter, und Orit Jaffe über die Behandlung eines schwer traumatisierten Jungen im Heim.

An dieser Stelle möchte ich ausdrücklich allen danken, die zur Realisierung des Filmprojekts beigetragen haben, sei es durch persönliches Engagement, sei es durch kleine oder große Spenden.

Manfred Endres,
Leiter der Ärztlichen Akademie
für Psychotherapie von Kindern und Jugendlichen
München, im April 2014

Vorwort
zu *Das misshandelte Kind*

Dieses Buch ist Kindern und Jugendlichen gewidmet, die unter Borderline-Störungen und anderen schweren psychischen Beeinträchtigungen leiden. Einen Publikationszeitraum von fünfzehn Jahren umfassend, gewähren die hier zusammengestellten und zum Teil überarbeiteten Aufsätze des Psychoanalytikers Dr. Yecheskiel Cohen einen Einblick in die Entwicklung und in die Ergebnisse seiner vierzig Jahre währenden Arbeit im B'nai B'rith Residential Treatment Center, das ein Heim für siebzig Jungen im Alter von sieben bis zwölf Jahren, als auch das Institut Beit Hanna, ein Heim für zwanzig Jugendliche im Alter von dreizehn bis achtzehn Jahren, in Jerusalem beherbergt.

Wie die ersten Kinder dieses Heims während des Holocaust hatte auch Yecheskiel Cohen, 1932 in Deutschland geboren, als Kind vor der nationalsozialistischen Verfolgung fliehen müssen. Seiner Ausbildung zum Erzieher im damaligen Palästina folgten das Studium der Pädagogik und Soziologie an der Hebräischen Universität in Jerusalem und die Tätigkeit am Residential Treatment Center, dessen Leiter er dann vierzig Jahre lang sein sollte. Ergänzt wurde dieses Studium durch die Ausbildung zum Diplom-Psychologen und zum Psychoanalytiker in der Israelischen Psychoanalytischen Gesellschaft, deren Präsident er von 1988 bis 1990 war. Als Direktor des Residential Treatment Center wurde er als Berater staatlicher Kommissionen für Adoptionsfragen, für gefährdete Kinder und für die Erarbeitung von Standards für Heime hinzugezogen. Er lehrt als Dozent an der Hebräischen Universität in der School of Education und im Fachbereich Psychologie sowie am Psychoanalytischen Institut in Jerusalem und arbeitet dort als niedergelassener Lehranalytiker und als Supervisor auch in Deutschland.

Ausgehend von der Konfrontation mit den zerstörerischen Auswirkungen, die der Mangel eines *potential space* – das heißt eines Raumes, in dem das Kind sich von Geburt an in seinen Potenzialitäten erst entfalten kann – auf die frühe psychische Entwicklung hat, beschreibt er seine Erfahrungen mit den verschiedenen Ausdrucksformen dieser Störungen und die Erkenntnisse über ihre Psychodynamik im Wechselspiel mit dramatischen, oft traumatischen Lebensbedingungen dieser Kinder und Jugendlichen. Zusammen mit seinen Mitarbeitern hat er sie im Laufe vieler Jahre in ein eigenständiges Behandlungskonzept integriert. Zentrale Aspekte des Verständnisses dieser Störungen und deren theoretische wie praktische Umsetzung in dieses Behandlungskonzept stimmen – wie der Autor während seiner Ausbildung zum Psychoanalytiker entdeckte – mit denen des Psychoanalytikers Donald W. Winnicott überein und spiegeln sich in der Gestaltung des konkreten Alltags dieser Kinder wider, die in dieser Art nur in einem Heim wie dem Residential Treatment Center in Jerusalem gegeben sind: Es stellt diesen Kindern einen Raum mit einer intensiven, hochspezialisierten und integrierten Betreuung, Erziehung und psychotherapeutischen Behandlung zur Verfügung. Dieser Raum soll es ihnen ermöglichen, ihre schweren Beeinträchtigungen durch ihre primären Beziehungskonstellationen in neuen, ihre entwicklungsgemäßen Bedürfnisse, ihre Begabungen und ihre Einzigartigkeit respektierenden und fördernden Objektbeziehungen aufzuarbeiten und in einem kreativen Prozess ihre Subjektivität zu entwickeln, ihrer gewahr und sicher zu werden. In diesen Prozess werden die Eltern dieser Kinder mit einbezogen, in ihren Schwierigkeiten anerkannt und in ihrer Eigenart respektiert und unterstützt.

Die zahlreichen, in ihrer Dramatik erschütternden Beispiele, die der Autor in das entwicklungstheoretische Verständnis und die klinische Empirie der Psychoanalyse einbettet, beeindrucken durch ihre Einfühlsamkeit und Parteinahme für die Not des Kindes und späteren Jugendlichen. Yecheskiel Cohens präzise und unparteiische Differenzierung zwischen Innen- und Außenwelt und ihre Wechselwirkungen sowie seine Abgrenzung der primären Störungen dieser Kinder vom neurotischen Elend schlagen sich in der zwangsläufigen Modifikation der Behandlungstechnik der klassischen Psychoanalyse nieder, die der Aufdeckung verdrängter Triebwünsche gilt, was aber eine Entwicklung voraussetzt, die den in Rede stehenden Kindern und Jugendlichen gar nicht möglich war, sondern zerstört wurde. Der Autor erschafft diese Modifikation mit der Souveränität eines zutiefst psychoanalytisch identifizierten Therapeuten, der diesen Kindern anders nicht helfen könnte.

Über die Einblicke in das ganze Spektrum von Gewalt, Missbrauch und Misshandlung und deren desaströse Folgen hinaus gewähren die Erfahrungen Cohens und seiner Mitarbeiter auch Einblicke in verstörte Familienverhältnisse und historisch und sozial bedingt schreckliche Schicksale, die die Bewältigungsmöglichkeiten nicht nur von Kindern, sondern auch ihrer Eltern, die oft selbst Opfer waren, übersteigen, sowie Einblicke in die Auswirkungen gesellschaftlicher Verfassungen, die Gleichgültigkeit und Ignoranz gegenüber psychisch gefährdeten Kindern und Jugendlichen mit sich bringen.

Mögen die Lebensbedingungen dieser Patienten zum Teil auch Spiegel der einmalig schwierigen Geschichte Israels, der Einwanderungsprobleme und des bedrohten Lebens dort sein: Auch wir kennen katastrophale Lebensbedingungen und schwer beeinträchtigte psychische Entwicklungen von Kindern und Jugendlichen durch traumatisch beschädigte Eltern – häufig selbst Opfer von Misshandlungen –, durch zerrüttete Ehen, Drogenabhängigkeit, Verwahrlosung etc. und all die damit verbundenen Folgen. Es sind Bedingungen, die sich in zunehmendem Maße durch wirtschaftliche Krisensituationen und die damit einhergehenden finanziellen Einschränkungen, die gerade jene Institutionen treffen, deren diese

Kinder dringend bedürfen, verschärfen. Sie verleihen diesem Buch seine Brisanz und machen auf die Notwendigkeit aufmerksam, Institutionen nach diesem Modell auch in Europa einzurichten und zu fördern und dazu beizutragen, die Weitergabe von Missbrauch und Gewalt von Generation zu Generation einzudämmen. Entsprechend richtet es sich nicht nur an Psychoanalytiker, sondern vor allem an Kinder- und Jugendlichen-Psychotherapeuten, Kinder- und Jugendpsychiater, Traumaforscher, Sozialarbeiter, Lehrer, Erzieher, Jugendämter, interessierte Laien und Förderer.

Sibylle Drews
Frankfurt am Main, den 31. Januar 2004

Manfred Endres & Peter Bründl
Yecheskiel Cohen – Leben und Werk

Wer auch immer Dr. Yecheskiel Cohen (»Chezzi«, wie ihn seine Freunde, Kollegen und Familienmitglieder nennen) begegnet, sei es in der Zusammenarbeit, sei es beim Studium seiner zahlreichen Veröffentlichungen oder als Zuhörer seiner Vorträge, kann spüren, in welch außergewöhnlicher Weise Chezzi Cohen in seiner Person seine Familiengeschichte, die Geschichte des Staates Israel und die Rezeption der Psychoanalyse im jungen Staat Israel wegweisend für die Behandlung schwer traumatisierter Kinder integriert hat. 2010 erschien bei Brandes & Apsel seine Selbstdarstellung (Cohen, in: Hermanns 2010; im Folgenden daraus alle Zitate). Darin schreibt er:

> Ich wurde im Juni 1932 in der deutschen Kleinstadt Bernburg a. d. Saale im heutigen Sachsen-Anhalt geboren. Ich habe einen Bruder, der vier Jahre älter, und eine Schwester, die zwei Jahre jünger ist als ich. Bernburg gehörte nach dem Ende des Zweiten Weltkrieges zu Ostdeutschland, der späteren DDR. Meine Eltern waren nach Bernburg gekommen, da mein Vater den Gemischtwarenladen seines Onkels übernommen hatte. (S. 10)

Und weiter:

> Die Naivität der Juden Deutschlands fand auch in unserer Familie ihren Ausdruck, in der Reise meiner Großmutter Rosalia nach Palästina, um die Möglichkeit zu prüfen, sich der Familie ihres Sohnes anzuschließen, der bereits dort lebte, noch bevor unsere Familie dorthin auswanderte. Meine Großmutter, die sah, wie schwierig das Leben in Palästina war, ging in ihrer Unschuld 1938 (!) nach Deutschland zurück, vielleicht weil sie glaubte, dass ihr nichts Böses widerfahren würde, da sie einen Sohn für Deutschland geopfert hatte. Zu unser aller großen Betrübnis wurde sie nach Theresienstadt verschleppt und fand dort den Tod. Die Mutter meines Vaters war früh gestorben, so dass ich nur seinen Vater kennenlernte (Opa Adolf). Auch dieser Großvater kam in Theresienstadt ums Leben, da es ihm – anders als dem Rest meiner Familie – nicht gelungen war, Deutschland rechtzeitig zu verlassen. Die gleiche Unschuld oder Naivität, die ich bereits erwähnte, charakterisierte auch meine Eltern. Sie hatten noch im Jahre 1933, als die Nazis bereits an der Macht waren, als Angehörige einer jüdisch-zionistischen Bewegung (Blau-Weiß) Palästina besucht. (S. 13)

> Meine Eltern zählten jedoch zu den Naiven unter den deutschen Juden, so dass sie am Ende ihrer Reise, obgleich sie einer zionistischen Bewegung angehörten, die einen jüdischen Staat in Palästina aufbauen wollte, mit dem Gefühl nach Deutschland zurückkehrten, dass die Zeit für eine Auswanderung noch nicht reif sei. Doch 1938 übten die Nazis bereits überall ihre Macht aus, auch in Bernburg, wo wir wohnten. Zunächst

> wurde mein Vater unter einem nichtigen Vorwand verhaftet, und während seiner Haft erschien eine Bande von Nazis bei meiner Mutter und nötigte sie, den Gemischtwarenladen für einen lächerlichen Preis zu verkaufen. Nach dem Verkauf und während mein Vater immer noch inhaftiert war, gelang es meiner Mutter mit ihrem Organisationstalent, alle nötigen Papiere für das britische Einwanderungszertifikat nach Palästina zu beschaffen. Auch gelang es ihr, die nötigen Möbel und Haushaltsgeräte zusammenzustellen, denn in jenen Tagen – etwa einen Monat vor der Reichspogromnacht – ließen es die Nazis noch zu, dass jüdische Familien mit ihrem gesamten Besitz auswanderten. Nach der Freilassung meines Vaters brachen wir unverzüglich auf. Wir fuhren mit dem Zug nach Triest in Italien und von dort weiter mit dem Schiff nach Palästina. Im Oktober 1938 erreichten wir den sicheren Hafen von Tel Aviv. Ich habe von der gesamten Reise im Zug und auf dem Schiff keinerlei Erinnerung bis auf eine Begebenheit, die mir lebhaft vor Augen steht. Auf der Bahnfahrt nach Triest sah ich meinen Vater weinen – eine ganz besondere Erfahrung, die tief in mir haften geblieben ist. Vielleicht ist das der Grund, warum alle anderen Erinnerungen völlig verblasst sind. Weder an die einwöchige Schiffsfahrt noch an die Ankunft in Tel Aviv kann ich mich erinnern, und alles ist irgendwie in dem Weinen meines Vaters zusammengefasst, das ich mir nicht zu erklären vermochte. Was immer ich mit dem Gedanken an dieses Weinen verbinde, ist die Trennung von seinem Vater, denn bei unserer Abreise wusste er, dass er ihn nicht wiedersehen würde. (S. 14)

In Palästina begann für die Familie ein völlig neuer Lebensabschnitt. Sie mussten sich in eine fremde Gesellschaft eingliedern und eine neue Sprache erlernen. Die Eltern waren des Hebräischen nicht mächtig. Hinzu kam die schwierige wirtschaftliche Situation in Palästina. Der Vater investierte das wenige Geld, das er aus Deutschland mitgebracht hatte, in ein Geschäft mit zwielichtigen Geschäftspartnern, die ihn um sein gesamtes Geld betrogen. Die Familie musste daraufhin aus Tel Aviv wegziehen in eine kleinere Wohnung in einem kleineren Dorf:

> In Bat-Jam wohnten wir neun Jahre, und obwohl es neun glückliche Jahre waren, mussten wir letztendlich auch von dort wegziehen, da unser Haus an die arabische Stadt Jaffa angrenzte. Nach der Annahme des UN-Teilungsplans im November 1947 begannen die arabischen Ausschreitungen gegen die jüdische Bevölkerung Palästinas, die sich zu einem regelrechten Krieg ausweiteten. (S. 15)

Cohen erzählt von dem schwierigen Leben seines Vaters:

> Mein Vater hatte also eine Unterkunft bei seinem Arbeitgeber gefunden, und dies ist nun der richtige Augenblick, um von seiner Tätigkeit zu berichten, nachdem er im ersten Jahr nach seiner Ankunft um sein Vermögen betrogen worden war. Einige Zeit danach begann er, sich als Vertreter für Spielzeug zu betätigen. Mit zwei Koffern fuhr er im Land umher und bot die Waren verschiedenen Spielwarengeschäften an. Es erübrigt sich wohl, zu erwähnen, dass Autos damals kaum verbreitet waren und er daher alle diese Fahrten mit dem Bus zurücklegte, von Stadt zu Stadt, von Geschäft zu Geschäft. Selten hatte ich das Vergnügen, höchstens in den Schulferien, ihn zu begleiten, wobei

ich mir immer vorkam, als widerfahre mir etwas ganz Besonderes. Bis heute erinnere ich mich besonders an das kleine Hotel in Haifa – Hotel Nescher –, in dem mein Vater immer übernachtete, und an das weiche Ei, das es dort zum Frühstück gab. Diese Mahlzeit, bei der nur mein Vater und ich zugegen waren, war ein großes Geschenk für mich. Später hat er die Spielsachen in unserem Zimmer »ausgestellt«, es kamen verschiedene Einkäufer, um die Ware zu begutachten, und wir trugen uns mit der Hoffnung, dass sie etwas bestellen würden.

Einige Jahre später traf mein Vater auf seinen Reisen von Geschäft zu Geschäft einen ebenfalls deutschstämmigen Israeli namens Erich Eckmann, der drei Geschäfte in verschiedenen Gegenden Tel Avivs besaß. Eckmann war von meinem Vater sehr beeindruckt, sowohl von seiner Geschäftstüchtigkeit und der Tatsache, dass er in Bernburg ein Geschäft geführt hatte, als auch von seiner Fähigkeit, Gespräche in hebräischer Sprache zu führen und sogar Briefe auf Hebräisch (wenn auch mit Fehlern) zu schreiben, ein Talent, das er selbst nicht besaß. Bald ernannte er meinen Vater zum Geschäftsführer seiner drei Läden, die mein Vater bis zu seiner Pensionierung leitete. (S. 16)

Die Familie war mittlerweile wieder in das Zentrum von Tel Aviv gezogen, in eine zentral gelegene kleine Wohnung.

Es war nicht so einfach mit fünf Personen in einer Zwei-Zimmer-Wohnung zurechtzukommen, wenn man ein geordnetes Leben führen wollte. Hier muss ich erneut meine Hochachtung vor meinen Eltern und besonders meiner Mutter zum Ausdruck bringen, der es trotz allem gelang, eine gewisse Ordnung aufrechtzuerhalten. Eines der beiden Zimmer diente am Tage als Esszimmer mit einem runden Tisch, den wir aus Deutschland mitgebracht hatten, am Abend aber musste es in ein Schlafzimmer umgewandelt und der Tisch verrückt werden, um das zusammenklappbare Doppelbett aufstellen zu können. Wir Kinder schliefen in dem zweiten Zimmer. Später, nachdem wir das Haus verlassen hatten, wurde das Kinderzimmer zum Schlafzimmer meiner Eltern, und so blieb ihnen der allabendliche Umbau erspart. (S. 17)

Bald nach seiner Pensionierung erkrankte der Vater an Krebs und starb 1972. Nach seinem Tod zog die Mutter in ein Altersheim, wo sie im Alter von 92 Jahren starb.

Der gesunde Optimismus meiner Eltern und ihre liebevolle Beziehung zueinander haben mir all die Jahre seit unserem Weggang aus Deutschland das Leben erleichtert. Nie hörte ich ein Wort der Klage von ihnen, weder darüber, dass sie ihre deutsche Heimat aufgeben und ihre Eltern dort zurücklassen mussten, noch über die großen finanziellen Probleme oder die Schwierigkeiten bei der Integration in ein für sie so andersartiges Land. Sie sprachen weder von ihrer Sehnsucht nach dem bequemen Leben, das sie die meiste Zeit in Deutschland geführt hatten, noch kritisierten sie die Mentalität, die politischen Führer und die fremde Lebensart, der sie in Palästina (und später in Israel) begegneten. Dieser Optimismus hatte allerdings auch seine Kehrseite. So konnte ich meine Eltern z. B. nicht an Konflikten teilhaben lassen, die mich beschäftigten, und ich fühlte auch, dass sie sich gar nicht irgendwelcher Probleme bewusst waren. So war für mich z. B. die Begegnung mit den Tel Aviver Kindern auf dem Gymnasium (Balfour-Gymnasium) und auch die mit der Familie meines Freundes, bei der ich einige Monate wohnte, nicht leicht. Ich fühlte mich diesen Kindern plötzlich unterlegen, die in meinen Augen alle ein größeres intellektuelles Potenzial hatten und den kulturellen Einrichtungen der Stadt näherstanden. Eine andere Unterlegenheit, die mich mein ganzes Leben lang kennzeichnete, hängt mit meinem Körperbau, meinen körperlichen Fähigkeiten und bestimmten männlichen Eigenschaften zusammen. Ich war immer der Schwächste im Sport und in »männlichen Beschäftigungen« wie Reparaturen, Montage etc. Alle diese Minderwertigkeitsgefühle konnte ich mit niemandem teilen. Heute glaube ich, dass ich Gehör gefunden hätte, wenn ich mit meinen Eltern gesprochen hätte. Aber aus irgendeinem Grund war ich damals der Ansicht, dass in dieser Atmosphäre des »Alles-in-Ordnung-Seins« dafür kein Platz war. (S. 19)

Chezzi besuchte ein Gymnasium in Tel Aviv, musste das Gymnasium aber wieder verlassen, da ein Schulgeld für auswärtige Schüler eingeführt wurde, das sich die Eltern nicht leisten konnten. Er suchte sich eine Arbeit bei einer Firma und schrieb sich in einer Abendschule ein, deren Gebühren er aus eigener Tasche finanzieren konnte.

Die Schulgebühren für die Abendschule finanzierte ich selbst und kaufte mir ein Fahrrad, auf dem ich täglich zur Arbeit fuhr. Mein stolzester Besitz jedoch war ein Plattenspieler, mit dessen Hilfe ich mich mehr und mehr der klassischen Musik näherte. Damals konnte ich mir nur Schallplatten mit 78 Umdrehungen leisten und hörte folglich nur Ouvertüren von Rossini. Sinfonien und andere Werke konnte ich mir nicht leisten. Erst später, bei Freunden, die ich während des Wehrdienstes kennen gelernt hatte und die aus wohlhabenderen Häusern kamen, hörte ich Sinfonien, so die *Zweite* von Mahler, auf elf doppelseitigen Schallplatten aufgenommen, und seitdem hat mich diese erhabene musikalische Schöpfung nicht wieder losgelassen. Die klassische Musik erfüllte mein Leben und tut es immer noch, sie erweckt in mir die unterschiedlichsten Gefühle, aber auch Sehnsucht nach allen möglichen Orten und Menschen, die Teil meines Lebens gewesen sind. Manchmal ruft die Musik eine Gänsehaut hervor oder treibt mir Tränen in die Augen, wenn sie mich unmittelbar an meine Eltern erinnert oder bestimmte Vorstellungen und Erinnerungen erweckt. (S. 22)

1950 wurde Chezzi 18-jährig zur Armee eingezogen. Der Wehrdienst war Pflicht und dauerte zweieinhalb Jahre. Der Eintritt in die israelische Verteidigungsarmee erfolgte zwei Jahre nach Ausrufung der Unabhängigkeit Israels und nur ein Jahr nach dem Ende des Unabhängigkeitskrieges.

Der Dienst in der Armee war zu jener Zeit ein ehrbarer Akt, in dem alle eine bedeutende und essenzielle Handlung sahen, nicht nur für die jungen Wehrdienstleistenden selbst, sondern auch für die Gemeinschaft insgesamt. Nach der einige Monate dauernden Grundausbildung wurde ich zur Fernmeldetruppe überstellt, wo ich einen neunmonatigen Lehrgang absolvierte, um mich mit den verschiedenen Funksystemen vertraut zu machen und weitere Fertigkeiten der Funkkommunikation zu erlernen. Am Ende des

Lehrgangs wurden die meisten meiner Kameraden in andere Einheiten überstellt, wo sie für den Funkkontakt verantwortlich waren. Mich hingegen behielt man im Ausbildungsstützpunkt, wo ich neue Soldaten und auch Reservisten ausbildete. Ich investierte in jenen Tagen viel Mühe in meine »Lehrlinge« und sah in ihnen nicht nur Soldaten, die das Funken erlernen sollten, sondern vor allem Menschen, die als solche behandelt werden wollten. Nach einer Unterrichtsstunde kamen einige meiner Schüler auf mich zu und sagten zu mir: »Chezzi, wissen Sie, Sie sind so etwas wie ein Zauberer. Sie öffnen unsere Köpfe, geben alles, was wir wissen müssen, hinein und schließen die Köpfe wieder. Und alles bleibt drin und ist immer abrufbar.« Dieser Satz ist mir genau im Gedächtnis geblieben und begleitet mich seitdem. Er wurde zum Schlüssel für meine weitere berufliche Laufbahn, weckte er doch in mir den Wunsch, mit Menschen zu arbeiten, in der Erziehung oder auf einem ähnlichen Gebiet. (S. 9)

Der Wunsch, mit Jugendlichen zu arbeiten, ging nach dem Ende des Militärdienstes in Erfüllung. Er fand eine Anstellung als Betreuer in einem Internat, das in einem alten Haus an der Grenze zwischen Tel Aviv und Jaffa lag und *Haus der Jugend* hieß. Hier traf er auf heranwachsende Jugendliche, die die Schule abgebrochen hatten und aus problematischen Familienverhältnissen stammten.

Sicher stellt sich die Frage, wie ich mich einer so herausfordernden Tätigkeit zuwenden konnte, wo mich doch immer die oben erwähnten Minderwertigkeitsgefühle begleiteten. In der Tat besteht in diesem Zusammenhang ein unlösbarer innerer Konflikt, daneben gibt es aber auch Eigenschaften, die eine Erklärung dafür liefern, wie z. B. der Umstand, dass diese Tätigkeit von mir keinen intellektuellen Wettbewerb mit anderen forderte, sondern vielmehr persönliches Engagement und Sensibilität für die Bedürfnisse der Umwelt, Eigenschaften, die ich spontan in mir fühlte. Der wichtigste Beweis ist jedoch die Tatsache, dass ich trotz meiner physischen Ängste keinerlei Scheu vor der Arbeit mit Jugendlichen hatte, die zum Teil wirkliche Rabauken waren. Einer der Jugendlichen war in den Augen der anderen äußerst charismatisch, aber auch sehr gewalttätig und herrschte unangefochten über die anderen. Ich fand Zugang zu diesem Jungen und konnte Kontakt zu ihm aufnehmen, wobei ich das spürte, was ich heute sein »wahres Selbst« nennen würde. Selbstverständlich standen mir diese klinischen Fachbegriffe damals nicht zur Verfügung, und zudem hatte ich in dem Internat keinerlei fachliche Unterstützung – die Institution der Teambetreuung war damals noch nicht geläufig, und selbst der Leiter der Institution schien keinerlei therapeutische Qualitäten zu besitzen. Dieser Junge – heute ist er bereits in Pension – hält bis heute Kontakt zu mir! Die Internatsarbeit weckte in mir das starke Bedürfnis, die erzieherische Arbeit mit problematischen Gruppen zu meiner künftigen Beschäftigung zu machen, und war der Auslöser für meine Entscheidung, ein Studium an der *Hebräischen Universität* in Jerusalem aufzunehmen. Da ich kein Abitur hatte, musste ich spezielle Prüfungen für Studienanwärter ohne normales Abitur ablegen, und danach schrieb ich mich für Pädagogik und Soziologie ein. (S. 25)

Gegen Ende des Studiums, das sich Chezzi wieder mit Büroarbeiten finanzieren musste – die Tätigkeit im *Haus der Jugend* musste er wieder aufgeben, da sie sich nicht mit den Anforderungen des Studiums vereinbaren ließ –, lernte er Talma kennen.

> Talma, meine Geliebte, Frau und Freundin, trat bei den Feierlichkeiten zum 5. Unabhängigkeitstag Israels in mein Leben – im Jahr 1953. Ich war mit einer Gruppe von Freunden losgezogen, um in den Straßen zu feiern, wie es damals üblich war. Dort lernte ich Talma kennen, und seitdem sind wir zusammen. Abgesehen von der Tatsache, dass sie die Liebe meines Lebens ist, bin ich zutiefst überzeugt, dass sie mit ihrer Liebe und ihrer außergewöhnlichen Persönlichkeit mein Leben verändert hat. Talma ist ein warmer und sensibler Mensch wie kein anderer, sie kann den anderen erfühlen, noch bevor er selbst dazu in der Lage ist, sie besitzt große intuitive Fähigkeiten, und ihr ist ein besonderer persönlicher Zugang zu eigen. (S. 30)

Talma stammte aus einer schon vor Generationen nach Palästina eingewanderten Familie. Sie war Pianistin und später Professorin am *Rubinstein Konservatorium*. Mit Talma konnte Chezzi auch seine große Liebe zu und sein tiefes Verständnis von klassischer Musik teilen.

Talma und Chezzi heirateten im November 1958. Talma brachte vier Kinder zur Welt, drei Söhne und eine Tochter. Alle Kinder gründeten eine eigene Familie. Es kamen bislang neun Enkelkinder zur Welt.

Nach Abschluss des Studiums mit dem Bachelor begann Chezzi, im B'nai B'rith-Internat als Betreuer zu arbeiten. Er war dort insgesamt 40 Jahre lang tätig, 35 Jahre als Leiter des Internats. Auch nach seiner Pensionierung bestand weiter Kontakt zum Internat als Supervisor und Vorstandsvorsitzender. Die Institution, ein Internat für Kinder mit schweren emotionalen Störungen, wurde gegen Ende des Zweiten Weltkriegs gegründet, als die ersten Kinder, die den Holocaust überlebt hatten, nach Israel kamen. Hierzu zählten vor allem die so genannten Teheran-Kinder, die von jüdischen Organisationen in Polen und Russland aufgelesen wurden. Nach einem Zwischenaufenthalt in einem Übergangslager in Teheran kamen sie über Ägypten nach Palästina. Das Internat wurde von der Organisation B'nai B'rith gegründet und am Stadtrand von Jerusalem gebaut. Zusätzliche finanzielle Unterstützung erhielt das Internat von der B'nai B'rith-Frauenorganisation in den Vereinigten Staaten.

> Inzwischen hatte ich mein BA-Studium abgeschlossen und hielt es für angebracht, mich ganz der erzieherischen und therapeutischen Arbeit mit diesen Kindern zu widmen. Die Gruppe war sehr groß, 16 Jungen und vier Mädchen, die alle als seelisch schwer gestört galten. Die Diagnose konzentrierte sich damals hauptsächlich auf das, was man als »Verhaltensstörungen« bezeichnete, d. h., es handelte sich um Kinder, bei denen in der Hauptsache aggressives und gewalttätiges Verhalten beobachtet wurde und das, was man als »Anpassungsprobleme« bezeichnete. Wir, das Lehrer- und Betreuerteam, hatten eigentlich keine angemessene professionelle Unterstützung. Einmal in der Woche erschien ein Psychiater, der keine Erfahrung in der Behandlung von

> Kindern hatte, und gab uns Ratschläge für die Therapie. Insofern musste ich mich im Wesentlichen auf meine Intuition verlassen, und meine wichtigste Aufgabe bestand darin, emotionale Bindungen zu den Kindern zu knüpfen. Vom ersten Moment an spürte ich, dass diese Kinder vor allem ein offenes Ohr brauchten, jemanden, der ihre Not mitfühlte und nicht versuchte, sie zu »dressieren«. Ich sage, dass ich dies spürte, weil ich es damals noch nicht wusste und daher nicht formulieren konnte. Etwas später begann ich mein MA-Studium in Erziehungswissenschaften und lernte vor allem von Professor Carl Frankenstein theoretische Begriffe, die mich in die Lage versetzten, meine therapeutischen Handlungen wissenschaftlich zu erklären. Seine wesentliche Unterscheidung zwischen positiver und negativer Aggression sowie zwischen einem Leben als »Außen-Stehender« und einem Leben aus tieferem, inneren Verständnis heraus half mir sehr, mich den Kindern zu nähern und ihnen ein Schutzschild und eine Stütze zu sein, anstatt eine autoritäre Figur, die fordert und bestraft. Später kam Eliezer Ilan (ebenfalls deutschstämmig), ein Psychoanalytiker, der eine Station zur Behandlung von Kindern und Jugendlichern leitete, in das Internat, um dort einmal wöchentlich eine abendliche Diskussionsrunde zu leiten. Das Team stellte ihm die Kinder vor, und er hatte die Möglichkeit, bei der Diagnose ihrer Probleme zu helfen. Ilan war derjenige, der mir die Psychoanalyse näherbrachte und mich ermunterte, nach Abschluss meines MA-Studiums eine psychoanalytische Ausbildung zu absolvieren. Je mehr ich mich der psychoanalytischen Begrifflichkeit näherte, umso mehr stieß ich auf Lehrauffassungen, die ich bereits intuitiv umsetzte, allen voran bei Winnicott, der mich mit Begriffen wie Übergangsraum (intermediate space), potentieller Raum (potential space), Halten (holding) und vielem anderem mehr ausstattete. Ich hoffe, der Leser wird mich nicht für arrogant oder hochmütig halten, wenn ich sage, dass ich viele Funktionen, die Winnicott beschreibt, bereits ausfüllte, ohne überhaupt von ihm zu wissen oder seine Terminologie zu kennen, d. h., ich konnte seine Theorien meinem Handeln »überstülpen«, sowohl als Betreuer wie auch später in meinen ersten Jahren als Leiter des Internats. (S. 34f.)

Chezzi wurde bereits fünf Jahre nach Beginn seiner Tätigkeit im Heim mit der Leitung der Einrichtung betraut. Er prägte in entscheidender Weise die psychoanalytische Ausrichtung.

> Die Kinder in meiner Gruppe, wie überhaupt die Kinder Anfang der 1950er Jahre, gehörten bereits nicht mehr zu der Gruppe der »Teheran-Kinder«, sondern waren mit der großen Einwanderung gekommen, die in den ersten Jahren nach der Staatsgründung in das Land strömte. Zu den 600.000 Juden bei Staatsgründung kamen in den folgenden eineinhalb Jahren über anderthalb Millionen Einwanderer hinzu, zum Teil Shoah-Überlebende aus Europa, überwiegend aber Einwanderer aus nordafrikanischen Ländern. Ich liebte »meine Kinder« sehr und verbrachte mit ihnen den größten Teil des Tages und der Nacht. Ich erwähnte bereits, dass die Wohnung der Betreuer in die Wohnhäuser der Kinder integriert war, so dass ich viele Stunden in ihrer unmittelbaren Nähe verbrachte. Ich versuchte, mich in die persönliche Geschichte eines jeden Kindes einzufühlen und jedem von ihnen das Gefühl zu geben, dass er oder sie besonders und einzigartig für mich waren. Wollte ich in einem Satz das Prinzip der Behandlung von Kindern zusammenfassen, so müsste der heißen, dass man jedem Kind ermöglichen muss, sich als

einzigartig zu empfinden, als Inhaber einer eigenen und einzigartigen Identität. Dieses Prinzip hatte ich mir vom ersten Tag an zu eigen gemacht und versuchte, mich über die gesamte Dauer meiner Tätigkeit daran zu halten. So habe ich z. B. das morgendliche Aufstehen immer wieder als Beispiel dafür genannt, was die therapeutische Arbeit ausmacht – alles, was die Kinder brauchen. Man darf sich nicht mit dem Aufstehen als Selbstzweck beschäftigen. Das Aufstehen besteht nicht nur im Aufwachen, Betten machen, Waschen und Anziehen, denn diese Handlungen sind nichts als ein Mittel zu Entdeckung des einzigartigen Selbstseins eines jeden Kindes. Deshalb war ich auch dagegen, dass wir die Gruppe mit autoritären Mitteln wecken (Klingeln, Pfeifen, in Verbindung mit einem Aufruf, dass alle aufstehen und die damit verbundenen Handlungen in einer bestimmten Zeit erledigen müssen). Stattdessen verlangte ich von mir selbst und später auch von meinem Team, dass man mit jedem Kind so verfahren sollte, wie es sein unmittelbares Gefühl dem Betreuer oder der Betreuerin eingibt. So wusste ich z. B., dass es ein Kind gab, bei dem es genügte, es daran zu erinnern, dass es aufstehen und die dazugehörigen Handlungen verrichten sollte, während ich bei einem anderen Kind das Gefühl hatte, ich müsste mich an sein Bett setzen und es fragen, wie es die Nacht verbracht habe, und möglicherweise musste das Ganze am darauf folgenden Morgen umgekehrt ablaufen. Das alles geschah aufgrund von unmittelbaren Gefühlen in Bezug auf jedes Kind, ganz so wie es eine Mutter mit ihren Kindern macht. Obwohl ich in all den Jahren meiner Arbeit dort und besonders als Leiter der Institution den Begriff des »potentiellen Raumes« als Ausdruck für das gesamte Leben im Internat formulierte, hat sich in mir doch nichts verändert im Hinblick auf die Entdeckung des einzigartigen Selbstseins eines jeden Kindes. Dies geschah mit Hilfe der Schaffung der besonderen Dyade zwischen dem Betreuer, dem Lehrer, dem Therapeuten etc. und jedem einzelnen Kind, für dessen Wohl sie zuständig waren. (S. 35f.)

Chezzi Cohen entwickelte kontinuierlich seine psychoanalytisch geprägten Konzepte weiter. Er verstand, dass die Wiederaufnahme einer menschenwürdigen progressiven Entwicklung des Selbst seiner tief verletzten Schützlinge nur in einer jahrelangen Beheimatung der Kinder in einer ganz ihren Bedürfnissen angepassten tragenden Umwelt möglich sein würde. So wurde sein Heim wegweisend für die Resozialisierung schwerst traumatisierter Kinder aus ganz Israel.

Die Kinder werden im Alter von sieben bis acht Jahren in eine feste Gruppe aufgenommen, die über einen Zeitraum von fünf Jahren zusammen bleibt. Die Gruppe lebt in einer Wohngemeinschaft zusammen und wird von einem Team aus zwei Betreuern, drei Lehrern, einem Psychologen und einem Sozialarbeiter betreut. Mitarbeiter, die sich für die Arbeit im Heim interessieren, müssen sich verpflichten, mindestens fünf Jahre im Heim zu arbeiten, um so den Kindern in der Gruppe Sicherheit ohne neue persönliche Verluste bieten zu können. Die Beschulung der Kinder erfolgt ebenfalls im Heim. Dadurch ist gewährleistet, dass die Lehrer auf die emotionalen Störungen der Kinder Rücksicht nehmen können. Wenn sie aufgrund ihrer emotionalen Störungen nicht am Unterricht teilnehmen können, werden sie von Erziehern im Heim betreut. Alle Betreuer nehmen kontinuierlich an Weiterbildungen teil. Darüber hinaus gibt es laufend Intervisionen und Supervisionen, so dass schwierige Situationen im Kollegenkreis besprochen werden können. Durch die kontinuierliche Supervision erhalten die Mitarbeiter Rückhalt, was vor allem im Hinblick auf mögliche Burnout-Phänomene von besonderer Wichtigkeit ist. Wird ein Kind im Heim aufgenommen, hat es die Sicherheit, dass es dort fünf Jahre bleiben kann, egal welche seelischen Störungen es zeigt. Ein Ausschluss aus dem Heim als Straf- oder Disziplinierungsmaßnahme wird nicht eingesetzt. Grundsätzlich wird jede Interaktion im Heim als therapeutische Maßnahme verstanden, sei es, dass es um das Zu-Bett-Bringen geht, um gemeinsames Essen kochen, um Kontakte mit Lehrern, Reinigungspersonal oder Küchenpersonal. Das Grundkonzept der therapeutischen Behandlung im Heim ist die Vorstellung, dass schwerst traumatisierte Kinder durch die neuen Erfahrungen, die sie im Sinne des Möglichkeitsraumes nach Winnicott machen können und die sich als neue Schicht über die traumatisierten Seelen der Kinder legen, die Weiterentwicklung ihres Selbst authentisch ermöglicht wird.

Ein wichtiger Bestandteil der Therapie ist die Elternarbeit, die von Sozialarbeitern durchgeführt wird, die nicht direkt mit den betroffenen Kindern arbeiten. Soweit möglich werden die Eltern verpflichtet, einmal pro Woche zum Gespräch ins Heim zu kommen. Ein Teil der Mitarbeiter befindet sich in psychoanalytischer Weiterbildung. Alle Mitarbeiter ringen kontinuierlich um Verständnis für die Kinder und reflektieren ihre Übertragungs- und Gegenübertragungsphänomene. Traumatisierte Kinder versuchen immer wieder im Sinne eines Wiederholungszwangs erlittene Traumata im Hier und Jetzt zu reinszenieren und Übergriffe durch Betreuer zu provozieren. Durch die gemeinsame Reflektion der durch die Kinder ausgelösten Affekte gelingt es den Mitarbeitern, den Kindern anders gegenüberzutreten und die Dilemmata der Vergangenheit nicht zu wiederholen.

Nach der Pensionierung von Chezzi Cohen übernahm Gerard Pulver die Leitung. Er veränderte das Therapiekonzept dahingehend, dass auch Mädchen im Heim behandelt werden. Zusätzlich zur Betreuung im Heim wurden Jugendwohngruppen aufgebaut, die außerhalb des Heimgeländes angesiedelt sind. Hier werden Jugendliche nach Abschluss der fünfjährigen Behandlung im Heim weiter betreut. Insgesamt ist der Heilungserfolg sehr hoch, etwa zwei Drittel der Kinder können mit einer weitgehend intakten Persönlichkeit in die Gesellschaft entlassen werden, kehren in ihre Familien zurück oder werden in nichttherapeutischen Wohngemeinschaften untergebracht. Im März 2009 zog das Heim in neue Räumlichkeiten um. Das neue Heim wurde in der Nähe von Abu Gosch, einem Ort der zwischen Jerusalem und Tel Aviv liegt, gebaut.

Während seiner Tätigkeit als Leiter der Einrichtung begann Chezzi Cohen 1970 die psychoanalytische Ausbildung im psychoanalytischen Institut in Jerusalem. Chezzi Cohen trug wesentlich zum Aufbau der psychoanalytischen Gesellschaft in Israel bei, in verschiedenen Funktionen als Lehranalytiker, Schatzmeister, Präsident, Leiter des Ausbildungsausschusses und der Ethikkommission des israelischen Zweiges der Internationalen Psychoanalytischen Vereinigung (IPV). Chezzi Cohen zählt heute zu den renommiertesten Psychoanalytikern weltweit, er ist durch seine vielfältigen Publikationen bekannt. Er hält weltweit Vorträge und leitet Interventions- und Supervisionsgruppen. Im Frühjahr 2014 ist er mit seiner Frau Talma von Jerusalem ins Zentrum von Tel Aviv umgezogen.

Seine nicht so leichte Wiederannäherung an Deutschland und seine neuen Kontakte mit nichtjüdischen Deutschen begannen damit, dass er kurz nach Abschluss seiner psychoanalytischen Ausbildung am Max Eitingon Institut in Jerusalem bereit war, die Kandidaten aus Deutschland zu betreuen, die meist mit Schuldgefühlen zum Kongress der IPV 1977 nach Jerusalem gekommen waren. 1993 wurde ihm die ehrenvolle Aufgabe übertragen, die jährlich in Frankfurt stattfindende Sigmund Freud Vorlesung zu halten. Sie trug den bezeichnenden Titel: »Die Angst zu lieben«. Damit waren die Bedingungen bezeichnet, die von den Patienten und ihren Therapeuten im Heilungsprozess überwunden werden müssen. Aber dieser Titel spielte indirekt auch auf die Angst vieler Deutschen in Vergangenheit und Gegenwart, die Juden und die Israelis zu lieben, an. Der Vortrag erschien 1994 in der *Zeitschrift für psychoanalytische Theorie und Praxis*. Deren damalige Herausgeberin und gute Freundin von Chezzi, Sibylle Drews, veröffentlichte 2004 unter dem Titel *Das misshandelte Kind* bei Brandes & Apsel eine Sammlung seiner bis dahin nur verstreut erschienenen wichtigsten Aufsätze, die in dieses Buch wieder aufgenommen wurden.

Seit 1994 wurde Chezzi Cohen auch von vielen psychoanalytischen und psychotherapeutischen Instituten in der Schweiz, in Österreich und in Deutschland eingeladen. In seinen festen kontinuierlichen Intervisionsgruppen, zu denen er regelmäßig seit 1998 nach Deutschland kommt, ist es ihm mit seiner liebenswürdigen Weise und klaren psychoanalytischen Haltung gelungen, an viele seiner jüngeren und nicht mehr ganz so jungen deutschen Kolleginnen und Kollegen die Begeisterung für die authentische Psychoanalyse von Kindern, Jugendlichen und Erwachsenen in Freundschaft und in gegenseitiger Dankbarkeit weiterzugeben.

Danksagung

Ich möchte meinem Lehrer, dem verstorbenen Professor *Carl Frankenstein*, danken, vom dem ich gelernt habe, dass Ich und Nicht-Ich sich unterscheiden und dennoch identisch sind. Ich danke ihm für das Vertrauen, das er mir entgegengebracht hat, als er vorschlug, mich zum Direktor des B'nai B'rith Residential Treatment Center zu ernennen, obwohl ich damals noch sehr jung war.

Ich danke *Shalom P. Doron*, der viele Jahre lang den Vorsitz im Vorstand des Centers innehatte. Seine Klugheit und sein Vertrauen in mich sowie die Sympathie, die er mir entgegenbrachte, ermöglichen es mir, die Methode der Behandlung im Rahmen einer Institution zu entwickeln, die in diesem Buch vorgestellt wird.

Mein Dank gilt ebenso *Eliezer Ilan*, dem großen Psychoanalytiker, der mich an die Psychoanalyse heranführte und mich zur psychoanalytischen Ausbildung ermutigte.

Mein Dank geht auch an Hunderte von *Mitarbeitern des B'nai B'rith Residential Treatment Centers* in Jerusalem, die mich vierzig Jahre lang begleiteten und wirkliche Partner bei der Entwicklung unserer Ideen waren. Hier ist nicht genug Raum, um all diese lieben Weggenossen zu nennen. Ich räume jedem von ihnen einen besonderen Platz in meinem Herzen ein, möchte aber diejenigen erwähnen, die direkt aus ihrer Arbeit im Zentrum jene klinischen Beispiele beigetragen haben, die in den verschiedenen Kapiteln dieses Buches geschildert werden. Ich denke vor allem an folgende mir teuren Menschen: an die *verstorbene Yael Ofarim*, an *Sara Moses, Irit ben-Ezer, Idit Dori, Ahuva Shul, Dana Sacks, Itzik Dvir, Noa Haas, Shlomit Haber-Moshaiof, Essti Dinur, Yehuda Levy* und *Ruti Flesh*, die während der ganzen Zeit meiner Tätigkeit im *Residential Treatment Center* Vorsitzende der Abteilung für Sozialarbeit war.

Besonders danke ich auch *Ilan Bar-Av* und *Leny Bergstein*, die über dreißig Jahre das Center mit mir zusammen leiteten, und *Gerard Pulver*, der bereit war, mein Nachfolger zu werden, als der er sehr erfolgreich ist und bereits einige Verbesserungen eingeführt hat.

Ich bin auch meinem engen Freund *Raanan Kulka* sehr dankbar – er war mir eine enorme Hilfe bei der Erarbeitung verschiedener Ideen, die in diesem Buch ausgeführt werden.

Mein besonderer Dank gilt meiner Freundin und Kollegin *Sibylle Drews*, denn nur dank ihrer Initiative, Ermutigung und Bereitschaft, die Texte zu edieren, kann dieses Buch veröffentlicht werden. Und Sibylle Drews war es, die mich mit jenen Kollegen in Deutschland zusammengebracht hat, die später meine Freunde wurden.

Schließlich aber möchte ich aus tiefstem Herzen *meiner Gefährtin, Freundin und Frau Talma* danken – ohne ihre immer währende Ermutigung, Unterstützung, vor allem aber ohne ihre Liebe hätte ich kaum etwas erreicht.

Yecheskiel Cohen
Jerusalem, den 31. Dezember 2003

I. Psychoanalytische Prinzipien der integrierten Behandlung von Kindern und Jugendlichen

Die Psychoanalyse dient bereits seit vielen Jahren nicht nur zur Therapie von Menschen, die unter unterschiedlichen Problemen leiden, sie dient auch als fruchtbare Quelle zum Verständnis vieler Bereiche unseres Lebens, sei es dem Bereich der Kunst, der Dramaturgie, der Philosophie oder gar dem Marketing und der Werbung. In Israel leistete seinerzeit Shmuel Golan (1961) Beachtliches in der Gruppenerziehung des Shomer Ha'Tzair[1], und viele seiner Schriften basieren auf der klassischen psychoanalytischen Theorie. In dem speziellen Bereich, auf den ich mich hier beziehe – die psychotherapeutische Behandlung im Setting eines Heims –, gab es nicht wenige interessante und faszinierende Ansätze. Der Pionier auf diesem Gebiet war August Aichhorn, dessen Vortragsreihen die Grundlage zu seinem Buch *Verwahrloste Jugend* (1925) bildeten, in dem er sich bei der psychotherapeutischen Behandlung in dem Heim, das er leitete, ausschließlich auf klassische psychoanalytische Konzepte bezog. Nach ihm ist Bruno Bettelheim (1950) zu nennen, der eine Institution zur Behandlung von Kindern im Rahmen eines Heims in Chicago aufbaute, sowie Fritz Redl und David Wineman (1957), deren Institution allerdings nur achtzehn Monate lang bestand. Die Bücher jedoch, die sie als Resümee dieses Versuchs schrieben, wurden zu Lehrbüchern für alle, die sich mit problematischen Kindern beschäftigen. Ein interessanter Versuch ist auch die Arbeit von Trieschman et al. (1969), die ihr Buch *Die übrigen 23 Stunden* nannten.

Es wäre sicher interessant, die Konzeptualisierungen und Zielsetzungen von Heimen genauer zu erörtern, im Folgenden werde ich mich aber darauf beschränken, die Prinzipien der Behandlung von Kindern und Jugendlichen zu schildern, wie sie sich in meiner Arbeit mit meinen Kollegen im B'nai B'rith Women Children's Home, dem heutigen B'nai B'rith Residential Treatment Center (RTC)[2] in Jerusalem seit mehr als vierzig Jahren herausgebildet haben. Sie stellen die Umsetzung eines ganzheitlichen Verständnisses dar, das sich in einer spezifischen, eigenständigen therapeutischen Methode niederschlägt. Potenziell gibt es

---

[1] Das heißt des *Jungen Wächters*, einer sozialistischen Jugendbewegung – Anm. d. Übers.

[2] Sofern in den folgenden Aufsätzen vom Residential Treatment Center in Jerusalem die Rede ist, gebrauche ich die Abkürzung RTC oder Zentrum, andernfalls jeweils Heim oder Internat.

in jeder Institution dieser Art therapeutische Faktoren, vorausgesetzt, man setzt diese auch ein. Dazu bedarf es bestimmter Schritte, um sie zu aktivieren. Man muss sich ihrer bewusst sein und ihre heilende und rehabilitierende Wirkung akzeptieren, um mit ihrer Betätigung im Reinen zu sein. Es gibt Institutionen, die versuchen, gerade diese Faktoren zu umgehen, ihre Existenz zu leugnen oder sie gar zu bekämpfen – bewusst oder unbewusst. Mit anderen Worten: Die im RTC stattfindende Behandlung ist in keiner Weise eine Wohnalternative für »schwierige Kinder«, sondern eine therapeutische Methode, die solcherart gestörte Kinder brauchen, um ein normales Selbst entwickeln zu können. Zuvor aber einige Worte zur Vorgeschichte dieses Heims.[3]

Während des Zweiten Weltkrieges wurden vom damaligen Palästina aus große Anstrengungen unternommen, so viele Kinder wie möglich vor dem Holocaust zu retten. Zu ihnen gehörten auch die »Teheran-Kinder«, so genannt, weil nahezu achthundert jüdische Jungen und Mädchen auf dramatischen Umwegen aus Polen über Russland und eben Teheran nach Palästina in Sicherheit gebracht werden konnten. Viele dieser Kinder waren durch die erlittenen Verluste und die Verfolgung psychisch so schwer beeinträchtigt, dass sie ganz besonderer Fürsorge bedurften. 1943 wurde in Jerusalem ein Heim, das B'nai B'rith Children's Home, gegründet, das zwanzig dieser »Teheran-Kinder« aufnahm, um ihnen eine Heimat zu geben und ihnen zu helfen, mit ihren schweren Traumatisierungen umzugehen – sofern das überhaupt möglich ist. Zur Erinnerung: Freud selbst war seit 1897 »Bruder« des 1895 in Wien gegründeten »israelitischen Humanitätsvereines« B'nai B'rith. Die B'nai B'rith Women, eine jüdische Frauenorganisation in Amerika und Kanada, übernahm 1950 die volle Verantwortung für dieses Heim. Nachdem die »Teheran-Kinder« es nach und nach verlassen konnten, wurden nun Kinder in das Zentrum aufgenommen, deren bisheriges Leben unter extrem schwierigen, oft traumatisierenden Konstellationen verlief und sie psychisch schwer schädigte. Es sind insbesondere auch Kinder, die Anfang der fünfziger Jahre mit ihren Eltern aus Nordafrika und in den letzten Jahren aus Russland eingewandert sind.

Die Prinzipien, die der Konzeptualisierung des RTC zugrunde liegen, entwickelte ich mit meinen Mitarbeitern aus der praktischen Erfahrung mit den Kindern. Erst später – in meiner psychoanalytischen Ausbildung – entdeckte ich, wie sehr sie mit zentralen Vorstellungen Winnicotts übereinstimmten und durch die sie ihre weitere theoretische Fundierung erhielten.

Eine für mich wegweisende Begebenheit ereignete sich im ersten Jahr meiner Betreuertätigkeit im damaligen Heim, und seitdem diente mir diese Begebenheit als zentrales Hilfsmittel bei der Ausbildung von Mitarbeitern und der Erklärung der Prinzipien: Mit meinen ersten Zöglingen pflanzte ich eine Anzahl Bäume,

---

[3] Entnommen aus Drews (1994, S. 3).

von denen einige jedoch nach kurzer Zeit eingingen. Ein Baum jedoch schlug kräftige Wurzeln und wuchs und gedieh zu unser aller Freude. Nach einem Jahr kamen neue Kinder hinzu, und nach kurzer Zeit liefen sie überall auf dem Gelände herum. Eines Morgens sah ich, wie ein Junge auf diesen besonderen Baum zulief, seine Äste abbrach, gegen ihn trat und weiter rannte. Ich lief hinterher, hielt ihn fest und schrie ihn an: »Wieso machst du den Baum kaputt, hast *du* ihn gepflanzt? Hast *du* ihn gegossen? Hast *du* ihn gepflegt? Weißt du, wie viel *wir* in diesen Baum investiert haben? Und du machst ihn mit einem Schlag kaputt« etc. Dann dachte ich kurz über den Vorfall nach, und die Erleuchtung kam sehr rasch in Form der Fragen: Was will *ich* von diesem Jungen? Weiß er überhaupt, was er vor sich hatte und ist er überhaupt zu solchen Überlegungen fähig? Ist er sich überhaupt bewusst, was er getan hat?

Ich erinnerte mich später auch an ein Buch, mit dem viele von uns aufgewachsen sind: *Der Weg ins Leben. Ein pädagogisches Poem* von Anton S. Makarenko (1933). Er beschreibt darin den Prozess des Aufbaus einer Institution für jugendliche Delinquenten in der Sowjetunion. Er eröffnete das Institut mit einer Gruppe von sieben Jugendlichen (Knaben und Mädchen) und beschreibt die sehr schwierigen Erfahrungen, die er in der ersten Zeit mit ihnen machte. Was mich an seinen Schilderungen so verwunderte, war die Tatsache, dass Makarenko diese sieben Jugendlichen bei ihren Vornamen nannte, alle späteren jedoch nicht mehr. Das bedeutet, dass die persönliche Identität nur der Gruppe der Gründer zuerkannt wurde, also nur denen, die die ersten Bäume gepflanzt hatten, die später hinzukommenden Kinder mussten sich an bestehende Strukturen, Gewohnheiten, Normen, die etabliert worden waren, und die dem Heim eigene Sprache anpassen.

Der geschilderte Vorfall beeindruckte mich zutiefst, und ich spürte sofort, dass ich von dem kleinen Jungen, dessen Schicksal und Vergangenheit ich ja gar nicht kannte, die Fähigkeit der Anpassung an eine *bereits bestehende* Welt erwartete, an deren *Erschaffung* und Aufbau er keinen Anteil hatte und deshalb auch nicht Teil von ihr war. Ich begriff damals, dass mir der Baum und nicht der Junge wichtig und dass es meine Pflicht war, jedem Kind, das ins Heim kommt, die Erfahrung zu gewähren, es gehöre zu den Gründern, es hätte mit mir gemeinsam den Baum gepflanzt, es hätte die Welt neu erschaffen, in die es hineingekommen war, selbst wenn diese Welt bereits vor seiner Ankunft bestanden hatte. Ich verstand auch, dass der Junge, den ich da vor mir sah, in meinen Augen äußerlich zwar vollständig wirkte, dass er selbst seine Vollständigkeit jedoch nicht spürte, nicht seine physische und erst recht nicht seine psychische. Er begriff sich nicht als eigenes, integriertes und festgefügtes Wesen, das anderen Wesen *gegenüber* steht. Und ich verstand, noch ohne dies für mich formulieren zu können, dass der Junge zwar einen »Lebenstrieb« hat, dieser jedoch nichts als ein *Überlebens*trieb ist, das heißt, dass er über kein existenzielles Gefühl als subjektives Selbst und kein Gefühl für eine Kontinuität von Vergangenheit, Gegenwart und Zukunft verfügte, die seine subjektive Identität bildet. Dieses Kind fühlte sich als winziges Teilchen, das durch die Welt treibt so wie all die anderen Teilchen, die die Welt ausmachen, aber nicht als ihnen gegenüberstehend. Daraus zog ich den Schluss, dass unsere *gesamte* therapeutische Arbeit auf das Selbst des Kindes gerichtet sein muss und nicht auf die Äste des Baumes, die Tür seines Wohnraums oder die Fensterscheibe meines Büros.

Als ich Winnicotts Schriften kennenlernte, traf ich selbstverständlich auf diese Idee, wenngleich er sie in verschiedenen Variationen und in poetischerer Sprache auszudrücken vermochte, die Idee nämlich, dass der Säugling fühle, er habe die Welt erschaffen, die Brust, und dass dieses Gefühl notwendig ist für die Entwicklung seines Selbst (Winnicott, 1986). Diese Erfahrung ist jedoch nur möglich, wenn die Brust zur Stelle ist, wenn der Säugling sie braucht. Und so scheint mir, dass der Vorfall mit dem Baum diese Idee Winnicotts ausschöpft und der gesamten Therapie zugrunde liegen sollte, auch der Therapie in einem Heim. Es sollte nicht gelten, »bei uns muss man dies und jenes tun« oder »bei uns sind die Regeln so und so, dies und jenes ist verboten, dies und jenes ist erlaubt und du musst dich daran anpassen und alles tun, was man von dir erwartet«, sondern dass es eine Welt gibt, die vorhanden ist, damit das Kind, das sich in seiner seelischen Entwicklung noch im ersten Stadium seines Lebens befindet, alles bekommt, was es braucht, und das Gefühl hat, all dies selbst zu erschaffen. Die Verwirklichung der subjektiven Möglichkeiten, die Entfaltung des einmaligen Selbst des Kindes, müssen das Ziel sein, nicht aber seine Anpassung an seine gesellschaftliche Umwelt, die von Heimen oft in erster Linie angestrebt wird (vgl. Polsky, 1962; Grupper & Eisikovits, 1986).

Indikationen für die Behandlung im RTC

Welche Kinder werden in das RTC eingewiesen? Welches sind ihre seelischen Nöte und ihre Mängel? Ich habe die Indikationen in einer Arbeit von 1998 wie folgt zusammengefasst:

1. Kinder, die große Schwierigkeiten haben, sich aus einer objektiv gestörten Beziehung zu den primären Objekten oder jenen Figuren und Werten zu lösen, die erstere repräsentieren;
2. Kinder, die sich sehr schwer tun, enge Beziehungen herzustellen, was darin zum Ausdruck kommt, dass sie jeglichen körperlichen und zwischenmenschlichen Kontakt zurückweisen und zu Gegenseitigkeit, das heißt, sich in den anderen hineinversetzen zu können, nicht in der Lage sind;
3. Kinder, die sich selbst und andere nicht angemessen wahrnehmen und nur geringe Möglichkeiten der Selbstreflexion und der »Einsicht« haben – ein

komplexes Phänomen, das sich in vielen groben symbolischen Fehlwahrnehmungen äußert, wie etwa das unterschiedslose Schmusen mit Erwachsenen, aber genauso mit Gegenständen, denen sie auf ihren Wegen begegnen, und die überdies körperliche Sensationen und Gefühle sowie die Zeitdimensionen, in denen sie leben, nicht integrieren können;

4. Kinder, die zur Impulskontrolle, insbesondere ihrer verbalen und motorischen Aggressivität nicht in der Lage sind, (einschließlich jener) Kinder, die aus verschiedenen Gründen (wie der Unfähigkeit, zeitliche Dimensionen zu verstehen) Befriedigung nicht aufschieben und mit Verweigerung oder dem Aufschieben von sofortiger Befriedigung plötzlich auftretender Impulse oder Wünsche nicht umgehen können (S. 373f.).

Um ein allgemeineres Bild solcher Kinder zu geben, schildere ich einige Beispiele der Entwicklungs- und Familienhintergründe zweier Jungen, wie sie bei ihrer Einweisung beschrieben wurden.

Aron

Aron wurde im Alter von acht Jahren ins RTC eingewiesen. Der Einweisungsbericht lautet:

Der Vater von Aron wirkt älter, als er ist. Seine Persönlichkeit ist kindisch, seine Urteilsfähigkeit mangelhaft, sein impulsives Verhalten hat eine asoziale Färbung. Er saß in der Vergangenheit mehrmals für kurze Zeit im Gefängnis und arbeitet nur unregelmäßig. Die Frustrationsschwelle der Mutter ist äußerst niedrig, ihr Verhalten ungeduldig. Wenn sich die Funktionstüchtigkeit ihres Mannes verschlechtert, er zum Beispiel seine Arbeitsstelle aufgibt, verfällt sie in Depressionen, hat Selbstmordgedanken, beruhigt sich aber wieder. Sie respektiert keine Grenzen zwischen sich und Aron. Wenn ihr Mann Nachtschicht hat, schläft sie mit Aron in einem Bett und ist nicht bereit, sich von ihm zu lösen, obgleich sie weiß, dass dies nicht gut für ihn ist. Aron ist körperlich normal entwickelt, aber seine äußere Erscheinung ist unordentlich und unsauber. Er ist ein verständiges Kind und lebenserfahren in ihm vertrauten Situationen, jedoch unwissend in Bereichen, in denen seine Altersgenossen bereits Bescheid wissen. Er ist unruhig und unkonzentriert, verbringt die meiste Zeit des Tages am liebsten außer Haus und raucht die weggeworfenen Zigarettenkippen seiner Mutter. Von Zeit zu Zeit befindet er sich in Gesellschaft von Kriminellen, die sich in der Nähe des Hauses herumtreiben – er will erwachsen sein und spielt mit ihnen, dann wiederum läuft er mit einem Schnuller im Mund herum. In letzter Zeit hat sich sein Zustand verschlimmert, und er nässt wieder ein. Er ist des Öfteren Zeuge hysterischer, depressiver Szenen der Mutter, in deren Verlauf sie droht, ihrem Leben mit einem Messer ein Ende zu setzen. In einer anderen Situation, in der sie Aro für eine Dummheit brutal geschlagen hatte, drohte er seinerseits, sich umzubringen, indem er nach einem Messer griff. In der Schule ist eine Verschlechterung eingetreten, seine Konzentration lässt immer mehr nach und er starrt während des Unterrichts oft in die Luft. Er wird seiner Lehrerin gegenüber häufig ausfallend und erkennt keine Autorität an. Auch hat er angefangen, in der Schule zu onanieren, wobei er dafür sorgt, dass seine Klassenkameraden ihn bei seinem Tun beobachten.

Josua

Josua wurde im Alter von neun Jahren eingewiesen. Der Bericht schildert folgende Situation:

Josuas Familie besteht heute aus einem Elternpaar und vier Kindern, die Mutter ist im achten Monat schwanger. Der Vater ist 1962 eingewandert und hat eine geregelte Arbeit. Die Mutter ist drei Jahre jünger als der Vater. Josua wurde außerehelich geboren, seine Mutter heiratete, als er drei Jahre alt war. Ihr Ehemann ist also Josuas Stiefvater. Das Paar hat noch drei gemeinsame Kinder. Vor etwa zwei Jahren kam Josua in die Familie der Schwester der Mutter, die als Pflegefamilie fungierte, nachdem der Vater Josua brutal geschlagen hatte. Zu Anfang schien es, als lebte sich Josua gut in die Pflegefamilie, die er bestens kannte, ein. Als er jedoch in die erste Klasse kam, tauchten Probleme auf: Er begann zu stehlen und sich auf den Straßen herumzutreiben. Er ließ in der Schule stark nach, störte den Unterricht, war seinen Mitschülern gegenüber gewalttätig und kapselte sich vom Geschehen in der Klasse ab. Er zerstörte Gegenstände und verrichtete sein Geschäft in aller Öffentlichkeit. Die Tante ist seinem Verhalten gegenüber hilflos, sie hat jetzt aufgegeben und ist nicht mehr an der Fortführung des Arrangements interessiert. Der Stiefvater ist der alleinige Ernährer, er sorgt für die Bedürfnisse der Mutter und der Kinder, ist aber gleichwohl kindisch in seiner Persönlichkeit und weist psychopathische Züge auf, schlägt seine Frau oft und kann sich – obwohl er dies abstreitet – auch nicht zurückhalten, seine Kinder zu schlagen. Die Mutter ist nicht intelligent und reagiert mit »Verständnis« auf seine Ausbrüche und verheimlicht sie vor den zuständigen Institutionen. Während der zwei Jahre, in denen wir intervenierten, hat sich am Verhaltensmuster der Familie nichts geändert, und daher kommt es nicht infrage, Josua in seine Familie zurückzugeben, dies auch im Hinblick auf die Verschlechterung seines psychischen Zustandes.

Offensichtlich haben die Aron und Josua ins RTC einweisenden Stellen die psychopathologische Umgebung dieser Kinder vor Augen gehabt, und um einer zusätzlichen Verschlimmerung vorzubeugen, entschieden sie, sie aus ihrer natürlichen Umgebung zu entfernen. In der Einweisung geht es diesen Stellen nicht um ein Verständnis der Art der Störung und erst recht nicht um eine Vorstellung von der Art und Weise der Heilung der Kinder – das Heim gilt schlicht als Alternative zu Elternhaus und Familie und hat einen pejorativen Beigeschmack.[4]

Im Folgenden versuche ich, näher auf diese Faktoren einzugehen, die einem Heim de facto seinen therapeutischen Charakter verleihen. Um das Wesen der Problematik der Kinder besser zu verstehen, möchte ich aber zunächst einige Zitate aus dem Beobachtungsbericht eines anderen Kindes vorlegen.[5]

Jacov

Jacov ist ein niedlicher Junge, dessen Wesen schwer zu fassen ist. Manchmal nähert er sich der Welt der Fantasie an und führt einen Dialog mit Worten, bei anderen Gelegenheiten weist er jede verbale Kommunikation zurück. Er kann in Gedanken versunken dasitzen, traurig und verschlossen sein, und dann wiederum ist er fröhlich, lebhaft und aufgeweckt. Die Übergänge zwischen diesen Zuständen sind sehr rasch. Zu Beginn der ersten Sitzung erscheint Jacov in sich selbst versunken und etwas deprimiert. Er äußert den Wunsch, seine Mutter möge mit im Zimmer sein und sehen, was er tut. In der Stunde widmet er sich mit Begeisterung einem Spiel mit Tieren. Er bittet mich, einen Zaun zu bauen, stellt darin große Tiere auf, innen die Jungen, und um den Zaun herum baut er gefährliche Tiere auf (einen Gorilla, eine Hyäne etc.) und sagt, dass diese die anderen Tiere vor den bösen Menschen beschützen werden, die sie entführen könnten. Dieses Spiel spiegelt auf gewisse Weise sein Seelenleben wider, das unter anderem in der Furcht vor Entführung gründet, ein Vorfall, den er wirklich erlebt hat. Seine innere Welt ist zwar in Gute und Böse, in Gefährliche und Retter unterteilt, aber es ist überhaupt nicht klar, wer wen repräsentiert, da die Raubtiere auch retten und schützen.

Zur nächsten Sitzung weigert er sich zu kommen, dreht den Kopf von mir weg und schreit: »Ich will nicht, ich will nicht!« Er gab mir das Gefühl, dass er uns mit seinen Entführern identifiziert, und deshalb bediente er sich seit der ersten Beobachtungssitzung eines bestimmten Verhaltensmusters, sobald er mich erblickte: Er stieß Schreckensschreie aus, als hätte er eine verhasste, gefährliche Gestalt vor sich, die ihn gewaltsam in das Zimmer entführen könnte. Diese Gegenwehr entwickelte sich zu einem Verführungsspiel, in dem Jacov mich anblickte, und sobald unsere Blicke sich trafen, drehte er den Kopf zur Seite, während die Spur eines Lä-

---

[4] Es hat mich immer erstaunt, wenn einweisende Stellen schreiben: »Angesichts des Zustandes des Kinder haben wir keine andere Wahl, als es in ein gutes Heim einzuweisen, in dem an ihm helfen kann« – ob es wohl jemanden gibt, der auch ein »schlechtes Heim« empfehlen würde?

[5] Im ersten Jahr des Aufenthaltes eines Kindes im RTC führen wir etwa fünf Beobachtungssitzungen durch, um uns ein etwas klareres Bild über seine Bedürfnisse und Probleme zu machen.

chelns auf seinem Gesicht erschien. Während dieses Spiels sagte er, dass er mich hasse, war jedoch nicht bereit, mir den Grund dafür zu sagen. Mein Gefühl sagte mir, dass er mich dazu verführen will, ihn tatsächlich ins Zimmer zu »entführen«, was das Komplement zur Furcht vor Entführung darstellt, das heißt, den Wunsch, entführt zu werden. Meine Assoziation ist verbunden mit der Familiengeschichte, denn es gab ja einen Entführungsversuch, und derjenige, der ihn aus den Händen seiner Entführer rettete, ist derselbe Stiefvater, der ihn auf brutale Weise schlug,[6] weshalb Jacov aus der Familie genommen wurde, während der Stiefvater für einige Monate ins Gefängnis kam.

Offensichtlich besteht in Jacovs innerer Welt große Verwirrung: die Furcht vor bösen Menschen, aber auch die Vorstellung, dass die Entführung die Verkörperung der Liebe in ihrer extremsten Form ist, daher der Wunsch, von dem Menschen, von dem er sich geliebt fühlt, verschlungen und gefressen zu werden, aber auch große Angst davor. Die Verwirrung zwischen den Guten und den Bösen, den Hassern und den Liebenden ist daher sehr groß.

Nach ungefähr zwei Wochen dieser Verführungsspiele hielt es Jacov für angemessen, wieder ins Zimmer zu den Treffen zu kommen. Bei diesen Sitzungen klagte er vermehrt darüber, dass sein Bauch leer sei, und verließ häufig das Zimmer. Jedes Mal, wenn er wieder hereinkam, wandte er sich solchen Spielen zu, bei denen er Punkte sammelte, wie zum Beispiel Korbball. Oft spielte er an meiner Stelle, sodass überhaupt nicht klar war, wer wann spielte, wer in den Korb traf und wer nicht.

Es scheint, dass das zentrale Charakteristikum von Jacov das Fehlen einer festgefügten Persönlichkeit ist. Aus dem Wenigen, das wir erfahren haben, können wir schließen, dass er von der Welt verwirrt ist, ein Gefühl der Leere empfindet und sich im Grunde als ein Wesen sieht, das ausschließlich in der Gegenwart lebt und unmittelbar auf das reagiert, was ihm widerfährt, ohne dass er selbst auszumachen in der Lage wäre, wen er vor sich hat. Dieses Phänomen wurde auch detailliert von den Betreuern beschrieben, die ihn in seinem alltäglichen Leben begleiten:

Beim Aufstehen verhält sich Jacov genau wie ein Roboter. Er hat schnell die Handlungen gelernt, die er ausführen muss, und tut dies pedantisch genau. Er ist äußerst verwirrt, was Zeit und Orientierung betrifft, ein Umstand, der aus einer seiner Geschichten deutlich wurde, die er an einem Samstag Abend erzählte: »Gestern, am Donnerstag, ging ich mit meinem Vater am Montag ...« Die Erwachsenen behandelt er ohne jegliche Differenzierung, er erzählt jedem, der ihm begegnet, Geschichten und kümmert sich überhaupt nicht darum, wer die Erwachsenen um ihn herum sind. Er selbst übernimmt jedoch auch unterschiedliche

---

[6] Im Hebräischen haben die Worte »entführen« und »(Schläge) verabreichen« dieselbe Wurzel – Anm. d. Übers.

Rollen. Oft sieht man ihn sich im Ton eines Betreuers mit den ihm zugeschriebenen Forderungen an die Kinder wenden, und dieser Auftritt ist für ihn kein Spiel, sondern es ist offensichtlich, dass er in diesem Moment der Betreuer diesen oder jenen Namens i s t.

Mit anderen Worten, es gibt kein seinem Alter gemäß entwickeltes Selbst mit einem sich über die Zeit erstreckenden Gefühl der Kontinuität, das zwischen den ihn umgebenden Gestalten unterscheidet.

Ein weiterer Beobachtungsbericht schildert folgenden Fall.

Gideon

Gideon kam freiwillig mit mir zur Beobachtungssitzung. Als wir miteinander bekannt gemacht wurden, schien es, als hörte er überhaupt nicht zu und sehe mich gar nicht, und deshalb war ich überrascht zu entdecken, dass er sich genau an den Termin unseres Treffens erinnerte und mich aufgeregt in der Klasse erwartete. Er hatte kein Problem, mit mir zum Beobachtungsraum zu kommen, obwohl ich ihm doch absolut fremd war. Bereits von der ersten Sitzung an war deutlich, dass er mit seinem Umzug von zu Hause ins RTC beschäftigt war. Er suchte gewissermaßen nach Wegen, sich einzurichten und mit der neuen Realität zurechtzukommen. Zu Anfang fiel seine Neigung auf, sich für einen Ort zu entscheiden – für das Zentrum – und sein Zuhause auszulöschen. So sagte er, dass er zu Hause alle möglichen Spielsachen gehabt, dass er sie jedoch alle in eine Kiste getan und verkauft habe. Er fügte hinzu, dass es einen Jungen in der Gruppe gebe, der, wenn er in dieses Zimmer käme, hier bleiben und nie wieder hinausgehen wollte. Andererseits bewältigte er den Umzug mithilfe der Verleugnung jeglichen Unterschieds zwischen seinem Zuhause und dem Zentrum.

Zu jedem Spielzeug, das er auswählt, sagt er, er habe genau das gleiche zu Hause. Dann sagt er plötzlich: »Was ist hier los, ich verstehe das nicht, bin ich zu Hause oder im Heim?«, und ist sehr verwirrt. Er erzählt zum Beispiel von einem Basketballspiel, kann jedoch nicht erklären, wer gegen wen spielt. Er sucht auch nach Mitteln, mit deren Hilfe er sich stark fühlen kann, und berichtet von einem Jungen aus der Gruppe, der ihm immer und überall hin folgt. Einmal bildet er sich sogar ein, seine Stimme von außerhalb des Beobachtungsraums zu hören. Er findet eine beschädigte Uhr im Zimmer und besteht darauf, sie zu reparieren, und kommt bei jeder Sitzung darauf zurück. Er hört dem Ticken zu, das von Zeit zu Zeit aussetzt, und versucht, die Uhr mit Arztwerkzeugen zu reparieren, danach lauscht er seinem Herzschlag und fängt an, die Teddybären zu behandeln: Jeder bekommt eine Spritze und wird dann zu den anderen geworfen, nach einiger Zeit jedoch wieder aufgenommen, und die Einspritzstelle wird mit einem Pflaster bedeckt. Dann fliegt er wieder in sein Eck, also eine offenkundig entfremdete, kalte und empathielose Behandlung.

In den folgenden Sitzungen wird er immer aggressiver, schießt mit einem Gewehr um sich, unter anderem auch auf mich. Die Spielzeuge, mit denen er spielt, gehen immer öfter entzwei.

Die Frage, wie Kinder, die unserer Behandlung bedürfen, diagnostisch einzuordnen sind, ist schwer zu beantworten. Allgemein werden sie als Borderline-Störung diagnostiziert. Aber das ist ein zu umfassender Begriff, wie aus der Liste von Symptomen, wie sie von Paz und Paz (1992) spezifiziert wurden, klar hervorgehen dürfte. Ich bevorzuge eine Diagnose, der zufolge diese Kinder vor allem unter Entwicklungsstörungen leiden, die sich hauptsächlich in einem noch nicht kohäsiven Selbst und folglich in Problemen äußern, differenzieren und integrieren zu können (vgl. Cohen, Y., 1998).

Abb. 1: Die Zeichnung eines Kindes, das zu Beginn der Behandlung zwischen verschiedenen Personen nicht unterscheiden kann.

1. Differenzierung zwischen den Grenzen des Selbst und des Anderen

Diesen Kindern ist es nicht gelungen, ein normales Selbstgefühl zu entwickeln. Sie haben Schwierigkeiten, sich eine Vorstellung über sich, das heißt ein »Selbstkonzept«, zu bilden und eine Vorstellung darüber, wer, wie und wo sie sind als dieses eine Subjekt. Sie sind nahezu außerstande, sich selbst als das Zentrum ihres Denkens und Handelns zu begreifen. Sie erleben alles so, als widerfahre es ihnen, weswegen sie sich auch schwertun, den Anderen – das Objekt – als eine getrennte Einheit über die Zeit hinweg zu erleben. Hierzu ein Beispiel:

Dani hatte eine ansteckende Krankheit, so dass wir ein Zimmer zu einem Isolierraum machen mussten. Während der drei Tage der Isolierung wurde ihm eine Betreuerin zugeteilt, die ihn aufopfernd pflegte, bei Tag und bei Nacht. Nachdem er das Zimmer wieder verlassen konnte, vergingen keine zwei Stunden, da er auf dem Hof seine Betreuerin traf und sich mit der energischen, ja ganz aggressiven Forderung an sie wandte, sie solle ihm gefälligst sofort neue Hosen geben anstelle derjenigen, die er gerade anhatte. Die Betreuerin antwortete ihm behutsam, dass sie seiner Bitte nicht gleich nachkommen, sie die Hosen ihm aber in zwei Stunden geben könne. Dani reagierte sehr aggressiv und schrie sie an, sie würde ihm ja nie helfen, ihm nie etwas geben, wenn er sie darum bitte, sie sei die schlechteste Betreuerin und ähnliches.

Es ist offenkundig, dass Dani in diesem Moment keine Verbindung zwischen der Person, die drei Tage und Nächte bei ihm war, und derjenigen, die sich »weigert«, ihm sofort neue Hosen zu geben, zu sehen vermag – so als handele es sich hier um zwei Personen: eine, die ihn gepflegt hat, und eine andere, die ihm keine Hosen gibt. Er ist nicht in der Lage, sie als *eine* Person zu erkennen. Ich möchte jedoch anmerken, dass das Symptom typisch für einen »Grenzfall« und nicht etwa psychotisch ist, denn wenn ich vorbeigekommen wäre und ihn nach der Frau, die vor ihm stand, gefragt hätte, wäre er durchaus in der Lage gewesen, sie mir als seine Betreuerin zu beschreiben, die ihn drei Tage und Nächte lang gepflegt hat. Ein weiteres Beispiel:

Ronnie wurde im Speisesaal sehr wütend und behauptete, ein anderes Kind habe ihm irgendeinen Gegenstand weggenommen. Er fing an zu toben, Geschirr um sich zu werfen und zu schreien. Ich hielt ihn in meinen Armen fest – und Ronnie wurde still. Die anderen Kinder konnten nun in relativer Ruhe weiteressen, er begann jedoch, in meine Hand zu beißen. Ich reagierte nicht darauf, und Ronnie machte weiter, bis sein Mund seine eigene Hand erreichte und auch dort hineinbiss. Es war offensichtlich – jedenfalls meiner Empfindung nach –, dass er sich nicht zur Selbstbestrafung biss, sondern weil er nicht zwischen den Grenzen seines Selbst und den meinen unterschied. Das heißt, das Beißen in meine und in seine Hand war ohne Übergang, als handele es sich um ein und dieselbe Hand.

2. *Differenzierung zwischen den drei Zeitbegriffen*

Borderline- und ähnlich gestörte Kinder haben Schwierigkeiten, die drei Zeitdimensionen Vergangenheit, Gegenwart und Zukunft zu unterscheiden, und sind deshalb nicht in der Lage, sich als eine getrennte Einheit zu begreifen, die ihre Wurzeln in der Vergangenheit hat, und können nicht sehen, dass ihr gegenwärtiges Dasein Bestandteil dieser Vergangenheit ist und es eine Zukunft hat, sowie dass bestimmte Ereignisse der Vergangenheit angehören und andere erst in der

Zukunft eintreffen werden. Das ist, wie das folgende Beispiel zeigen wird, unter anderem der Grund dafür, Bedürfnisse und Befriedigungen nicht aufschieben zu können.

Beim Rechnenlernen wird die Klasse aufgeteilt, und in einer Untereinheit sind fünf Kinder mit ihrer Lehrerin. Jedes Kind hat eine ihm angemessene Aufgabe bekommen, und die Lehrerin hilft einem der Kinder. Plötzlich schreit Haim die Lehrerin an, sie solle ihm helfen kommen. Sie sagt zu ihm, er sehe doch sicher, dass sie gerade Moshe hilft, verspricht jedoch, in zwei Minuten bei ihm zu sein. Als Reaktion darauf zerreißt Haim das Blatt, auf das er gerade schreibt, tritt schnell vor den Tisch, wirft im Aufstehen den Stuhl um, beschimpft die Lehrerin und rennt aus dem Klassenzimmer, wobei er gegen die Tür tritt und verschwindet.

Ich sehe in diesem Beispiel einen Beleg für die genannten Schwierigkeiten: Haim ist noch nicht in der Lage, die Bedeutung von Vergangenheit, Gegenwart und Zukunft zu erkennen, und deshalb ist ihm die Bedeutung von »in zwei Minuten« nicht klar. Das Einzige, das er begreift oder – genauer – fühlt, ist die Zurückweisung, und nach seinem Verständnis ist diese total und endgültig. Mit anderen Worten, Haim spürt die Gefahr der vollständigen Vernichtung, und daher ist das, was er unter Aufbietung all seiner Kräfte tut, die Abwendung der schrecklichen Gefahr, die seinem Gefühl nach auf ihn lauert. Das tut jeder Mensch – jede Gruppe oder jedes Volk –, der sich der Gefahr der Vernichtung gegenübersieht. Es ist nicht richtig zu sagen, dass Haims Reaktionen nicht im richtigen Verhältnis zum Reiz stehen, denn man muss die Qualität des Reizes aus *seiner* Perspektive und nicht aus der des Betrachters sehen.

3. Differenzierung zwischen Fantasie und Wirklichkeit

Die Fähigkeit, zwischen Fantasie und Realität zu unterscheiden, hängt von der oben erwähnten Fähigkeit ab, die drei Zeitdimensionen identifizieren zu können. Die Fähigkeit, zu fantasieren, ist wiederum an die zum abstrakten Denken gebunden, das seinerseits impliziert, sich vorstellen zu können, dass etwas sich erst in der Zukunft ereignen wird; dies gründet allerdings auch in der Fähigkeit, Teile der Realität auszublenden. Wenn wir zum Beispiel sagen, das und das sei ein Tisch, dann abstrahieren wir von den konkreten Merkmalen eines bestimmten Tisches und sehen nur das, was allen Tischen gemeinsam ist. Dieses Ausblenden-Können steht dem Borderline-Kind nicht zur Verfügung, und deshalb kann es zwischen Fantasie und Realität nicht zuverlässig unterscheiden, sodass eine unwirkliche, Angst einflößende Fantasie – etwa verschlungen zu werden – als Wirklichkeit erlebt wird. Das folgende Beispiel ist einer Passage aus einem Aufnahmegespräch entnommen:

Ich hole eine kleine Geldbörse aus meiner Tasche und frage Isaac, ob er wisse, was die Börse enthält. Er zuckt mit den Schultern, und ich sage, dass ein Elefant darin sei. Er lacht und sagt, dass ich ihn verrückt mache. Ich spiele weiter mit der Börse und versuche, den Reißverschluss zu öffnen, worauf Isaac mit seinem Gesicht etwas zurückweicht. Ich mache sie langsam weiter auf und sage, dass wir zusammen zugucken wollen, wie der Elefant aus der Börse kommt. Isaac verzieht das Gesicht, und als die Börse ganz auf ist und er einige Münzen darin sieht, ist er wütend auf mich, dass ich ihn hereingelegt habe, ich hätte ihm einen Elefanten versprochen, und er sehe jetzt, dass gar keiner drin ist.

Ich vermute, dass es sich hier um die Verwechslung von Fantasie und Wirklichkeit handelt, denn einerseits ist seine Realitätsbeurteilung korrekt, aber andererseits ist offensichtlich, dass sie durcheinander zu geraten droht, denn in einem bestimmten Moment war er ja tatsächlich von der Existenz des Elefanten in der Geldbörse überzeugt.

4. Integration von Bestandteilen eines Geschehens versus totale Dominanz eines Geschehens

Normalerweise erleben wir uns als den einen Pol, während das Objekt den anderen Pol bildet. Jedes Objekt wird also als aus vielen Details zusammengesetzt wahrgenommen, die es als Ganzes ausmachen. Das Objekt kann ein Mensch, ein Ding oder ein Tier, es kann auch ein Gebäude, ein Ereignis, ein Unfall oder ein Konzert sein. Die Kinder, von denen hier die Rede ist, haben große Schwierigkeiten, ein Objekt oder ein Erlebnis in seiner ganzen Komplexität zu erfassen. Welches Objekt auch immer, für diese Kinder ist seine Wahrnehmung an ein Ereignis gebunden, wie Fast sagt (1985), ein Ereignis, das, obwohl es ganz unbedeutend sein mag, für das Kind stellvertretend das ganze Objekt repräsentiert.

So fährt Dov im Autobus und möchte auf einer Bank Platz nehmen, auf der ein junger Mann sitzt. Er möchte, dass dieser ein wenig aufrückt, damit er sich setzen kann, und sagt zu ihm in sehr aggressivem Ton: »Machen Sie Platz!« Der Mann sagt, dass er, wenn Dov ihn nett bitte, aufrücken würde. Patzig wiederholt er seine Aufforderung, ein »bitte« einfügend, und beklagt sich bei seinem Betreuer: »Was will denn der von mir, ich habe doch ›bitte‹ gesagt!«

Dov ist nicht in der Lage, alle diese Situation ausmachenden Faktoren zu integrieren. Seine Worte und sein Tonfall sind nicht Teile der Gesamtsituation, sondern stehen als getrennte Elemente im Raum, die nicht zueinander gehören.

Das Residential Treatment
als *potential space*

Das leitende Prinzip der integrierten Behandlung im Residential Treatment Center ist abgeleitet vom Beispiel des Baums, das ich oben anführte, und von Winnicotts paradoxer These, der zufolge der Säugling die Welt erschafft unter der Bedingung, dass die Welt für ihn bereits vorhanden ist.

Der Schlüsselbegriff ist Winnicotts Konzept des *potential space, einem potenziellen Raum* zwischen Mutter und Säugling, aus dem heraus sich ein eigenständiges, »wahres« und organisiertes Selbst ihres Kindes entwickeln kann. Seine Definition lautet:

> Ich stelle als mögliches Konzept die These zur Diskussion, daß der Ort, an dem sich kreatives Spiel und Kulturerfahrung einschließlich ihrer differenziertesten Erscheinungsformen ereignen, *das Spannungsfeld* zwischen Kleinkind und Mutter ist. Damit meine ich den hypothetischen Bereich, der zwischen dem Kleinkind und dem Objekt (d. h. der Mutter oder einem Teil von ihr) während der Phase besteht (aber dennoch nicht bestehen kann), in der das Kind erstmals das Objekt als »Nicht-Ich« ablehnt, d. h. also am Ende der Phase der Verschmelzung mit dem Objekt. Nach der völligen Verschmelzung mit der Mutter tritt das Kleinkind in eine Phase, in der es die Mutter vom eigenen Selbst trennt und in der die Mutter das Ausmaß ihrer Anpassung an die Bedürfnisse des Kindes einschränkt, um sich selbst nach weitestgehender Identifizierung mit dem Kind wiederzufinden und weil sie auf das veränderte Bedürfnis des Kindes, sie jetzt als unabhängiges Wesen zu erleben, eingeht. (1971, S. 124f.; kursiv im Orig.)

> Es ist die Besonderheit dieses Ortes, an dem Spiel und Kulturerleben sich ereignen, daß er *existentiell von der lebendigen Erfahrung abhängt* und nicht von Anlagefaktoren. Wird ein Kleinkind liebevoll umsorgt, so kann sich die Mutter von ihm lösen, und es entsteht ein riesiger Bereich für das Spiel. Macht ein Kleinkind in dieser Phase seiner Entwicklung dagegen ungünstige Erfahrungen, so hat es – außer in bezug auf Introversion und Extraversion – nur geringe Entwicklungsmöglichkeiten. In diesem Fall kommt dem potentiellen Raum keine Bedeutung zu, weil sich nie ein tragfähiges Gefühl für Vertrauen und Zuverlässigkeit und damit keine zwanglose, uneingeschränkte Selbstverwirklichung ergeben hat. Im ersten Fall, in dem das Kind (der Jugendliche, der Erwachsene) sich unter günstigen Voraussetzungen entwickelt, entsteht die Frage nach der Trennung im Verlauf des Trennungsprozesses gar nicht erst, weil sich im Spannungsbereich zwischen Kleinkind und Mutter das Spiel entwickelt, das sich aus einer gelösten inneren Haltung ganz natürlich ergibt; das Kind kann dann beginnen, Symbole zu verwenden, die in gleicher Weise für Phänomene der äußeren Welt wie für die des einzelnen Menschen, um den es hier geht, stehen. (a. a. O., S. 126; kursiv im Orig.)

Von dieser Definition ausgehend, können wir einige Prinzipien dieses wichtigen Bereichs beschreiben. Im *potential space* stehen die Objekte nicht für sich, sie werden nicht getrennt als eigenständige Wesen wahrgenommen. Das heißt, jedes Objekt erhält seine Bedeutung und seinen existenziellen Wert durch ein anderes Objekt. Nehmen wir zum Beispiel die Mutter, die ihren Säugling stillt. Es gibt dabei ein System von Objekten: den Säugling, seinen Mund, das Saugen, die Mutter, die Brust, die Milch. Aus der Sicht der objektiven Realität sind diese Objekte voneinander getrennt und lassen sich beschreiben und definieren, nicht jedoch im Erleben des Säuglings, das ja das Ergebnis sich ergänzender Vorgänge zwischen all diesen Objekten ist, denen Eigenschaften zugeschrieben werden, die in dieser einen Interaktion einzigartig für diesen bestimmten Säugling und diese bestimmte Mutter sind. Zu diesen Eigenschaften kommen die emotionalen Erlebnisse hinzu, wie etwa Behaglichkeit, geistige Anregung und Hochgefühl, ästhetische Erregung und Verschmelzung oder, im Gegensatz dazu, Gefühle der Entfremdung, Niedergeschlagenheit etc.

Ein weiteres Merkmal des *potential space* liegt in der fehlenden Differenzierung zwischen den Dimensionen der Zeit, also wer vor wem existiert und warum. Der Säugling erlebt in seiner Undifferenziertheit und dank des *potential space*, der durch die Mutter ermöglicht wird, nicht, dass sie vor ihm da war, sondern er empfindet noch undifferenziert sich selbst als Erschaffenden und Erschaffenen, als allmächtig und abhängig zugleich. Nur eine solche Erfahrung über lange Zeit kann in ihm das Gefühl für die Grenzen seines Könnens und seines Wesens etablieren, eine Erfahrung, die in ihm die Fähigkeit zum Geben und Nehmen, zur Liebe und zur Beziehung zu Anderen erwecken wird, ohne dass er dabei sein Gefühl für sich selbst und seine Potenz einbüßt. Es sind komplexe, kognitive und emotionale Erlebensräume, die die allmähliche Entwicklung zur realen und objektiven Differenzierung ermöglichen.

Kinder, die die Erfahrungen des *potential space* nicht gemacht haben, sind in ihrem tatsächlichen Verhalten anderen und der Realität gegenüber eingeschränkt. Daher müssen wir, wenn wir dieser Art geschädigte Kinder behandeln, insbesondere dann, wenn auf sie die Diagnose »Borderline« zutrifft, uns zurückversetzen und sozusagen die erste Phase ihres Lebens wiederherstellen, die Phase, in der die Differenzierungen noch nicht klar getroffen werden konnten. Das bedeutet, dass einem Kind mit diesen Problemen *nicht* durch die Förderung seiner Anpassungsfähigkeit an die Umwelt zu helfen ist, das heißt durch Lehren, Erziehen, Anpassung etc., sondern dadurch, dass sich die Behandlung auf die Entwicklung von *potential spaces* konzentriert, damit es sich später subjektiv wie objektiv auf adäquatere Weise der Realität gegenüber verhalten kann.

> Ein Heim muß das Leben dieses Kindes, das kein abgegrenztes Selbst hat, durch einen *potential space* noch einmal einfangen. [...] Das Kind fühlt sich dann als Schöpfer (dieses Raumes), in dem es zugleich die Realität vorfindet.
>
> Das RTC ist die optimale Grundlage, einen derartigen *potential space* herzustellen,

in etwa der vergleichbar Pflegefamilie. [Es ist] also keine Kopie der normalen, üblichen Umgebung, sondern ein besonderer Raum, in dem es Realität und Nicht-Realität zugleich gibt, so wie es sich mit dem Übergangsobjekt, etwa dem Teddy, verhält. Beispiele für die Erschaffung eines *potential space*:

Der Behandler, sei es ein Erzieher, sei es ein Psychotherapeut etc., ist der Schöpfer eines *potential space*. Innerhalb dieses Raums werden die Bedeutungen, die Menschen und Dinge haben, gemeinsam erschaffen und erlebt. Jeder Gegenstand, jeder Mensch, jede Regelung usw. bekommen durch den *potential space* eine besondere bzw. überhaupt erst eine subjektive Bedeutung, und je mehr Bedeutungen, desto reicher wird die Persönlichkeit, das Selbst. Die Straße, in der ich als Kind wohnte, das Haus, die Freunde, der Baum, das Essen usw. sind nicht einfach Objekte, sondern integrale Bestandteile meines Selbst. Essen war nicht nur ein physiologisches Ereignis, wie dies so oft bei Borderline-Kindern der Fall ist, für die alle Objekte (Menschen, Regelungen oder Gegenstände) gleich sind bzw. keine besondere Bedeutung haben und nur nützlich oder notwendig für verschiedene Bedürfnisse sind. So können die Erzieher wechseln, ohne daß das eine besondere Wirkung auf das Kind hat, solange seine grundlegenden Bedürfnisse befriedigt werden.

[Das RTC] muß also Wege, mit deren Hilfe das Kind erst einmal Bedeutungen erschafft, und zwar für alles. Wenn es zum Beispiel morgens aufstehen soll – und das ist die Regelung –, dann müssen wir diese Aktivität nicht nur als eine objektive Regelung einführen, sondern als eine Aktivität, durch die wir einen *potential space* bauen und dadurch eine Bedeutung erschaffen können. (Cohen, 1997, S. 39f.)

Ich möchte dies an einigen Beispielen detaillierter erörtern, die ich auch in der eben zitierten Arbeit ausgeführt habe:

Ich wende mich an ein Kind und sage zu ihm: »Guck mal, wie ich Dein Bett mache.« Diese Aktivität – das Zuschauen – ist eine Gesamtaktivität, und zwar eine sehr wichtige, denn ich kann dieses Kind später treffen und zum Beispiel sagen: »Erinnerst Du Dich, wie wir Dein Bett gemacht haben?« Am nächsten Tag kann ich dann zu demselben Kind sagen: »Hör mal, halt mal die Decke an dieser Seite, und ich halte sie da.« Und vielleicht gucke ich es in einer sehr individuellen Art an, die anders ist, wie ich seinen Freund oder ein drittes Kind angucke. Und vielleicht singe ich dazu oder sage irgend etwas, das sehr persönlich zwischen mir und diesem Kind ist. Das ist der *potential space*! Genau wie die Mutter mit ihrem Baby umgeht: Die Mutter spricht zu ihrem Baby, auch wenn es erst eine Stunde oder einen Tag alt ist. Und keiner sagt: »Aber was redest du denn da? Das versteht doch noch gar nichts!« [...]

Nach dem Bettenmachen geht derselbe Erzieher mit dem Kind frühstücken, nicht nur, damit das Kind sein Essen bekommt, weil es hungrig ist, sondern als ein Mittel zur Herstellung von Bedeutungen in der Beziehung. Jede Aktivität ist nur ein Mittel, damit das Selbst wächst, und nicht, damit die Zimmer sauber oder die Betten gemacht sind, wenn die Behörden kommen. Und je mehr es solche intimen Erlebnisse gibt, um so mehr wird das Kind sich als Individuum mit eigenem Selbst fühlen. Das Kind ist hier ein Subjekt – nicht nur eines, das die Realität vorfindet, sondern gleichzeitig der *Schöpfer dieser Realität*. Das Kind findet die Realität, also sagen wir einmal die Decke oder den Teddybär; aber in derselben Minute, in der es die Realität vorfindet, fühlt es auch, daß es die Realität erschaffen hat [...]. Es ist nicht nur der Schöpfer, und die Realität ist nicht nur die Realität. Und das ist eine Erfahrung, die wir ihm zu ermöglichen versuchen durch jede kleinste Aktivität. (a. a. O., S. 40f.)

Die Borderline-Kinder sind nicht als Subjekte aufgewachsen, sondern waren nur Objekte, die verschiedene Rollen für ihre Eltern spielen sollten, Rollen wie Partner für die Mutter, also schon wie ein Erwachsener sein, oder Mutter der Mutter, als wäre *sie* ein kleines Kind. Ein Beispiel:

Ein Kind hatte große Fortschritte in der Schule gemacht, und wir sagten zu seiner Mutter: »(Ihr) Kind kann schon lesen und schreiben!« Da sagte sie: »Das ist doch Stuß, das Kind ist total doof.« Wir merkten, daß sie ihr Gefühl, daß *sie* doof ist, in das Kind hineingestopft hatte. Und das Kind mußte nun der Doofe sein, und daran sollte sich nichts ändern. (a. a. O., S. 41)

Es gibt viele Rollen, die die Kinder spielen müssen, damit sie ein Minimum an Sicherheitsgefühl retten. Sandler hat das treffend mit dem Terminus »safety« benannt: Es ist das grundlegende Gefühl der Sicherheit in der Beziehung, die Voraussetzung zum Leben ist. In dieser Sicherheit dürfen »unsere« Kinder die abnormalsten Dinge tun, die man sich vorstellen kann. Denn es ist unsere Rolle, unsere Hauptaufgabe, dass sie sich selbst als Subjekte entdecken und erschaffen.

Wenn ein Kind zum Beispiel am gemeinsamen Essen mit den anderen Kindern im Speisesaal teilnehmen soll, dann besteht dieser Vorgang wiederum aus einem System von Objekten oder Faktoren: dem Kind, der Essenszeit, dem Ort des Essens, der dargereichten Speise, den Erwachsenen, zum Beispiel dem Betreuer, der das Kind bittet, sich zu den anderen Kindern zu gesellen, den Gerüchen, dem Geschirr etc. Dieser Vorgang ist normalerweise eine Art Test für die Anpassungsfähigkeit des Kindes an eine neue Umgebung, im RTC jedoch muss dieser Vorgang für das Kind etwas Einzigartiges sein. Der Erwachsene lässt die Situation zu einer exklusiven Erfahrung zwischen sich und dem Kind werden, und obwohl derselbe Erwachsene dafür sorgt, dass noch andere Kinder zur gleichen Zeit in den Speisesaal kommen, tut er dies mit diesem einen Kind auf einzigartige Weise – vielleicht singt er auf dem Weg zum Speisesaal ein Lied mit ihm, das dann zu einem einzigartigen Bindeglied zwischen dem Betreuer, dem Kind und diesem jeweils stattfindenden Vorgang wird. Dadurch wird er zu etwas, das nur dem Betreuer und dem Kind gehört. Zahlreiche *potential spaces* solcher Art bilden den Boden, auf dem die Differenzierungsfähigkeit des Kindes zwischen der ihn umgebenden Welt und sich selbst wächst.

Der *potential space* ermöglicht und garantiert *Kontinuität* und schafft ein Gefühl der *Zugehörigkeit*. Diese beiden Faktoren sind kritische Punkte für die menschliche Entwicklung. Jedes Neugeborene braucht das Gefühl der Kontinuität, in dem es keine scharfe Trennung zwischen einer Situation und einer anderen

Der Unterschied zwischen einer Entwicklung aus dem potential space *heraus und einer Entwicklung, der dieser Raum nicht zur Verfügung stand. Abb. 2 (oben) zeigt, dass das Individuum sich nur als ein unbedeutendes Element unter vielen Elementen erlebt, was zu chaotischen inneren Verhältnissen führen kann. Jegliche Aktivität im* potential space, *zum Beispiel die des Schlafengehens, vereint, wie Abb. 3 (unten) zeigt, Mutter und Kind und ermöglicht die Entwicklung sowohl der eigenen Identität als auch die Unterscheidung zwischen Subjekt und Objekt. Zudem erlebt das Kind diese Aktivitäten nicht als Chaos, sondern eher als sichere Ausgangsbasis.*

gibt, sondern langsame und glatte Übergänge von einer in die andere Situation. Jedes Kind – jeder Mensch – braucht und sucht nach Zugehörigkeit zu einer physischen und psychischen Umgebung.

Unsere Erinnerungen an unsere Kindheit bestehen aus Erlebnissen, die nebensächlich zu sein scheinen, untersucht man sie jedoch genauer, so zeigt sich, dass sie nicht an bestimmte, objektive Gegenstände – Menschen, Erlebnisse, Gefühle – gebunden sind, sondern an alles, was mit diesem Gegenstand zu tun hat, das uns mit ihm verbindet und ihn mit uns, das heißt, er bildet auf die eine oder andere Weise einen Teil unserer Identität. Die Schaffung von Kontinuität und Zugehörigkeit ist somit unabdingbar, wenn wir Kinder behandeln, deren Selbstidentität und Kohäsionskraft beschädigt ist, wie dies insbesondere für Borderline-Kinder zutrifft.

Die Organisationsstruktur des RTC

Wir arbeiten in einem »unit«-System, das heißt in einem System von Einheiten. Zwölf oder dreizehn Kinder bilden je eine von insgesamt fünf Einheiten, in denen sie fünf Jahre zusammen verbringen. Sie schlafen in »ihrem« kleinen Haus. Auch in der Schule gehen sie in dieselbe Klasse. Dort kann es zwar sein, dass sie getrennt sitzen, aber sie sind zusammen in einem Raum, und natürlich können sie alle anderen Kinder im Garten treffen.

Während der Woche kommen die acht Mitarbeiter zu verschiedenen Versammlungen und einmal pro Woche zu einer halben Stunde Diskussion mit den Kindern. Besprechungen von zwei Stunden über ein einzelnes Kind finden einmal in der Woche für jede Einheit statt, also fünf solcher Konferenzen während der Woche. Daran nehmen alle acht Mitarbeiter teil, zudem der Leiter der Schule und der Leiter des RTC, der verantwortlich für die Erzieher ist. Jedes Kind wird etwa drei Mal im Jahr von allen acht Mitarbeitern und den drei Direktoren evaluiert. Alle Lehrer, Sozialarbeiter, Psychologen und Erzieher gehen zudem in Supervision. Die Arbeitswoche hat – rein formal – 45 Stunden!

In den Konferenzen kann jeder Teilnehmer einfach sagen, was er wirklich empfindet, zum Beispiel:

> »Ja, am liebsten hätte ich dieses Kind vom Dach runtergeschmissen.« Und er hat dabei nicht das Gefühl, »ein Erzieher sagt so was nicht«, sondern [wird ermutigt]: »Sehr schön, daß du das sagen kannst, und das ist dein Gefühl.« Und dann hören wir von den anderen ungefähr dasselbe. Aber plötzlich sagt einer: »Aber ich liebe das Kind sehr!« Und keiner denkt dann, daß derjenige, der das Kind [liebt], der bessere Therapeut oder Lehrer oder Erzieher sei als dieser Erzieher, der das Kind am liebsten runterschmeißen wollte. Wir arbeiten an der Übertragung und Gegenübertragung, damit der Erzieher

sich vollkommen frei fühlt, seine negativen Gefühle über die Kinder auszusprechen, und mit diesen Gefühlen dann umgehen kann. Die Behandlung von aggressiven Ausbrüchen soll also hauptsächlich durch Zusammen-Setzen und nicht durch Auseinander-Setzen erreicht werden. (Cohen, Y., a. a. O., S. 46f.)

Das Personal und die Anleitung und Supervision

Die Achse Kind – Teammitglied ist die zentrale Achse, um die sich das Leben im RTC dreht. Die direkte Begegnung zwischen dem Kind und der Gruppe des Personals (Betreuer, Lehrer, Sozialarbeiter, Psychologe und Leiter der Gruppe) ist die wichtigste Begegnung überhaupt, und daher wird angestrebt, dass diese acht Personen die zwölf Kinder jeder Gruppe über die ganzen fünf Jahre ihres Aufenthalts im Zentrum begleiten. Die zentrale Bedeutung der direkten Begegnung in der therapeutischen Arbeit führt dazu, dass möglichst wenige Freiwillige angestellt und auch keine »chemischen Mittel«, also Medikamente, eingesetzt werden. Die Gabe von Ritalin etwa erfolgt nach gründlicher Überlegung – normalerweise setzen wir beim Eintritt des Kindes ins Zentrum Medikamente einschließlich Ritalin ab, weil die primären und direkten Beziehungen zwischen dem unmittelbar betreuenden Personal und dem Kind die Grundsteine für unser Behandlungskonzept sind.

Die Verpflichtung des Personals, für die gesamte Zeit des Aufenthaltes eines Kindes im RTC zu arbeiten, also fünf Jahre lang, und seine Bereitschaft und Fähigkeit, die Übertragungs- und Projektionsprozesse dieser Kinder zu verstehen und zu bewältigen, sind die Prinzipien, ohne die diese Behandlung nicht möglich ist.

Eine Folgerung aus dieser Organisationsstruktur ist eine primäre und grundlegende Notwendigkeit: die Anleitung des gesamten Personals in regelmäßigen Supervisionen. Das Personal, und vor allem diejenigen Mitglieder, die im alltäglichen, direkten Kontakt mit dem Kind stehen – Betreuer und Lehrer –, sind die natürlichen Primärobjekte für sämtliche Projektionen des Kindes. Das Kind, das vor seiner Aufnahme ins RTC zahlreichen Misshandlungen ausgesetzt war, wird die »Pfeile« seiner seelischen Bedrängnis geradewegs auf seine Betreuer und Lehrer richten, als wären sie die Misshandelnden, wogegen seine Eltern in idyllischen und idealen Farben gemalt werden. Deshalb brauchen alle Mitarbeiter ständige Unterstützung mithilfe kontinuierlicher Supervisionen, um nicht auf die projektive Identifikation »hereinzufallen« (vgl. hierzu das Kapitel: Die »goldene Fantasie« und die Gegenübertragung).

Im Fall von Jacov zum Beispiel wurde in der Supervision mit dem Betreuer deutlich, dass dieser Junge sich beim Aufstehen genau wie ein Roboter verhält, und erörtert, ob dies dem Betreuer gefallen könnte, weil dies ihn von der Beschäftigung mit ihm befreien und er sich deshalb anderen Kindern zuwenden könnte, die Schwierigkeiten mit der Aufstehensprozedur haben. In der Supervision wurde diesem Betreuer deshalb vermittelt, dass nicht die Aufstehregeln das Ziel sind, sondern die Persönlichkeit des Kindes, und dass er gerade Jacov beim Aufstehen besonders betreuen muss, indem er ein einzigartiges System schafft, das die spezifische Bindung zwischen ihm und dem Jungen ausmacht, bis der Vorgang des Aufstehens seine Zentralität verliert und diese Bindung zwischen den beiden an seine Stelle tritt, denn sie ist die Basis dafür, dass Jacov allmählich zwischen seinem Betreuer und den bislang undifferenziert wahrgenommenen Mitgliedern des Teams zu unterscheiden lernt.

Eltern sind unabdingbarer Bestandteil der Behandlung

Neben der Anleitung des Personals gibt es einen weiteren Bereich, ohne den es diese *potential spaces* nicht geben kann: die Arbeit mit den Eltern und das Erreichen des Wendepunkts.

Wir wissen genau, dass die geografische Entfernung des Kindes von seinen Eltern es nicht von ihnen bzw. den verinnerlichten Repräsentanzen loslöst, selbst wenn es nur Teile dieser Objekte verinnerlicht hat. Daher kann man nicht ohne die intensive Einbeziehung der Eltern behandeln. Es wäre nicht nur unangebracht zu versuchen, die Loslösung von den Eltern zu betreiben, vielmehr ist diese Beziehung zu erhalten, wer und wie auch immer die Eltern sind. Darüber hinaus ist zu bedenken, dass ein nicht unbedeutender Teil der Ätiologie kindlicher Störungen in dem »Gebrauch« liegt, den die Eltern von ihren Kindern machen, das heißt in den Projektionen, die sich auf die Kinder richten. Viele Eltern fürchten den Verlust dieses bequemen Objekts ihrer Projektionen und können deshalb das Kind nicht loslassen. Dies wird oft an den Reaktionen der Eltern gerade auf eine Besserung des Zustands ihres Kindes hin deutlich, denn sie wird ja unbewusst als Entfernung vom Elternteil und als Nichterfüllung der dem Kind zugewiesenen Aufgabe interpretiert. Deshalb verlangen wir, wie gesagt, von den Eltern, einmal pro Woche ins RTC zu kommen, um ihnen vermitteln zu können, dass wir sie nicht nur in ihrer Rolle als Eltern, sondern als Menschen sehen mit all ihren Schwierigkeiten und Grenzen, über die wir sprechen können; eine Erfahrung, die ihnen oft ein verändertes Verständnis auch ihrer selbst ermöglicht: nicht nur Eltern zu sein, die aufgrund dieser Rolle zu erscheinen haben, sondern sich als Menschen zu verstehen mit Eigenarten, Bedürfnissen, Leidenschaften, Bedrängnissen und Begierden. Diese Arbeit konzentriert sich also nicht auf die Verbesserung der Beziehung zwischen dem Kind und den Eltern, denn der Wendepunkt in der Behandlung des Kindes findet in der Regel erst dann statt, wenn sie begreifen, fühlen und verstehen, dass wir sie als Menschen wahrnehmen und nicht als Elternteile, die kommen sollen, um einen Bericht über ihr Kind anzuhören. Je mehr diese Erfahrung bei ihnen greift, desto eher können sie ihre Grenzen und die Einzigartigkeit und Eigenständigkeit ihres Kindes anerkennen und ihm bei der Entwicklung seines Selbst helfen.

Die Prinzipien der Behandlung des RTC

Die Prinzipien unserer Behandlung beruhen auf den folgenden vier Paradoxa:

1. Der Ausschaltung der Zeit steht ein fester Zeitplan gegenüber.
2. Das Zentrum ist von der Realität abgetrennt und zugleich fest in ihr verankert.
3. Der Prozess ist das Ziel.
4. Verschiedene Gruppenstrukturen: Zugehörigkeit und Eigenständigkeit.

1. Der Ausschaltung der Zeit steht ein fester Zeitplan gegenüber

Der Säugling wird in eine Realität hineingeboren, die auf einem Zeitplan aufgebaut ist: Die Nacht ist dem Schlaf, der Tag ist dem Wach- und Aktivsein vorbehalten. Es gibt Essenszeiten, und verschiedene Aktivitäten werden verschiedenen zeitlichen Rhythmen angepasst. Der Säugling aber lebt nicht nach diesem Zeitplan. Und so ist es auch im RTC, das sich dem Kind gegenüber wie zu einem Neugeborenen verhält, das sein Leben hier quasi von Neuem beginnt: Die Zeit wird aufgehoben, es gibt keinen Zeitplan für seinen Aufenthalt, es gibt keinen Zeitplan für seine in der Realität von Alter und Leistung abhängige Entwicklung, nur allmähliche Übergänge. Der soziale Rahmen, in dem das Kind lebt, ist nicht streng nach Alter gegliedert, das heißt, das Alter der Kinder bestimmt nicht streng ihre soziale oder schulische Zugehörigkeit. Es ist klar, dass auch dieses Prinzip gewisse Grenzen hat, die wir jedoch sehr flexibel gestalten, denn der Leitgedanke ist, wie gesagt, dass wir die Zeit berücksichtigen und zugleich außer Acht lassen.

Die klare und unbedingte Einteilung der Zeit verstärkt normalerweise das Gefühl der Trennung, der Differenzierung zwischen verschiedenen Situationen, aber auch zwischen verschiedenen Menschen. Bei der Gestaltung des *potential space* versuchen wir, die Trennungslinien nicht scharf, nicht völlig klar zu ziehen und es so dem Kind zu ermöglichen, in einem Gefühl von Vereint- und Getrenntsein zu leben. Selbstverständlich schafft die Verwischung der zeitlichen Grenzen nicht per se einen *potential space*, aber sie trägt dazu bei. Dies ist nicht einfach. Mitarbeiter (in der Regel neue Mitarbeiter), die nur schwer mit den verschiedenen Verhaltensweisen der Kinder zurechtkommen, äußern sich spontan oft etwa so: »Was wird aus diesem Kind, wenn es eines Tages das Heim verlässt, wenn wir ihm all das durchgehen lassen, was es jetzt tut oder sagt?« Die neuen Mitarbeiter müssen sich demnach neu auf ihren gewohnten Zeitbegriff besinnen und eine gewisse Erschütterung ihres Sicherheitsgefühls zulassen. Wir müssen bedenken, dass die in Rede stehenden Kinder noch nicht zu Trennung und Differenzierung fähig sind, wenngleich sie dies längst können müssten.

Der Ausschaltung der Zeit steht ein geregelter Zeitplan gegenüber, zum Beispiel um sieben Uhr morgens aufstehen und bis zum Frühstück bestimmte Dinge verrichten. Innerhalb dieses Zeitrahmens bestehen jedoch große Variationen – je nach dem *potential space,* den der Betreuer mit jeweils »seinem« Kind geschaffen hat: Das eine Kind bleibt noch unter seiner Decke, während ein anderes seine Schuhe anzieht und der Betreuer die Schnürsenkel zubindet und zugleich ein drittes nach seinem Traum fragt.

2. Das RTC ist von der Realität getrennt und zugleich fest in ihr verankert

In unserer Konzeptualisierung bildet das Zentrum, wie gesagt, einen *potential space* und ist daher von der Realität losgelöst und zugleich fest in ihr verankert. Wie kann das sein? Mit dem Eintritt des Kindes in das Zentrum gibt es keine Ziele, die es während seines Aufenthalts hier erreichen muss, das heißt, es werden ihm keine Pflichten auferlegt und es gibt keine Regeln, aufgrund derer es nicht länger im Heim bleiben könnte. Wenn zum Beispiel ein achtjähriges Kind noch nicht lesen und schreiben kann, wird nicht verlangt, das Lesen in einem festgelegten Zeitraum zu erlernen – im Gegenteil: Wenn seine Eltern oder das Kind selbst danach fragen, wird ihnen gesagt, dass das Lesen überhaupt kein Ziel seines Aufenthaltes darstellt; wenn der Hauptgrund für seine Einweisung die Diagnose Verhaltensstörung oder ADHD[7] ist, wird keine Aktivierung von Mechanismen zur Änderung des Verhaltens als Bedingung für seinen Verbleib im Zentrum gefordert. Die Schule funktioniert hier nicht nach dem gestuften Klassensystem, sodass das Kind gar nicht weiß, ob es in der zweiten oder fünften Klasse ist, es muss sich nur zu festgelegten Zeiten in der Klasse aufhalten. Wenn es sich dort zum Beispiel regelmäßig in einer Ecke wie in einer Art Nische versteckt, wird es nicht sofort aufgefordert, sich ordentlich hinzusetzen, vielmehr versucht das gesamte Team der Mitarbeiter zu verstehen, was sich hinter diesem Verhalten verbirgt: Vielleicht ist es Ausdruck eines Bedürfnisses des Kindes, dem in seiner frühen Entwicklung nicht entsprochen wurde? Dann kann es sein, dass sich eine

---

[7] Aufmerksamkeits-Defizit-Hyperaktivitäts-Syndrom.

Lehrerin zu ihm in seine Ecke gesellt und es dort unterrichtet. Dies geschieht, da nicht die schulische Leistung das Ziel ist, sondern die normale Entwicklung seines Selbst und seiner persönlichen Identität. Es wird also nicht mit der Struktur der Realität konfrontiert – seinen Normen, Regelungen etc. –, sondern die Realität wird zusammen mit ihm und seiner Gruppe, der es von Anfang an angehört, aufgebaut, so als sei seine Ankunft bei uns ein Neubeginn seines Lebens. Natürlich ignorieren wir nicht, dass es sich um ein Kind mit anderer Motorik als der eines Säuglings handelt, und auch nicht, dass es bereits sprechen kann und eine Vergangenheit von sieben Jahren hat, die einen Teil seiner seelischen Realität bildet. Das Paradox liegt darin, dass *neben* einem solchen Aufbau von Realität eine Realität mit ganz klaren Grenzen existiert und wirksam ist.

3. Der Prozess ist das Ziel

Wie ich bereits erwähnt habe, bilden die Prozeduren des Aufstehens – um nur dieses Beispiel zu nennen – kein Ziel an sich. Die Behandlung dient nicht der Erziehung zur Sauberkeit oder zur Einhaltung von Lebensregeln, zur Hygiene oder zu intellektuellen Leistungen. Diese Handlungen sind nichts weiter als Mittel zum Aufbau von *potential spaces*, die zur Bildung der eigenen Identität führen sollen. Deshalb ist dieser Prozess das Ziel. Diese Konzeptualisierung ist notwendig, hat sie doch Konsequenzen für andere Bereiche des Lebens im Zentrum wie Zeremonien, Feste oder Theateraufführungen. Auch hier gilt: Nicht die Qualität der Aufführung nach all ihren Vorbereitungen steht im Zentrum der Aufmerksamkeit der Betreuer, sie gilt dem Prozess, der kreativen Arbeit und den Fantasien zwischen dem Kind und den Betreuern während dieser Vorbereitungen. Die wichtigsten Phasen in diesem Prozess sind jene, in denen das Kind allmählich zwischen sich und den anderen differenziert, zwischen sich und dem Therapeuten, zwischen seiner eigenen Schöpfung und der seiner Therapeuten, Betreuer, Lehrer und Kameraden.

4. Verschiedene Gruppenstrukturen:
Zugehörigkeit und Eigenständigkeit

In der Aussage, »wir gehen jetzt alle in den Speisesaal«, liegt etwas, das die Eigenständigkeit des Kindes momentan aufhebt, gleichzeitig sind die Betreuer jedoch angehalten, auf ihrem Weg in den Speisesaal seine Eigenständigkeit zu betonen. Dieses Prinzip wird in allen Aktivitäten angewendet. So findet man zum Beispiel in jeder Wohneinheit einer Gruppe persönliche Identifizierungsmerkmale, sei es auf Bildern oder in einigen Worten über das Kind oder auf andere Weise. Die eigenständige Identität wird bei vielen anderen Gelegenheiten betont, wie zum Beispiel bei Geburtstagen oder Bar-Mitzvah-Feiern, bei denen das Kind von sich, seiner Vergangenheit und den Veränderungen, die es in sich spürt, erzählt.

Zugehörigkeit und Eigenständigkeit kommen auch in der Art und Weise zum Ausdruck, wie die Gruppen aufgebaut sind und wie ihr Verhältnis zueinander sowie das des Personals untereinander beschaffen ist. Das Kind wächst in der Struktur einer Gruppe auf, die aus Kindern und Personal zugleich besteht. So ist zum Beispiel die Sitzordnung im Speisesaal nach den Gruppen gegliedert. Jeder Gruppe sind zwei bis drei Tische zugeteilt, an denen die Kinder und das Personal der Gruppe sitzen. Das heißt, es gibt keine getrennten Tische für das Personal. Gleichzeitig erlebt das Kind auch Dreiecksbeziehungen – ödipale Beziehungen –, denn es spürt die Beziehungen zwischen den Erwachsenen, an denen es keinen Anteil hat. Einerseits gibt es gemeinsame Auftritte der Kinder und der Mitglieder des Teams bei verschiedenen Feierlichkeiten oder bei Sportwettkämpfen, bei denen eine Gruppe gegen die andere antritt (Gruppe bedeutet hier Kinder und Personal), andererseits pflegt das Personal untereinander Beziehungen, aus denen die Kinder ausgeschlossen sind, hat Arbeitssitzungen, persönliche Veranstaltungen etc. Unsere Kinder fühlen also, dass sie verschiedenen Gruppen und die Erwachsenen auch noch einer anderen Gruppe zugehören – genau wie in der ödipalen Situation, wo das Kind fühlt, dass es mit seinen Eltern und Geschwistern eine Gruppe bildet und doch plötzlich merkt, dass es auch Situationen gibt, aus denen es ausgeschlossen ist; dass es eine besondere Beziehung zu seiner Mutter hat, die anders ist als die zum Vater oder zu seinen Geschwistern, aber auch, dass es Situationen gibt, an denen es nicht teilhaben kann – nämlich die Beziehungen zwischen den beiden Elternteilen – und dennoch zu einer Gruppe gehört. Das ist eine Erfahrung, die das Kind braucht. Normalerweise gibt es in Heimen zwei Gruppen: Kinder versus Erwachsene. Wir finden aber, dass die Verteilung anders sein sollte: Kinder möchten verschiedene Zugehörigkeiten erleben.

Die psychotherapeutische Behandlung

Die Entwicklung der Individualität als oberstes Ziel der Behandlung steht natürlich im Mittelpunkt der individuellen psychotherapeutischen und psychoanalytischen Behandlung, die *jedes* Kind im RTC erhält. Zunächst hielten wir es für angebracht, nur jene Kinder der psychotherapeutischen Behandlung anzuvertrauen, mit denen es nicht möglich war, überhaupt Kontakt herzustellen und deren schwere Störung nicht durch das alltägliche Leben allein geändert werden konnte. Dieses Prinzip veränderte sich mit den Jahren, da sich bei uns der Gedanke verfestigte, dass jedes Kind individuelle psychotherapeutische oder -analytische Behandlung benötigt. Auch die Häufigkeit der Sitzungen änderte sich im Laufe der Zeit. Anfangs fanden wir eine Therapiestunde in der Woche angemessen, aber es stellte sich schnell heraus, dass es richtiger ist, das Kind mehrmals in der Woche, wenn auch kürzer als eine normale Therapiestunde, zu sehen. Deshalb gibt es Kinder, die mindestens zwei Mal pro Woche in individuelle Psychotherapie gehen, und solche, die sich drei, vier oder fünf Mal pro Woche einer Behandlung unterziehen (vgl. hierzu Haber-Mosheiov, 2000).

Psychotherapie oder -analyse werden nun als integraler Bestandteil der Behandlung im RTC und als gleichwertig mit allen anderen Aktivitäten und Bereichen verstanden. Da aber das gesamte Zentrum einen *potential space* bildet, ist das Therapiezimmer nicht so separiert wie in anderen therapeutischen Institutionen und »erweitert« sich manchmal auf andere Bereiche. Da die individuelle Therapie ein derart integraler Bestandteil des Lebens der Kinder hier ist, bilden auch die verschiedenen Therapeuten einen integralen Bestandteil des gesamten Personals. So nehmen sie an allen Aktivitäten teil, ob es sich nun um Ausflüge, Feierlichkeiten – Geburtstage, Bar oder Bat-Mitzvah – oder allgemeine Feste – Hanukkah, Purim etc. – handelt. Schließlich ist es klar, dass das gesamte Personal mithilft, die individuellen Therapiesitzungen zu ermöglichen, denn deren Notwendigkeit wird dem gesamten Personal vermittelt, das ebenfalls von der Behandlung der Kinder profitiert. Wir erhalten auf diese Weise ein tieferes Verständnis und klareres Bild der Innenwelt des Kindes und wie es diese Welt erlebt, und all dies dient auch als wichtige Information im Austausch der Therapeuten mit dem Personal, die das Verständnis der psychischen Bedürfnisse des Kindes seitens des unmittelbar betreuenden Personals verbessern und stärken.

Falldarstellungen

Zur Illustration der bisherigen Erörterungen mögen nun zwei kurze Fallskizzen und eine dritte ausführliche klinische Darstellung dienen, die – leicht verändert und gekürzt – meiner Arbeit von 1997 entnommen sind. Zwar sind die drei geschilderten Jungen sehr verschieden, dennoch eignen sie sich zur Beschreibung, wie die Behandlung im Zentrum ihnen zur Entwicklung einer eigenständigen Identiät verhalf und ihnen ermöglichte, sich als eigenständiges Subjekt zu erleben und anzuerkennen. Im dritten Bericht über Alon wird diese Entwicklung deutlich ablesbar an seinem veränderten Umgang mit seinen Geburtstagen nach drei Jahren Einzeltherapie.

Yossi

Yossis Vater wuchs in einem Internat auf und ging später zur Armee. Als ihn das angesehene Fallschirmjäger-Corps nicht annahm, war er außerstande, sich an die Gegebenheiten in der Armee anzupassen, und wurde schließlich entlassen. Zwei Jahre danach beging sein älterer Bruder Selbstmord, und noch ein Jahr später kam ein anderer Bruder bei einem Autounfall ums Leben. Seine Familie lastete ihm den Selbstmord seines Bruders an. Er flüchtete sich, so sagte er, in Ehe und Vaterschaft, um der Welt ein lebendiges Andenken an seinen Bruder zu bescheren, einen Sohn, der seines Bruders Namen trug. Es fiel ihm schwer, eine Beziehung zu diesem Kind herzustellen, weil er in ihm seinen Bruder sah – als sei dieser wieder lebendig geworden.

Die Ehe ging bald in die Brüche, das Paar hatte mit schweren Problemen zu kämpfen, einschließlich Gewalttätigkeit und Drogenmissbrauch. Yossis Mutter klagte, ihre Familie sei gegen diese Ehe gewesen. Es hatte den Anschein, als nehme sie die Realität verzerrt wahr. Das zeigte sich etwa darin, wie sie ihre Verpflichtungen als Hausfrau beschrieb. Tatsächlich war der Haushalt sehr vernachlässigt, und sie konnte ihre Kinder nicht versorgen. Oder sie versicherte, dass sie sich der Pflege ihres kranken Vaters, sollte er ins Krankenhaus müssen, selbst widmen würde, komme, was da wolle. In Wirklichkeit aber beklagte sie sich, als ihr Vater tatsächlich ins Krankenhaus kam, dass ihre Schwestern sie vernachlässigten: Sie holten sie nicht ab, um den Vater in der Klinik zu besuchen! Alle behandelten sie, als wäre sie verrückt. Sie war völlig von ihren Krankheiten in Anspruch genommen, und als sie nach Yossi wieder schwanger wurde, verbrachte sie lange Zeit in der Klinik, um ihre Schwangerschaft zu überwachen.

Als Yossi acht Jahre alt war, wurde er an unser Zentrum überwiesen. Das Erste, was er in der Beobachtungsstunde tat, war, zum Spielzeugschrank zu gehen und ein Gewehr herauszunehmen. Er »erschoss« sich selbst und gab vor, tot zu sein. Danach griff er sich ein Spielzeugmesser, »erstach« sich selbst und spielte wieder Totsein. In der zweiten Stunde beschäftigte er sich mit Soldaten, teilte sie zu gleichen Teilen zwischen sich und der Psychologin auf und erschoss dann sofort alle ihre Soldaten. Er entfernte ohne Erlaubnis Dinge aus dem Raum und schrie die Psychologin an: »Glaubst Du denn, alle die Esssachen gehören Dir?« Am Ende der Sitzung bat er sie, ihm was zu geben, und sagte: »Sie haben so viel, und ich habe nichts!«

Es zeigte sich bald, dass er in eine komplexe Beziehung zu seinen Eltern verstrickt war. Vor allem steckte er in einer Rolle, die ihm sein Vater aufgebürdet hatte: die Rolle seines älteren Bruders, der Selbstmord begangen hatte. Yossi identifizierte sich völlig mit der ihm aufgezwungenen Rolle, weil sie ihm die Nähe und Liebe seines Vaters und so emotionale Sicherheit geben sollte.

Während des ersten Jahres verhielt sich Yossi auf unterschiedliche Weise selbstschädigend und neigte zu Selbstbestrafungen. Wenn er zum Beispiel vergessen hatte, die Tische im Speisesaal zu decken, sagte er sofort: »Okay, ich habe es nicht verdient, was zu essen.« Zudem versuchte er, Gegenstände zu verschlucken, etwa Zahnstocher, und zerkratzte sich die Hände mit einem Messer. Er verschenkte alles, was ihm ganz zu Recht gehörte, und gab alle seine Süßigkeiten anderen Kindern.

Abb. 4 und 5: Selbstdarstellungen eines Kindes vor und nach seiner Behandlung

Nach drei Jahren machte sich eine grundlegende Veränderung bemerkbar: Zunächst einmal war Yossi nicht mehr mit Selbstbestrafung oder -schädigung beschäftigt. Seine Ausbrüche hörten praktisch ganz auf. Wenn es Hinweise auf noch zu kindliches Verhalten gab, das er nun aber verbalisieren konnte, wie »Ich kann das nicht«, so konnte er Erwachsene um Hilfe bitten. Die Mitarbeiter hatten das Gefühl, dass Yossi endlich zu seinem innersten Kern vorstieß und sich um all das bemühte, was ihm vorenthalten worden war. Obwohl er bereits elf Jahre alt war, begannen wir, seine »wahre« Persönlichkeit zu entdecken, eben jene Aspekte, die ihm selbst und seinen Eltern verborgen geblieben waren. Sein kindliches Verhalten war von Passivität, aber auch von Einfalt, Langsamkeit und Problemen, sich selbst zu organisieren, geprägt. Trotz alledem funktionierte er in der Schule ganz normal. Zu dem kindlichen Verhalten kamen zudem zahlreiche Äußerungen, die einem geringen Selbstwertgefühl und seiner Kritik an seiner äußeren Erscheinung und seiner Kleidung zuzuschreiben waren. In der Psychotherapie sagte er ganz offen: »Es macht so Spaß, ein Baby zu sein – ein Baby kriegt alles.«

Gideon

Gideon war in die Beziehung zu einer Mutter verwickelt, die auf ihn alle ihre eigenen negativen Selbstaspekte übertrug. Es gab keine Vaterfigur, die ihn vor den verschlingenden Tendenzen der Mutter hätte schützen können, sodass er tatsächlich dem Ansturm ihrer negativen Seiten ausgesetzt war, also denjenigen, die alles »durcheinanderbringen«. Gideon konnte sich natürlich nicht aus eigener Kraft von seiner Mutter trennen, sodass alle Grenzen zwischen ihr und ihm sich verwischten.

Gideons Eltern ließen sich während der Schwangerschaft der Mutter mit Gideon scheiden. Der Vater brach alle Beziehungen zu Gideons Mutter, einer Tochter von Holocaust-Überlebenden, ab. Sie entwickelte nun eine komplexe und gestörte Beziehung zu Gideon. Einerseits beschrieb sie ihn als »ihren Mann«, andererseits kleidete sie ihn wie ein Mädchen. Sie behauptete, sie bringe nur deshalb Männer nach Hause, um Gideon den Kontakt mit männlichen Bezugspersonen zu ermöglichen. Bei einem ihrer Besuche brachte sie ihm ein Foto zur Erinnerung an sie mit, auf dem sie in den Armen eines Mannes auf dem Bett liegt. Ihr ganzes Auftreten war provokant und verführerisch. Sie warf Gideon vor, an all ihrem Unglück schuld zu sein. So behauptete sie zum Beispiel, »fast« einen reichen Amerikaner geheiratet zu haben, das aber sei wegen Gideon schiefgegangen; und zudem hätte sie »fast« sehr gute Jobs gekriegt, aber seinetwegen habe sie diese nicht annehmen können. Sie beschreibt alles als »fast«, so auch Gideon – tatsächlich ist er ein schöner Junge. Sein adrettes Äußeres und seine Schönheit rufen immer Bewunderung hervor, bis er »plötzlich in die Hosen macht«. In der Tat litt er, bevor er mit acht Jahren ins Zentrum eingewiesen wurde und während der ersten beiden Jahre dort, unter Enkopresis. Er neigte, so wurde uns berichtet, nicht nur dazu, sich selbst zu beschmutzen, sondern war auch in viele Diebstähle verwickelt, griff andere Kinder an und wurde in der Schule zurückgestuft.

Während der Beobachtungsstunden mit Gideon in den ersten beiden Monaten gab es viele Anzeichen von Verwirrung und Unklarheit, die sich auch darin niederschlugen, wie er an Spiele heranging. Von jedem Spielzeug oder Spiel, das er im Heim sah, behauptete er, genau so eines habe er zu Hause auch; andererseits sagte er, er habe sie alle verkauft, und eines Tages meinte er: »Was ist hier los, ich verstehe das nicht, bin ich zu Hause oder im Heim?« Während einer der Beobachtungsstunden, an der auch seine Mutter teilnahm, sprach diese in seiner Anwesenheit von ihm als »der Junge« und fasste ihn nicht an, weil seine Hände mit Schokolade verschmiert waren. Trotz ihres Ekels vor ihm betonte sie, wie besorgt sie um Gideon sei, und sagte, sie habe ihm für Purim einen sehr teuren Anzug gekauft. Während sie sprach, nahm Gideon sein Gewehr heraus und erschoss zuerst sie, dann die Psychologin und schließlich sich selbst.

Während der ersten beiden Jahre war er sehr aggressiv, was er jedoch meist hinter einem unschuldigen, engelhaften Gesichtsausdruck verbarg. Was immer er tat, er tat es sehr langsam – Aufstehen, Essen, Lernen etc. Einmal urinierte er auf einen anderen Jungen, der gerade schlief. Seine Verwirrung über sich selbst und andere, zwischen Teilen seiner selbst und von ihm unabhängigen Identitäten war besonders eklatant. Manchmal sprach er im Tonfall eines verwöhnten kleinen Mädchens, manchmal in dem eines erwachsenen flirtenden Mannes. Auch war er in Unfälle bei sexuellen Spielen der Kinder verwickelt und irrte viel umher. Seine Verwirrung drückte sich auf ungewöhnliche Weise aus, zum Beispiel, wenn er seiner Lehrerin vorschlug, sie zu heiraten, und dann wütend eifersüchtig auf sie war.

Unserer Meinung nach war leicht zu erkennen, dass da ein überaus komplexes und verzerrtes Netzwerk von Beziehungen vorlag. Gideon konnte sich weder daraus befreien, noch sein wirkliches Selbst ausdrücken, das tief unter einer Schicht von Verwirrung und Verwischung von Grenzen vergraben und hinter seinen Versuchen versteckt lag, in seiner Beziehung zu seiner Mutter irgendwie Sicherheit zu gewinnen. Es lag auf der Hand, dass die Trennung Hand in Hand mit einer Umbildung seiner Persönlichkeit gehen musste. In der Tat zeigte er nach drei Jahren keine derartigen Symptome wie Enkopresis, Aggressivität und delinquentes Verhalten mehr. Seine Persönlichkeit war nun viel differenzierter, organisierter und realitätszugewandter. Er hatte normalere soziale Bindungen und eine einheitlichere Identität ohne die vielfältigen Fluktuationen, mit denen wir anfangs konfrontiert waren.

Alon

Alon kam im Alter von acht Jahren zu uns. Bis dahin hatte er drei Jahre bei seiner alleinstehenden Mutter gelebt, nachdem sein Vater und sein Bruder bei einem Verkehrsunfall ums Leben gekommen waren. Alon, das zweite Kind, entwickelte sich langsam. Erst mit drei Jahren begann er zu sprechen. Die Mutter, von Beruf Krankenschwester, kann ihren Gefühlen kaum Ausdruck verleihen. Für gewöhnlich wirkt sie starr und trägt fast immer dunkle Brillengläser. Man sieht sie kaum je lachen oder gar weinen. Ihr körperlicher Kontakt mit Alon beschränkt sich auf ein Minimum, ganz selten sahen wir sie und Alon einander umarmen. (Ich möchte hier anmerken, dass wir die Kinder umarmen und küssen, wir sind ihnen physisch sehr nahe.) Zugleich aber erfüllt sie gewissenhaft ihren Besuchsplan, kommt nie zu spät und geht pünktlich wieder. Aus dem wenigen, was über ihre Beziehung zu Alon aus dessen Säuglings- und Kinderzeit bekannt ist, geht hervor, dass diese von dem gleichen Muster geprägt war, wie wir es nun sehen konnten. Während seiner ersten Lebensjahre erhielt Alon die beste Fürsorge, der aber jegliches wirkliche Eingehen auf seine Bedürfnisse fehlte. Die Mutter nahm ihn nicht so wahr, wie er war, und ließ ihm keinen Raum, sich gemäß seinem eigenen Tempo zu entwickeln. Mit anderen Worten: Es fehlte ihm der potential space, *der von so zentraler Bedeutung für die Entwicklung seiner Persönlichkeit gewesen wäre.*

Die Diagnose, die im RTC gestellt wurde, besagte, dass Alon an einer Borderline-Persönlichkeitsstörung litt. Es schien, als sei die Grenze zwischen ihm und den äußeren Objekten verwischt und als habe er kein eindeutiges Selbstbild entwickelt. So ging er zum Beispiel auf dem Campus des Heims auf eine Gruppe ihm völlig fremder Besucher zu, begann ein Gespräch mit ihnen und erzählte unaufgefordert, was er wenige Minuten zuvor getan hatte und wie sein körperliches Befinden war, etwa: »Hallo, ich bin Alon, ich gehe jetzt in meine Klasse. Ich war gerade im Bad. Ich habe eine wunde Stelle am Po und gehe dann später zur Krankenschwester.«

Alon war einer Gruppe von zwölf neuen Kindern zugeteilt worden. Wie in unserem Zentrum üblich, hatte die Gruppe zwei Kindersozialarbeiter, einen Mann und eine Frau. In der Schule war er zusammen mit diesen Kindern in einer Klasse und hatte drei Lehrer. Die Klasse war gemäß dem Lehrstoff in kleine Arbeitsgruppen eingeteilt. Eine Lehrerin war für Alon zuständig, an sie konnte er sich in der Schule mit Problemen, Schwierigkeiten und Erfreulichem wenden.

Alon gehörte also einer Gruppe an und war so eines unter anderen Kindern und Mitarbeitern. Zugleich aber gab es innerhalb der Gruppe eine Differenzierung zwischen den Kindern und den Mitarbeitern der Gruppe. Zu einer Gruppe zu gehören, schien zu einem unabdingbaren Bestandteil von Alons Identität zu werden. So war er darauf bedacht, wann immer er seinen Namen schrieb, denjenigen seiner Gruppe hinzuzufügen: Alon K., Ayalim-Gruppe. Andererseits schien er die feineren

Unterschiede innerhalb der Gruppe nicht wahrzunehmen. Er verhielt sich den Erwachsenen gegenüber nicht anders als gegenüber den Kindern, begegnete allen mit demselben freundlichen Gesicht. Wann immer er auf einem seiner Wege einem Mitarbeiter begegnete, grüßte er ihn mit liebevollen Spitznamen, die aber alle immer ähnlich, fast identisch waren, sodass das Grüßen recht unpersönlich wirkte. Auch schien er nicht zwischen den Kindern unterscheiden zu können; mit keinem einzigen ging er eine Beziehung ein und verbrachte seine freie Zeit lieber alleine.

Ganz allgemein machte er den Eindruck, als wandere er ziellos im Areal des Zentrums herum. Die für ihn zuständigen Mitarbeiter nannten ihn, wenn sie unter sich waren, den »Astronauten«. Er schien nicht richtig zu verstehen oder aufzunehmen, was um ihn herum vor sich ging. Die Mitarbeiter gaben sich große Mühe und waren mit vielerlei Schwierigkeiten dabei konfrontiert, ihm zu helfen, sich selbst zu finden und seine Identität zu stabilisieren. So halfen ihm die Erzieher der Gruppe, in der bereits geschilderten Weise sein Bett zu machen und seine persönlichen Sachen in Ordnung zu halten, indem sie auf jeden Gegenstand zeigten und ihn als Alon gehörend identifizierten: »Diese Schuhe da gehören Alon«, oder: »Wir legen Alons Tasche dahin«, oder: »Hier ist Dein Heft, Alon, da ist es ...« etc. Zudem versuchten sie, ihn nach und nach in seine Gruppe zu integrieren, insbesondere bei gemeinsamen Aktivitäten mit den Erziehern.

In der Schule bemühte man sich gleichermaßen darum, einen potential space *zu schaffen. Alon musste zur Schule gehen und am Unterricht teilnehmen. Zudem hatte er die Möglichkeit, sich auf seine ganz individuelle Art und Weise zu äußern, besonders aber gemäß seinem eigenen Tempo. Die Hausaufgaben, die in kleinen Gruppen gemacht werden, erlaubten eine individuellere Arbeit mit ihm (wie auch mit den anderen Kindern), und die Lehrer suchten nach passenden didaktischen Methoden, um über den Lernstoff in einen Dialog mit Alon zu kommen. Eine Lehrerin dachte sich in Mathematik ein besonderes Spiel für ihn aus, eine andere Lehrerin etablierte in den Hebräischstunden einen dauernden schriftlichen Dialog mit ihm, und zwar mithilfe eines Extraheftes, das sie ihm zu diesem Zweck gab, was sich übrigens als ein wirksames Mittel herausstellte. Diese indirekte Kommunikation passte offenkundig am besten zu der Art und Weise, wie Alon mit Menschen zusammensein konnte.*

Alons Psychotherapie begann am Anfang seines zweiten Jahres im RTC. Die Hauptaufmerksamkeit richtete sich auch hier auf die Schaffung eines einzigartigen Dialogs zwischen Alon und seiner Therapeutin. Am Verlauf des therapeutischen Prozesses ließen sich seine Entwicklung hin zu einem Konzept über sich selbst und hin zu seiner Selbstorganisation sowie auch seine sich allmählich entfaltende Fähigkeit zur Differenzierung zwischen Selbst und Objekt beobachten. Dieser Fortschritt kommt am besten in der Beschreibung zum Ausdruck, die seine Therapeutin über Alons Einstellung zu seinen Geburtstagen in seiner drei Jahre dauernden Behandlung gab. Sie schrieb:

»Zwei Monate, nachdem Alon die Therapie begonnen hat, war sein neunter Geburtstag. Er spricht nicht darüber, und er scheint ihm nichts zu bedeuten. Er lädt mich nicht zu einer Party in seiner Gruppe ein und fragt mich auch nicht, ob wir während seiner Behandlungsstunde feiern könnten. Er malt ein Bild und schreibt darauf: Alon gratuliert Alon. Ich sage zu ihm: ›Du hast Dir selbst ein Bild zu Deinem Geburtstag gemalt.‹ Er antwortet: ›Ich danke Dir.‹ Man spürt ganz deutlich, dass jegliche Unterscheidung zwischen ihm und mir fehlt.

Ein Jahr später, an seinem zehnten Geburtstag, zeigt er größeres Interesse an diesem Ereignis. Er bittet darum, dass wir in der Therapiestunde zusammen feiern, und lädt mich zu seinem Geburtstagsfest mit seiner Gruppe in ihrem Haus ein. Als sich der Termin unserer Feier nähert – wir hatten ihn zeitlich nahe dem tatsächlichen Geburtstag festgelegt –, bittet er mich, ihm Süßigkeiten mitzubringen, und legt eine lange Liste mit allen möglichen Dingen an, mit denen er sich, zunehmend gierig werdend, vollstopft. Er bittet um ein Geschenk, ein Tagebuch, genau so eines, wie er es im Behandlungszimmer gesehen hat, so eines will er auch in seinem Schlafzimmer haben. Auch diesmal schreibt er sich selbst Geburtstagsgrüße, gibt sie dann aber mir – er möchte nämlich, dass ich sie ihm zu seiner Party in seinen Räumen mitbringe. Auch bittet er mich, ihm eine Geburtstagsgratulation zu schreiben und sie ebenfalls zur Party mitzubringen. Ich spüre einen ersten Anfang, zwischen sich und mir unterscheiden zu können – wir sind zwei Personen. Zugleich aber sucht er noch nach absoluter Gleichheit zwischen uns, das heißt Eins- und Getrenntsein tauchen gleichzeitig auf.

Um seinen elften Geburtstag herum findet eine deutliche Veränderung statt. Lange vor dem Termin ist Alon mit seinem Geburtstag beschäftigt, nennt das genaue Datum seiner Geburt (der 15. des Monats Sh'vat, das ist der Frühlingsbeginn, der Tag der Bäume) und nimmt die Bedeutung seines Namens, den ihm seine Eltern bei seiner Geburt gaben, zur Kenntnis (Alon = Baum). Diesmal schreibt er sich seine Geburtstagsgrüße nicht mehr selbst, stattdessen verbringt er eine ganze Stunde damit, herauszufinden und zu entscheiden, was ich ihm als Geburtstagsgeschenk kaufen soll. Seine Forderungen sind noch immer grandios und ›gierig‹ (eine sechs Fuß lange Gitarre, ein riesiges Auto etc.), aber er fragt sich und mich ständig, was wohl wert sei, es geschenkt zu bekommen. Er sagt, dass er sich schwertut, zu wählen und sich zu entscheiden. Und ich habe das Gefühl, dass der Junge, der da vor mir steht, ein Junge mit einer eigenen Identität, mit eigenem Willen ist, der versucht, sich zu entscheiden. Seine Geburtstagsfeier ist sehr bewegend. Alon kommt aufgeregt und glücklich zu unserer Therapiestunde, gespannt auf seinen Gabentisch. Er macht sein Geschenk auf und ist auch glücklich damit. Er spielt mit den Figuren (das Geschenk war ein Auto mit zwei Figürchen drin), setzt sie für eine Tour ins Auto und macht ein Picknick für sie. Er isst von den Süßigkeiten, aber in auffallendem Unterschied zu letztem Jahr stopft er sich nicht gierig damit voll. Am Ende der Stunde sind noch Süßigkeiten *übrig, und er beschließt, sie auf seinem Regal zu deponieren und in der nächsten Stunde zu essen.*

Eine weitere bemerkenswerte Veränderung: Alon nimmt mich wahr und bietet mir Süßigkeiten an; er wählt verschiedene für mich aus. Er schaut mich an und sagt, ich solle mich nicht scheuen zu essen – auch wenn er mir dabei zuschaut. Ich habe das starke Gefühl, dass er verstanden hat, eine von mir getrennte Person zu sein. Wir hatten einen Dialog zwischen zwei Menschen, die etwas gemeinsam haben, sich aber zugleich unterscheiden und voneinander getrennt sind.«

Alons Entwicklung ist ganz gewiss das Ergebnis der Integration aller Komponenten in diesem »residential treatment«, da die individuelle Psychotherapie allein solche grundlegenden Veränderungen kaum erreicht haben würde. Was Alon gebraucht hatte, war eine andere Umgebung, die völlig auf die notwendige Veränderung ausgerichtet war, und mithilfe all dieser Aktivitäten wie Schlafen, Mahlzeiten, Unterricht, Spielen etc. konnte er Erfahrungen machen, die die Basis des *potential space* und nichts anderes als die Wiege seiner eigenen unabhängigen Identität sind.

II. Die »goldene Fantasie« und die Gegenübertragung

Nun will ich eine bestimmte Beziehung, die sich bisweilen zwischen misshandelten, ins RTC überwiesenen Kindern und den Mitgliedern unseres Teams entwickelt, untersuchen und erklären. Wenn man diese Beziehung mit ihren verschiedenen Stadien und Phasen versteht, lassen sich weitere Traumatisierungen in der Entwicklung des misshandelten Kindes verhindern.

Dass die Objektbeziehungen, die sich zwischen Therapeuten und Patienten entfalten, äußerst komplex sind, auf vielen, teilweise widersprüchlichen Prozessen beruhen und eine Reihe von Transformationen durchlaufen, ist bekannt. In dieser Untersuchung will ich nur einen einzigen dieser Prozesse veranschaulichen – nämlich die »goldene Fantasie« – und nachzeichnen, wie sie sich äußert, wandelt und im Laufe der unterschiedlichen Behandlungsstadien einerseits bei den misshandelten Kindern und andererseits bei den Mitgliedern des Behandlungsteams manifestiert.

Die »goldene Fantasie« erwacht bei beiden Beteiligten gleich zu Beginn des therapeutischen Prozesses. Sowie dieser fortschreitet, kommt es jedoch zu einem scharfen Bruch in dieser Fantasie, der nicht selten auf die vorzeitige Beendigung des therapeutischen Prozesses hinausläuft. Ich verwende den Ausdruck »goldene Fantasie« im Wesentlichen so, wie ihn Sydney Smith erläutert hat:

> Es handelt sich bei ihr um den Wunsch, daß in einer durch Vollkommenheit geheilten Beziehung allen Bedürfnissen entsprochen werden möge [...] sie ist stets passiv, stets mit der Überzeugung verbunden, daß es irgendwo in dieser großen, grenzenlosen Weite namens Welt eine Person gebe, die imstande ist, die eigenen Bedürfnisse voll und ganz zu befriedigen. Der Wunsch zielt auf ein so vollständiges Umsorgtwerden, daß vom Patienten nichts als seine Fähigkeit, passiv aufzunehmen, gefordert ist. (1977, S. 311)

Alle Menschen teilen diese Fantasie, doch fügt sie deren Persönlichkeitsintegration keinen Schaden zu. Diejenigen jedoch, deren Persönlichkeit auf die eine oder andere Weise beeinträchtigt ist, sind für den negativen Einfluss anfällig, der von dieser Fantasie ausgeht, denn bei diesen Individuen kann sie einen dermaßen zentralen Stellenwert einnehmen, dass sie sämtliche Motivationen, zwischenmenschlichen Beziehungen, schicksalhaften Entscheidungen und bisweilen sogar ihre sexuellen Beziehungen prägt.

Die Unterbringung des misshandelten Kindes in einem Heim beschwört mit aller Macht seine »goldene Fantasie« herauf. Es fühlt sich für das Kind so an, als sei es nun im Paradies, in dem es nur Gutes gibt; als würden all seine Wünsche in Erfüllung gehen und es nicht länger der Gewalt zum Opfer fallen; und als müsse es irgendwo in diesem Paradies jemanden geben, der uneingeschränkt zu seiner Verfügung steht und seine Bedürfnisse befriedigt, während es selbst in völliger Passivität verharrt.

Diesem Kind steht nun ein Betreuer bzw. Therapeut gegenüber, der es ganz annimmt. Er widmet sich vollständig dessen Bedürfnissen bis hin zu dem Punkt, an dem seine eigene »goldene Fantasie« erwacht. Durch Gegenübertragung und projektive Identifizierung erfüllt er sie sich durch das Kind. Mithilfe unterschiedlicher Prozesse, insbesondere des Mechanismus der Spaltung, werden die Eltern – im Gegensatz zu den wohlwollenden und omnipotenten Betreuern und Therapeuten – nun zu üblen Kreaturen, denen man besser nicht traut. Nach einer Weile tritt der Prozess in sein zweites Stadium ein, das ich »Enttäuschung und Verzweiflung« nenne. Das Kind nimmt nun – auch hier kommt der Mechanismus der Spaltung ins Spiel – seinen Betreuer oder Therapeuten als bösen Menschen wahr, der seine »goldene Fantasie« (die ja auf einer »Alles-oder-nichts«-Grundlage funktioniert) nicht erfüllt. Also wendet es sich wieder an seine Eltern und schreibt ihnen die Kompetenz zu, seine Fantasie Wirklichkeit werden zu lassen. Der Therapeut, der bislang sein ganzes Selbst in den Dienst des misshandelten Kindes gestellt hat, reagiert enttäuscht und verzweifelt. Schließlich gelingt es dem Kind auf dem Wege der projektiven Identifizierung, den Therapeuten dahin zu bringen, dass er die Rolle des misshandelnden Elternteils übernimmt, auch dann, wenn er vor jedweder körperlicher Misshandlung zurückschreckt.

Wenn ein misshandeltes Kind aus seinem Zuhause und seiner Familie entfernt und in einem Behandlungszentrum untergebracht wird, kann dies sowohl bei ihm und seiner Familie als auch beim Therapeuten enorm komplexe emotionale Reaktionen heraufbeschwören. Möglicherweise entwickelt das Kind Schuldgefühle, die seiner Überzeugung entspringen, nur weil es selbst »böse« sei, habe man es geschlagen und »ins Heim gesteckt«. Es bedient sich des Mechanismus der Verleugnung, um vor den Tatsachen seiner Misshandlung, der es doch so lange ausgesetzt war, die Augen zu verschließen; es projiziert bisweilen alles »Schlechte« auf das Zentrum und seine Mitarbeiter, oder sie kommen ihm wie seine misshandelnden Eltern vor.

Die verschiedenen emotionalen Reaktionen bei Eltern und Therapeuten auf die Unterbringung eines misshandelten Kindes in einem Heim sind wohlbekannt. Ich habe mir vorgenommen, mich hier auf nur ein Phänomen aus der stattlichen Zahl möglicher emotionaler Reaktionen zu konzentrieren. Den Prozess, den ich im Folgenden ausführlicher beschreiben werde, sollte man aber nicht als etwas Isoliertes ansehen oder erwarten, dass er sich bei jedem Zusammentreffen zwischen dem misshandelten Kind und dem Behandlungszentrum und seinen Mitarbeitern einstellt.

Ein misshandeltes Kind ist über einen langen Zeitraum hinweg das Opfer des gewalttätigen Verhaltens eines Elternteils gewesen. Es kann sein, dass es infolge der ihm hierbei zugefügten Verletzungen ins Krankenhaus eingewiesen werden musste. Zur Unterbringung in einem Heim kommt es, nachdem die für das Kindeswohl zuständigen Behörden eingeschritten sind. Das Zentrum bietet auch Gelegenheit, die emotionalen Probleme des Kindes zu behandeln, die bereits *vor* seiner Unterbringung diagnostiziert wurden. Es hat die Funktion, das Kind durch die Trennung von seinem gewalttätigen sozialen Umfeld körperlich zu beschützen und ihm eine angemessenere Entwicklungsmöglichkeit zu bieten.

Im Folgenden will ich diese Prozesse, wie sie sich in unserem Zentrum für emotional gestörte Kinder in der Latenzperiode abspielen, detaillierter beschreiben.

Das Erwachen der »goldenen Fantasie«

Zunächst sieht das misshandelte Kind im Zentrum einen geschützten Ort, eine Zufluchtsstätte. Im ersten Stadium seiner Therapie versteht es nicht, dass die Behandlung seiner emotionalen Probleme beabsichtigt ist; alles, was es zu Beginn wahrnimmt, bezieht sich auf den körperlichen Schutz, unterscheidet sich doch der Rahmen so sehr von dem seiner Vergangenheit. Es kommt ja nicht in einer anderen Familie oder Pflegefamilie unter, vielmehr tut sich vor ihm ein gänzlich anderer Lebensraum auf. Seine anfänglichen Erwartungen bündeln sich deshalb um jenen eng begrenzten Aspekt des Traumas, dem es ausgesetzt war: die Schläge, die Gewalt, die Ablehnung und Missachtung seiner elementaren Bedürfnisse.

Das Kind verhält sich gegenüber der Institution und ihren Mitarbeitern – entweder offen und verbal oder verborgener – in einer generalisierenden und unspezifischen, nicht fest umrissenen Weise. Die Teammitglieder sehen darin einen Hilferuf, der ihrerseits Omnipotenzgefühle heraufbeschwört, Gefühle, die angesichts des Zustands des Kindes, seines Leidens und Kummers an Intensität gewinnen. Übertragungs- und Gegenübertragungsgefühle entstehen in jeder therapeutischen und mit Sicherheit in jeder Erziehungssituation, doch im Fall eines misshandelten Kindes, das sich offen darauf einlässt, entwickeln sich diese Gefühle umgehend und bis ins Extrem gesteigert.

Ich untersuche im Folgenden, wie sich diese Gefühle im Laufe der Therapie verändern. Bleiben diese Veränderungen unverstanden und die jeweiligen Therapiephasen unberücksichtigt, kann es geschehen, dass die Behandlung vorzeitig endet. Ich stelle zwei Beispiele vor, wie Kinder bei der ersten Zusammenkunft, das heißt beim Untersuchungs- und Beurteilungsinterview, reagieren.

Ein achtjähriger Junge betrat den Interviewraum nach einem kurzen Rundgang durchs Zentrum und wandte sich mit den folgenden Worten umgehend an den Interviewer: »Kann ich hierbleiben? Hier ist es richtig angenehm, alles ist grün, und das Schwimmbecken ist klasse. Ich habe zwei Kinder gesehen, sie haben mich gefragt, ob ich ein Neuer bin. Sie waren gerade unterwegs zum Schwimmbad.« Später, als der Interviewer das Kind mit seinem unmittelbaren Wunsch, im Zentrum bleiben zu dürfen, konfrontierte, rollte es seinen Ärmel hoch, zeigte auf Verbrennungsmale und Narben auf seinem Arm, schickte sich zu einer langen Schilderung an, wie sein Vater es verletzt hatte, und fügte am Ende hinzu: »Meiner Schwester tut er nie etwas, aber mich prügelt er noch zu Tode. Wenn ich ihn bitte, er soll mir ein Eis kaufen, sagt er nein; und wenn ich noch einmal bitte, schlägt er mich und sagt, dass er von mir die Nase voll hat. Deshalb – da bin ich mir sicher – möchte ich lieber hier im Zentrum sein.

Ein siebenjähriger Junge setzte sich im Interviewraum in einen Sessel und verschränkte seine Arme, so als warte er darauf, dass irgendetwas passiert und sagte: »Es wird mir gutgehen. Wenn ich erstmal hier zur Schule gehe, kriege ich mich in den Griff und lerne lesen. Ich versprech's dir: Sobald ich hier bin, reiße ich mich zusammen.« Der Untersucher reagierte auf diese unerwartete Bemerkung mit den Worten, sein Vater ermahne ihn sicher oft, dass er sich zusammenreißen solle. Der Junge erwiderte: »Oh, er sagt das ständig, und wenn ich dann zu heulen anfange, nimmt er den Gürtel und drischt auf mich ein; da, guck mal selbst, was er mit meinem Rücken angestellt hat.«

In diesen Beispielen drückt sich die »goldene Fantasie« mithilfe des Mechanismus der Spaltung und Verleugnung aus. Die beiden Kinder nehmen von der Realität, auch wenn sie direkt mit ihr konfrontiert werden, einfach keine Notiz. Sollten wir ihnen erklären, dass die Kinder in einem Heim nicht bei ihren Vätern und Müttern schlafen, dass die Besuchszeiten für die Eltern begrenzt sind, dass es leicht passieren kann, dass ältere Jungs ihnen eine Tracht Prügel verpassen, dass die Essensportionen zugeteilt werden? In allen diesen Fällen beruhen die Reaktionen der Kinder auf einer massiven Verleugnung und nehmen etwa folgende Form an: »Was macht das schon. Ich möchte hierbleiben, hier ist's gut, alles ist toll hier. Ich hab's doch schon gesehen und kenne alles.«

Auch nach seiner endgültigen Aufnahme ins RTC bringt das Kind seine »goldene Fantasie« den Mitarbeitern gegenüber zum Ausdruck. Es geht zum Beispiel von einem Teammitglied zum anderen, zeigt auf Narben und andere Verletzungen auf seinem Körper und lobt gleichzeitig das Heim und die Art, wie verschiedene Mitarbeiter sich Gedanken um es machen, es umsorgen und lieben. Vielleicht nennt es den Namen eines ganz bestimmten Mitarbeiters mit der Bemerkung: »Der liebt mich mehr als sonst jemand, und ich will in den Ferien überhaupt nicht nach Hause gehen. Hier macht es so großen Spaß.«

Diese unverhohlen ausgedrückte Wertschätzung für das Zentrum und seine Mitarbeiter deutet auf Objektbeziehungen eines besonderen Gepräges hin. Das Kind nimmt das Objekt als überlegen, als omnipotenten Verteidiger und omnipotent seine Bedürfnisse befriedigende Person wahr, die für es sorgt und es beschützt: Und in der Tat, es dauert nicht lange und das Objekt – die Mitarbeiter – reagiert auf diese Art von Vorstellungen. Eine Lehrerin hat sich in der Besprechung des Falls eines misshandelten Kindes darüber so geäußert: »Ich bin bereit, jeden Tag nur wegen dieses Kindes zur Arbeit zu kommen.« In einer Supervisionsstunde erklärte sie, das Kind entlocke ihr das Gefühl, dass es selbst ein leeres Gefäß sei, sie dagegen voller Dinge, die sie ihm geben könnte: Von Anfang an habe es ihr Blicke voller Sehnsucht nach Wärme, Liebkosungen und Umarmungen zugeworfen. Sie habe den Vater des Kindes in Gedanken scharf verurteilt: »Wie konnte er zu einem so goldigen Jungen derart grausam sein?«

In den Aussagen der Lehrerin spiegeln sich mehrere Facetten ihrer eigenen emotionalen Wesensart wider, deshalb sollte man sie nicht nur unter dem Aspekt ihres Einfühlungsvermögens zur Kenntnis nehmen. Lieberman und Pawl (1984) stellen fest:

> Es ist, als ob wir jetzt auf eine magische Weise die Wirklichkeit ungeschehen und sie im Einklang mit unseren Träumen noch einmal machen könnten. Unser bescheidenes Maß an Macht, Veränderungen herbeizuführen, macht uns in dem langen Prozeß, in dem wir ein Kind zu beschützen suchen, auch für die Illusion empfänglich, wir könnten die harten Tatsachen der Situation des Kindes auslöschen. (S. 546)

Was die Lehrerin antreibt, scheinen also diejenigen ihrer eigenen Neigungen zu sein, die die Gegenübertragung charakterisieren. Ich halte mich bei der Betrachtung dieses Phänomens an Ogdens Definition (1983), der einen Begriff von Racker (1957) weiter klärte. Racker behauptet, bei der Gegenübertragung handle es sich um die unbewusste Identifizierung des Therapeuten mit jeweils einem der beiden Aspekte des Ichs des Patienten: also entweder um eine komplementäre Identifizierung, das heißt mit demjenigen Aspekt des Ichs, der mit dem Objekt identifiziert ist, oder um eine konkordante, das heißt eine Identifizierung mit der Selbst-Komponente der inneren Objektbeziehungen des Patienten. Diese Unterscheidung ist deshalb so wichtig, weil die Identifizierung mit dem misshandelten Kind – wie jeder Identifizierungsprozess – wahrscheinlich wechselt: Manchmal macht sie sich am Selbst-Anteil des misshandelten Kindes und manchmal am internalisierten Objekt fest. Die internalisierte, zu einem Teil des Ichs gewordene Objektrepräsentanz ist nicht notwendig ein realitätsgetreues Abbild des äußeren Objekts, vielmehr die Vorstellung desselben, so wie der Internalisierende es wahrnimmt oder wie er es gerne sehen und spüren würde. Der Therapeut seinerseits identifiziert sich mit dem Selbst-Anteil des misshandelten Kindes (konkordante Gegenübertragung) und erfüllt sich damit gleichzeitig seine eigene »goldene

Fantasie«, deren Objekt – der Nutznießer dieser Erfüllung – in diesem Fall das misshandelte Kind ist, mit dem er sich identifiziert.

Bei den ersten Treffen zwischen dem Therapeuten und dem misshandelten Kind bildet sich eine komplementäre Gegenübertragung aus, das heißt eine Identifizierung des Therapeuten mit dem internalisierten Objekt, das die »goldene Fantasie« des Kindes in die Tat umsetzen wird. Außerdem projiziert er die Komponente seines Selbst, die die Erfüllung seiner eigenen »goldenen Fantasie« anstrebt, auf das Kind. Er möchte ihm also das geben, was er sich selbst wünscht. Da das Kind so positiv auf alles anspricht, »ergänzen« sich beide gegenseitig: der Therapeut das Kind und das Kind den Therapeuten. Ich bin jedoch davon überzeugt, dass dem Kind hier auch der Mechanismus der projektiven Identifizierung entgegenkommt, mit dessen Hilfe es dem Therapeuten eine Identifizierung mit dem Objekt, das es auf ihn projiziert, aufdrängt. Die Gegenübertragung des Therapeuten hängt dann eng mit dem Mechanismus der projektiven Identifizierung aufseiten des Kindes zusammen.

Man muss hier auch beachten, dass sich der Therapeut den Eltern des Kindes um Längen voraus fühlt: »Ich bin ihnen überlegen, und wo sie versagt haben, wird es mir gelingen, das Kind zu bessern.«

Es kann natürlich sein, dass der Prozess der projektiven Identifizierung im Kind und der der Gegenübertragung im Therapeuten oder Betreuer durch die besondere Persönlichkeit derjenigen erleichtert wird, die die Kinderbetreuung oder Kindertherapie zu ihrem Beruf wählen. Ilan (1963) hat Persönlichkeitszüge beobachtet, die für solche Personen charakteristisch sind und diese Prozesse begünstigen:

> Die Kindererziehung stellt ein für bestimmte Triebkonstellationen besonders attraktives Betätigungsfeld dar. Es weist eine Affinität für Menschen auf, die dem Kind gegenüber besondere Liebe oder Haß empfinden, Menschen, die noch nicht ganz erwachsen geworden sind, die bestimmte konflikthafte Situationen nicht bewältigt haben und deshalb dazu getrieben werden, sie in der einen oder anderen Form im Prozeß des Erziehens zu wiederholen. (S. 272)

Das Schicksal der goldenen Fantasie in der Therapie

Die beiden folgenden Beispiele dienen zur Beschreibung dessen, was sich zu Beginn der Therapie eines misshandelten Kindes ereignet, und zeigen, wie die »goldenen Fantasien« von Kind und Therapeut einander in die Hände spielen. Sie verdeutlichen auch die Funktionsweise der projektiven Identifizierung beim Kind und der Gegenübertragung beim Therapeuten.

Adam kam aufgrund einer behördlichen Intervention in einem Heim unter, nachdem ihn die gewalttätigen Übergriffe seines Vaters ins Krankenhaus gebracht hatten. Adams Eltern waren beide geschieden und hatten jeweils zwei Kinder aus ihrer ersten Ehe; jeder behielt eines der beiden und überließ das andere der Fürsorge des ehemaligen Partners. Bald nachdem sie sich kennengelernt hatten, heirateten Adams Eltern. Die Ehe begann aber binnen Kurzem zu scheitern, und bei ihren hitzigen Streitigkeiten schlug der Vater auf Adams Mutter ein. In dem Maße, in dem die Ehe sich verschlechterte, versank die Mutter immer tiefer in sich selbst und ihren eigenen Problemen und war zusehends immer weniger in der Lage, sich um Adam zu kümmern. Schließlich verließ sie ihr gemeinsames Zuhause und ließ Adam bei seinem Vater zurück. Die Probleme zwischen Vater und Sohn verschlimmerten sich und arteten in gewalttätiges Schlagen aus, sodass der Junge ins Krankenhaus kam. Zum Schluss musste sich das Gericht einschalten, und so erhielt das Kind – sowohl wegen seiner bedenklichen emotionalen Verfassung als auch zu seinem Schutz und seiner Beaufsichtigung – einen Platz in unserem Zentrum.

In Behandlung, beschwor Adam die goldene Fantasie in seiner Therapeutin herauf. Letztere fasste die Anfangsphase der Therapie so zusammen:

»Adam löste am Anfang seiner Therapie in mir das Gefühl aus, dass ich der wichtigste Mensch auf der ganzen Welt für ihn sei. Auf dem Weg zur ersten Stunde erzählte er mir, dass die Therapiestunde, in der er alles tun könne, was er wolle, ein unübertreffliches Vergnügen sei.

Zur zweiten Zusammenkunft brachte er seine Bücher und eine Schallplatte mit und gab mir das Gefühl, sein Zuhause und sein Zufluchtsort seien von jetzt an hier. Ich empfand es tatsächlich so, dass er sich mir rückhaltlos überantwortete. Er ließ mich spüren, dass ich die einzige Person sei, die er auf der Welt habe, die einzige, die ihm bedingungslos gab, die einzige, der er vertraute. Ich hatte in der Tat eine Menge Sympathie für ihn übrig, den starken Wunsch, ihm alles in meiner Macht Stehende zu geben, und er tat mir auch leid. In dieser Anfangsphase der Behandlung spürte ich, dass mich die Frage beschäftigte, wie ich ihm noch mehr geben könnte.«

Adam nahm die Therapeutin – als Objekt – nicht als etwas Beständiges, als ein Ganzes wahr, das über ein eigenes Selbst verfügt. In diesem Stadium sah er sie als eine Person, die seine Bedürfnisse befriedigt, als Gebende und – wie es bei Kohut (1971) heißt – als Spiegel und Ideal.

Die Therapeutin notierte, dass es sich bei »Adams Aufführung um Soli« handle, »denn er füllt den ganzen Raum und die ganze Behandlungsstunde damit aus, und ich muss die Rolle des Zuschauers übernehmen, der an diesen Auftritten Freude hat und seine Rollen bewundert, wie den Superman, den Judas Makkabäus und andere«.

Die Therapeutin hatte gegen die ihr zugewiesene Rolle nichts einzuwenden; sie fühlte sich nicht unbehaglich mit ihr. Im Gegenteil, sie spürte, dass sie so ganz und gar für das Kind, das sie als passives Gefäß wahrnahm, verfügbar war. Selbst dann, wenn es in aktive Rollen schlüpft, etwa den Superman, nahm sie es in dem Sinne als passiv wahr, als es Lob, Unterstützung, Bewunderung, Zuneigung und Liebe bekommen musste. In diesem Stadium der Behandlung kam es für beide, das Kind und die Therapeutin, zur Verwirklichung der »goldenen Fantasie«. Das Kind spürte, dass die Therapeutin seine Fantasie für es in die Tat umsetzte, und die Therapeutin realisierte ihre Fantasie mithilfe ihrer Gegenübertragung, wobei sie zwei Rollen zugleich diente: zum einen derjenigen, die Bedürfnisbefriedigung gewährt, und zum anderen derjenigen, die via Gegenübertragung befriedigt wurde. Der Fall David wird diesen Punkt weiter veranschaulichen.

David war acht Jahre alt, als er in einem Heim untergebracht wurde. Er war das zweite Kind und der erste Sohn in einer Familie mit insgesamt sechs Kindern, in der beide, Vater und Mutter, anwesend waren. Von der Mutter hieß es, sie leide unter einer gravierenden Persönlichkeitsstörung. Sie konnte ihren alltäglichen Pflichten nicht mehr nachkommen, war depressiv und neigte zu häufigen Zornesausbrüchen. Ihren Sohn David lehnte sie offen ab und gab dabei an, es falle ihr schwer, ihn zu berühren, da sie »Jungen anekeln«. Sie übertrieb es mit ihren Forderungen hinsichtlich Ordentlichkeit und Reinlichkeit, war stark mit sich selbst beschäftigt und in Erinnerungen an ihre eigene schwierige Vergangenheit versunken, Erinnerungen, die sie jedem, der zuhören wollte, bereitwillig mitteilte. Es war nicht zu übersehen, dass sie ihre drei Töchter den drei Söhnen vorzog; zwar war sie auch den Mädchen gegenüber anspruchsvoll und fordernd, was Ordnung und Sauberkeit betraf, doch körperliche Maßregelungen – wie es auf folgenschwere Weise bei den Jungen, insbesondere aber David, der Fall war – ergriff sie nicht. Sie ließ David sogar hungern und äußerte frei heraus, wie sehr er sie abstoße. Aus diesem Grunde vermied sie es, ihn anzufassen. Gleich nach seiner Geburt übernahm sie eine bestimmte Methode, ihm das Fläschchen zu geben, mit der sie die Notwendigkeit, das Baby direkt zu berühren, umging. Der Vater behauptete, dass sie die Schuld für alles, was im Haus passierte, David in die Schuhe schiebe und ihn schwer einschränke: »In den Händen meiner Frau wird David zur Geisel.«

Im Erstgespräch stellte David verschiedene Fragen zum Leben im Zentrum: »Wie viele Kinder sind in jedem Raum? Kriegen sie auch mal ein Eis zum Essen? Was für Spiele spielen sie?« Es fiel ihm leicht, über die Zornesausbrüche seiner Mutter, ihre Schläge und darüber, dass er an allem schuld sein solle, zu reden. Gleich nach seiner Aufnahme ins Zentrum bemerkten die für ihn zuständigen Mitarbeiter, wie »süß und hinreißend« er doch sei. Wenn er sich im Speisesaal blicken ließ, wurde er gewöhnlich von einer Betreuerin getragen, die hinzufügte, das Kind habe in der Nähe ihrer Wohnung auf dem Heimgelände auf sie gewartet, sei, als sie aus der Tür trat, auf sie zugesprungen, und da habe sie es in ihre Arme geschlossen und es in den Speisesaal getragen. Die übrigen Mitarbeiter sagten dazu, David sei rasch akzeptiert und integriert worden und habe bei jedermann Zuneigung und Liebe erregt.

In der ersten Behandlungsphase beobachtete die Therapeutin, dass David bei jeder Zusammenkunft Angst hatte, er könne etwas verkehrt machen oder etwas beschädigen. »Ich bleibe lieber wie ein Roboter hier sitzen, sonst richte ich bestimmt noch was an und mache irgendein Spielzeug kaputt.« Die Therapeutin erwähnte, dass die Furcht und Ängstlichkeit des Jungen bei ihr einen derartigen Eindruck hinterlassen hätten, dass es ihr schwerfiel, ihm in die Augen zu blicken – Augen, die, wie sie behauptete, zu flehen schienen: »Tu mir bitte nichts.« Sie verspürte das Bedürfnis, mit dem Kind zusammenzusein, und die Stunden zur festgelegten Zeit zu beenden war nicht leicht. Als sie beobachtete, wie die Betreuerin David herumtrug und ihn umarmte, wurde sie eifersüchtig auf sie. Sie verstand, dass ihre Therapeutenrolle ein solches Verhalten wie das der Betreuerin nicht zuließ; doch in diesem Stadium war sie bereit, diese Rolle an den Nagel zu hängen und zur Pflegemutter des Jungen zu werden.

Enttäuschung und Verzweiflung

Smith (a. a. O.) zufolge ist der zweite Aspekt der »goldenen Fantasie« ihre Dauer; es sei, als ob die bloße Existenz des Kindes von ihrer Bewahrung abhänge. Genau dies zeigt sich deutlich in den folgenden Therapiestadien und in der Beziehungsgestaltung zwischen dem Kind und seinen Betreuern oder anderen Teammitgliedern, in denen die »goldene Fantasie« auf dem Wege der Gegenübertragung wachgerufen wird. Mit anderen Worten, die Verwirklichung dieser Fantasie kommt in der Regel nur allzu bald an ihr Ende, in erster Linie bedingt durch das Kind selbst, das nicht imstande ist, diese Verwirklichung anzunehmen. Je mehr die Fantasie in die Tat umgesetzt wurde, desto stärker wirken zwei Faktoren in ihm auf die Beendigung dieses »Abenteuers« hin: erstens seine Unfähigkeit, seinen ersten Wunsch aufzugeben – dass seine »goldene Fantasie« in seinen Eltern und insbesondere im misshandelnden Elternteil zur Erfüllung käme; und zweitens die Tatsache, dass die Verwirklichung der »goldenen Fantasie« illusorisch war, denn es bleibt sich der Lücken darin stets bewusst. Mithilfe der Spaltung lehnt das Kind deshalb jeden weiteren Versuch der Therapeuten und der anderen Mitarbeiter ab, die Fantasie wahr zu machen.

Der erste Faktor – die Unfähigkeit, von dem misshandelnden Elternteil zu lassen – steht als zentrale Kraft hinter den Veränderungen, die sich in diesem

Behandlungsstadium ergeben. Die Anerkennung des Heims im allgemeinen und seiner Mitarbeiter im besonderen als derjenigen Personen, die der »goldenen Fantasie« zur Verwirklichung verhelfen, läuft darauf hinaus, dass das Kind die Möglichkeit verwirft, im misshandelnden zugleich den wohlwollenden, Befriedigung gewährenden, beschützenden, omnipotenten Elternteil zu sehen. Der Mechanismus der Spaltung ist hier mächtig am Werk, und jedwede Anerkennung der Therapeuten und Betreuer als ideale Bedürfnisbefriedigung Gewährende käme der Auslöschung und äußersten Ablehnung des misshandelnden Elternteils gleich. Gibt das Kind indes seine Eltern als potenziell seine Fantasie erfüllende Figuren nicht auf, so wurzelt dies ebenfalls in seiner intrapsychischen Konstellation, stellt doch der Verzicht auf einen Elternteil einen Verzicht auf das internalisierte Objekt, das Introjekt, dar; und das ist, als müsse das Kind einen Teil seiner selbst preisgeben. Cath und Cath haben folgendes festgestellt:

> Wenn Kinder eine schmerzliche Beziehung besetzt haben, »ziehen« sie paradoxerweise den mißhandelnden Elternteil einem freundlich gesonnenen Fremden oder nicht verschwisterten Gleichaltrigen vor. Außerdem kann sich ein mißhandeltes Kind später mit dieser aggressiven Seite des Elternteils identifizieren. [...] Wenn es nun ein solches Introjekt, wie negativ es auch sei, aufgeben soll, käme dies der Aufgabe eines integralen, »beschützenden Teils« des Selbst gleich, denn das negative Introjekt ist zu einer Komponente des kohäsiven Selbst (Ich und Überich) geworden. (1978, S. 629)

Galdston (1981) hat sich mit der Komplexität der Beziehung zwischen dem misshandelten Kind und dem misshandelnden Elternteil beschäftigt, und zwar sowohl vom Standpunkt des Elternteils gegenüber dem Kind als auch dem des Kindes gegenüber dem betreffenden Elternteil. Diese Beziehungen sind nichts ein für allemal Festgelegtes und von Zeit zu Zeit großen Widersprüchen ausgesetzt. Man hat beobachtet, dass das Kind nach einer Weile – manchmal Wochen, manchmal Monaten – all seine Sehnsüchte auf die Eltern richtet. Es beginnt, seine Familie und sein Zuhause in rosigen Farben zu schildern, als ob es die beste aller Welten zurückgelassen habe. Immer häufiger äußert es Vorbehalte gegen das Heim und seine Mitarbeiter, die es »mit Gewalt« aus der Fürsorge seiner Eltern gerissen und diesen dabei »Leid zugefügt« hätten. Es beklagt sich zunehmend über sein Leben hier und richtet erste Bitten an seine Eltern, doch nichts unversucht zu lassen, damit es zu ihnen zurückkehren könne, zu all den »guten Dingen«, deren es nur wegen eines »miesen Richters, üblen Sozialarbeiters, schlechten Schuldirektors« beraubt worden sei. Man kann dieses Stadium mit der von Rinsley (1974) so genannten »Widerstandsphase« bei Therapien in Institutionen vergleichen.

Zu diesem Zeitpunkt macht das Kind vom Mechanismus der Projektion auf seinen Therapeuten Gebrauch, projiziert aber jetzt nicht mehr die Verwirklichung der »goldenen Fantasie« auf ihn; vielmehr wird dieser nun zur Zielscheibe von Aggression und Gewalt. Plötzlich nimmt es ihn als Misshandelnden wahr, als böse, ablehnende Person, die es auf das Kind »abgesehen« hat; und jede seiner Handlungen (oder die eines anderen Mitarbeiters) interpretiert es so, als stecke eine üble Absicht dahinter. Es umwirbt seine Eltern, bittet sie, es aus der Gewalt und Aggression in diesem Heim und seiner Mitarbeiter zu retten. Mit anderen Worten, gerade diejenigen, deren Verhalten ursprünglich zur Trennung des Kindes von seinem Elternhaus führte, stehen nun als seine Retter da. Jetzt, da das Kind seine Aggression – sein gewalttätiges und aggressives internalisiertes Objekt – auf den Therapeuten projiziert, verändert sich auch etwas in den Objektbeziehungen zwischen beiden. Durch projektive Identifizierung aktiviert und kontrolliert das Kind den Therapeuten, sodass dieser die auf ihn projizierte Rolle schließlich übernimmt. Dadurch verändert sich natürlich die Gegenübertragung des Therapeuten. Er hat aufgehört, sich im misshandelten Kind zu sehen, und kann seine »goldene Fantasie« nun nicht länger mithilfe der konkordanten Gegenübertragung verwirklichen. Jetzt kommt unbewusst die komplementäre Gegenübertragung ins Spiel, das heißt, der Therapeut beginnt, sich mit dem gewalttätigen inneren Objekt des Kindes zu identifizieren. Von diesem Augenblick an hören wir die Therapeuten immer öfter ihre Ablehnung eben jener Kinder äußern, um deretwillen sie in der ersten Behandlungsphase »bereit waren, jeden Tag zur Arbeit zu kommen« und sich ganz und gar einzusetzen. Adams Therapeutin sagte zum Beispiel nach einigen Monaten Therapie:

»Adam schien in zunehmendem Maße ungehalten, wütend und enttäuscht zu sein. In einer der Stunden beschloss er, eine Kiste zu zimmern, die ihm zu Hause gute Dienste leisten sollte. Er machte sich an der Kiste zu schaffen, sägte, nahm Maß, leimte und hämmerte. Im Gegensatz zu meinem Gefühl in der ersten Zeit der Therapie spürte ich jetzt, dass ich hier total überflüssig war, als sei ich bloß ein weiterer Gegenstand im Raum, den er benutzte. Am Ende der Stunde öffnete Adam sein Fach im Behandlungszimmer und holte die Bücher heraus, die er damals zur zweiten Stunde mitgebracht hatte, um sie für immer hier aufzubewahren, und nahm sie mit – raus aus dem Fach, raus aus dem Raum. Ich fühlte mich beleidigt, gekränkt und verraten. Mir war, als ob ich sagen würde: ›Wie konntest du mir das bloß antun?‹«

Zur selben Zeit fand eine Konferenz statt, an der Adams Betreuerin, seine Therapeutin und weitere Personen teilnahmen. Eine Betreuerin eröffnete die Diskussion wie folgt:

»Man kann es kaum glauben, dass es sich um ein und dasselbe Kind handelt, das vor vier Monaten hierher gekommen ist. Sicherlich erinnern Sie sich an meine Worte, wie süß und hinreißend ich ihn fand; wie ich mich Abend für Abend neben sein Bett setzte, bevor er schlafen ging. Im Ernst, ich kann mir keinen Reim darauf machen, was in ihm vorgegangen ist und wie er sich verändert hat. Jetzt

ist ein richtiger Quälgeist aus ihm geworden. Er weicht mir nicht von den Fersen und beklagt sich ständig über das, was sich gerade abspielt. Den lieben langen Tag belästigt er mich mit dummem Zeug und Zankereien mit den anderen Jungen. Ich muss gestehen, dass ich mich gestern, als er sich mit einem anderen stritt, ein Gefühl überkam, dass ich einfach daneben stehenbleiben und mich nicht sofort einmischen wollte, als würde ich zu mir selbst sagen: ›*Er hat's verdient, ein bißchen durch die Mangel gedreht zu werden.*‹ *Aber ich verstehe wirklich nicht, was mit ihm los ist. Ich möchte es gerne begreifen, wie er sich so sehr ändern konnte. Ihn habe ich von allen am meisten gemocht, ihm habe ich mich wirklich voll und ganz gewidmet. Und was mich noch mehr auf die Palme bringt, ist, dass Adam jeden Tag mehrmals damit droht, er werde seinen Vater dazu bringen, dass er hierherkommt und* ›*Klarheit schafft*‹ – *denselben Vater, der, wie wir zur Genüge wissen, Adam in all den Jahren so viel Leid zugefügt hat.*«

Es sieht ganz danach aus, als sei diese Betreuerin bereits im Stadium der komplementären Gegenübertragung, das heißt, sie hatte sich schon mit dem internalisierten Objekt, dem misshandelnden und ablehnenden Elternteil, identifiziert; sie bediente sich tatsächlich derselben Methode, nämlich physischer Gewalt, wenn auch in Form ihres hinausgezögerten Einschreitens bei einer Zankerei, bei der Adam Schläge einstecken musste. Die Therapeutin wiederum hat dieses Stadium noch nicht erreicht, das heißt, die projektive Identifizierung hat bei ihr noch nicht ihre volle Wirkung entfaltet; sie ist noch immer im Stadium des »Gekränktseins«, wenngleich sich gerade darin die komplementäre Gegenübertragung bereits ankündigt – ist doch der misshandelnde Elternteil als Introjekt des Kindes nicht nur das misshandelnde, sondern auch das misshandelte Objekt.

Der zweite Faktor, von dem oben die Rede war, ist die Tatsache, daß die »goldene Fantasie« niemals Wirklichkeit werden *kann*. Das Kind kann niemals völlig passiv bleiben, denn ohne irgendein Zutun, irgendein aktives Eingreifen seinerseits findet die Befriedigung seiner Bedürfnisse nicht statt; es klappt einfach nicht, dass alle seine Wünsche und Bedürfnisse befriedigt werden, ohne dass es darum bittet oder aktiv wird. Diese Fantasie lässt sich nicht einmal teilweise realisieren, ein Umstand, der im Kind mehrere Reaktionen hervorruft: Zuerst ist es nicht länger bereit, von einem Therapeuten, den es als enttäuschend erlebt, irgendetwas anzunehmen. Auch der Mechanismus der Spaltung ist hier am Werk: »entweder alles oder nichts«. Das Kind weist den Therapeuten in Bausch und Bogen zurück und legt dabei eine enorme Aggressivität an den Tag. Da ein misshandeltes Kind sie mit Gewalt gleichsetzt und nicht erkennt, dass es durchaus auch andere Formen von Aggression gibt, drückt es seine eigene auf eine gewalttätige Weise aus, hat aber hinterher das Gefühl, »schlecht« zu sein. Ich gebe ein paar Beispiele eines solchen Verhaltens:

»Ich bin böse, ich bin ein gefährlicher Verbrecher. In meiner ersten Schule habe ich sogar den Lehrer ins Schwimmbecken gestoßen. Wenn mich irgendeiner beschimpft hat, habe ich ihn halbtot geprügelt. Einer der Jungs musste meinetwegen ins Krankenhaus.«

In seiner Therapie spielte ein Junge mit einer Babypuppe und sagte: »Die muss operiert werden. Sie muss sich ihr Herz und ihr ganzes Blut austauschen lassen. All die Pillen, die wir ihr gegeben haben, haben nichts genützt, und jetzt müssen wir sie für länger ins Krankenhaus bringen, bis alles ersetzt worden ist.«

»Meinem Bruder kaufen sie alles, wirklich alles, was er will, aber mir kaufen sie nie was, weil ich alles zerstöre. Ich habe alle möglichen Spielsachen zertrümmert. Ich kann mich dran erinnern, wie ich mal irgendein Gefäß zerbrochen und alles auf dem Boden verschüttet habe, und meine Schwester habe ich auch angezündet. Sie schrie fürchterlich. Da hat mich meine Mutter windelweich geschlagen.«

Wann immer die Mitarbeiter im RTC dem Kind ihre Aufmerksamkeit oder ein anderes Zeichen, dass sie sich um es kümmern, entgegenbringen, kommt seine Unfähigkeit zum Vorschein, darin etwas zu sehen, das ihm – weil es ein Mensch ist – zusteht. Galdston stellt fest:

> Diese Kinder können nichts in dem Gefühl, es wirklich zu verdienen, entgegennehmen. Nichts reicht jemals aus – aber nicht, weil nicht genug davon vorhanden wäre, sondern weil es die Qualität von etwas Gestohlenem besitzt. Diesen Kindern wurde das Erleben von Zufriedenheit, die billige Befriedigung ihrer eigenen Wünsche aufgrund eigenen Bemühens vorenthalten […]. Erhalten sie, was sie haben wollen, kommt es ihnen entweder wie ein Glücksfall vor, den ein ebenso zufälliger Verlust wieder zunichte machen kann, oder so, als hätten sie jemanden vergewaltigt und müßten dafür nun mit einem schuldigen Gewissen bezahlen.« (a. a. O., S. 399f.)

Schlussfolgerungen

Zu den Entlassungen von im Zentrum untergebrachten misshandelten Kindern kommt es – noch bevor ihre Therapie regelrecht abgeschlossen wurde – am ehesten im zweiten Stadium der Behandlung, dem ich den Namen »Enttäuschung und Verzweiflung« gegeben habe. In diesem Stadium üben diejenigen Mitarbeiter des Heims, deren Gegenübertragung in die Identifizierung mit dem misshandelnden Elternteil umgeschlagen ist, starken Druck aus. Je heftiger diese Gegenübertragung und je weniger Kontrolle und Supervision angeboten werden – Verfahren, die die Funktionen der Gegenübertragung zu diagnostizieren erlauben –, desto größer ist die Gefahr, dass das Kind vorzeitig entlassen wird. Deshalb ist es eine der Hauptaufgaben, dieses zweite Stadium der Enttäuschung und Verzweiflung unbeschadet zu bestehen. Die Qualität eines Heims lässt sich daran ablesen, inwieweit es geeignete Ressourcen zur Verfügung stellen und damit seine Problemlösungskapazität begünstigen und fördern kann, deren es im zweiten Behandlungsstadium dringend bedarf. Diese Ressourcen sind erstens: Das gesamte Personal muss bereit und entsprechend ausgebildet sein, um mit den negativistischen Äußerungen des misshandelten Kindes zurechtzukommen. Diese Äußerungen können auf der verbalen oder Verhaltensebene liegen oder darin, dass das Kind die Mitarbeiter schlechthin ignoriert. Zweitens: Mit den Mitteln der Kontrolle und Supervision muss das Zentrum sein Augenmerk auf die Gegenübertragung derjenigen Mitarbeiter richten, die in direktem therapeutischen Kontakt mit dem misshandelten Kind stehen. Da die Prozesse der Identifizierung mit dem misshandelnden Elternteil unbewusst sind, bedarf es einer Vorkehrung, mit deren Hilfe sie sich »einfangen« lassen, bevor sie direkt am Kind ausgetragen werden und womöglich den Abbruch der Behandlung und seine vorzeitige Entlassung zur Folge haben. Fehlen derartige Ressourcen, verliert das Behandlungszentrum seinen therapeutischen Charakter, und es bleibt von ihm nicht mehr als ein Rahmen für »Heim«-Kinder und die Funktion eines Zufluchtsortes übrig. Ich bin überzeugt, dass Bettelheim (a. a. O.), als er behauptete: »Liebe allein genügt nicht«, unter anderem den Behandlungsprozess in einem Heim im Sinn hatte. Entließe man ein misshandeltes Kind nach der Verschlechterung seines Zustandes nach einer Phase, in der es doch gut ansprach, verschärfe man lediglich seine Probleme und mindere die Chancen seiner Rehabilitation.

III. Größenfantasien bei Kindern mit narzisstischen und Borderline-Störungen
Eine vergleichende Analyse

In diesem Kapitel beschäftige ich mich mit zwei gravierenden Störungen, die gewöhnlich unter der Rubrik »Persönlichkeitsstörungen bei Kindern« zusammengefasst werden: narzisstische und Borderline-Störungen. Dabei soll der Versuch unternommen werden, ein spezifisches Phänomen – die Größenfantasien – zu erhellen, mit denen normalerweise die zentralen Probleme, die diese Störung charakterisieren, abgewehrt werden.

Die Fachliteratur behandelt das Borderline-Syndrom bei Kindern sehr umfassend und weitreichend, ihre narzisstischen Störungen jedoch nur begrenzt. Bleiberg (1988) versuchte, diese Diskrepanz einerseits mit der fehlenden Übereinstimmung bei der Definition von narzisstischen Störungen zu erklären und andererseits auch mit dem mangelnden Material bezüglich der entwicklungsbedingten Komponenten von solchen Störungen bei Kindern.

Einige Autoren haben die geringe Menge an Daten über narzisstische Störungen bei Kindern auf das Phänomen des normalen Narzissmus bei Kindern zurückgeführt. Kernberg (1975) vergleicht normalen und pathologischen Narzissmus bei Kindern, desgleichen Egan und Kernberg (1984). Sie kommen zu dem Schluss, dass narzisstische Störungen bei ihnen auf der Grundlage derselben Merkmale diagnostiziert werden können wie bei Erwachsenen.

Nach Bleiberg (1984) hat die narzisstische Persönlichkeit folgende Charakterzüge: mangelhafte zwischenmenschliche Beziehungen, Kälte, ausbeuterisches und manipulatives Verhalten, das Bedürfnis, andere zu kontrollieren, Impulsivität und eine niedrige Frustrationstoleranz, Lernprobleme, rapide Stimmungswechsel und Labilität im Selbstwertgefühl, Lügen, Stehlen und ständige Gesetzesverstöße, Exhibitionismus, anmaßendes Verhalten, Arroganz und wiederholte Äußerungen des Bedürfnisses nach Bewunderung und Aufmerksamkeit, starke Äußerungen von Eifersucht.

Colarusso (1984) beschreibt folgende Charakteristika bei »Borderline-Kindern«: vielfältige Störungen der Ich-Funktionen, insbesondere der Wahrnehmung, der motorischen Entwicklung, der Realitätsanpassung, der Organisation von Denkfunktionen und der Sprache; ein Gefühl der Hilflosigkeit; fehlende Unterscheidung von Ich und Objekt; eine präödipale Fixierung, die im Nichterreichen der ödipalen Phase und in der mangelnden Integration der Sexualität in die Persönlichkeit kulminiert; überwältigende Angstzustände, insbesondere die Angst vor Vernichtung und Zerstörung, die zu unkontrollierten Ausbrüchen führt; relativ unbeeinträchtigte Realitätsprüfung.

Kernberg (1984) kritisiert die Diagnose aufgrund von Symptomen und befürwortet stattdessen ein Herangehen, das sich einer Strukturanalyse der Persönlichkeit bedient. Er untersucht sie unter dem Gesichtspunkt der Qualität der Ich-Struktur, der Abwehrmechanismen und der Fähigkeit zur Realitätsprüfung. Er betrachtet diese beiden Störungen als Anzeichen ernsthafter Schädigung der Ich-Struktur und schlussfolgert, dass die beiden in der Tat einen Typus von emotionaler Störung darstellen. Sie können nicht auf einem Kontinuum dargestellt werden, und sie unterscheiden sich strukturell nicht voneinander.

Es gibt etliche Versuche, zwischen narzisstischen und Borderline-Störungen bei Kindern zu unterscheiden. Rinsley (1988) und Adler (1985) sehen die beiden Störungen als Teil eines Kontinuums:

> Bei beiden Störungen – dem Borderline-Syndrom und der narzißtischen Störung – ist die immer präsente Angst vor Verlassenheit das zentrale Problem. Im Fall der Borderline-Persönlichkeit betrifft die Bedrohung durch die Trennung von der symbiotischen Mutterbeziehung das Gesamtwachstum, im Fall der narzißtisch gestörten Persönlichkeit die Leistungen und die Beziehungen. (Rinsley, a. a. O., S. 393)

Während der narzisstische Patient das Selbstobjekt benutzt, um sein schwaches Selbstwertgefühl aufrechtzuerhalten, benutzt es der Borderline-Patient vorwiegend, um sich Formen von »holding-soothing-security« zu verschaffen (Streicheleinheiten), ohne die er unweigerlich in eine Regression gerät, mit den verschiedenen Stadien des Verlustes der Selbstkohäsion, kulminierend in der Gefahr der Selbstauflösung.

Der größere Verlust der Selbstkohäsion bei regredierten Borderline-Patienten könnte der Tatsache zugeschrieben werden, dass ein Versagen im »holding-soothing«-Bereich entwicklungsmäßig vor einem Versagen im Bereich des Selbstwertes liegt (Adler, a. a. O., S. 89). Adler trifft eine Unterscheidung, die für das Thema dieser Untersuchung sehr relevant ist: Das Ich der Borderline-Persönlichkeit sei weniger strukturiert als das des narzisstischen Patienten und häufig dem Gefühl ausgesetzt, durch Vernichtung und vollständige Zerstörung bedroht zu sein. Er hebt hervor, dass das zentrale Gefühl der Borderline-Persönlichkeit das Gefühl des Alleinseins ist und sie deshalb für diese Ängste sehr anfällig ist. Das Ich der narzisstischen Persönlichkeit dagegen sei etwas weiter entwickelt; es fühle sich nicht von Vernichtung bedroht, sein zentrales Problem sei vielmehr ein fehlendes Selbstwertgefühl. Mit anderen Worten: Die Borderline-Persönlichkeit fühlt sich allein, während sich die narzisstische wertlos fühlt.

Bene (1979), die narzisstische Störungen bei Kindern analysierte, stellt fest, dass beide Krankheitsbilder mit einer Ich-Störung verbunden sind, dass aber narzisstische Kinder zu einer unbeeinträchtigteren Realitätsprüfung fähig sind als Borderline-Kinder und dass sie zu einem besseren sekundärprozesshaften Denken fähig sind, das heißt, sie können besser abstrahieren und logisch denken. Bene unterscheidet jedoch zwischen den beiden bezüglich Qualität und Art ihrer Objektbeziehungen, und in dieser Hinsicht ist ihre Unterscheidung derjenigen von Adler sehr ähnlich. Sie argumentiert, dass die Borderline-Persönlichkeit dazu tendiere, mit dem Objekt zu verschmelzen, die narzisstische Persönlichkeit dagegen, das Objekt als Ergänzung ihres Ichs zu sehen. Wie bei Adler kann also der Wunsch der Borderline-Persönlichkeit nach Verschmelzung von dem Gefühl der Verlassenheit hergeleitet werden, während der Wunsch der narzisstischen Persönlichkeit nach Vervollkommnung als Ergebnis ihres inneren Gefühls der Wertlosigkeit gesehen werden kann. In beiden Fällen sind die Befürchtungen und Ängste bereits in der Erfüllung dieser Wünsche enthalten: Hinter dem Wunsch nach Verschmelzung steht die Furcht vor der Vernichtung, die im Akt der Verschmelzung impliziert ist, hinter der Erfüllung des Wunsches nach Vervollkommnung dagegen steht das Wissen um die Unverzichtbarkeit des Objekts für den Wert des Ichs.

Fast und Chethik (1972) erklären Borderline-Störungen bei Kindern in erster Linie als Ausdruck gestörter Objektbeziehungen. Die Ich- und Objektvorstellungen sind nicht integriert, was zu einer Verschmelzung des Ichs und des Objekts führen könne. Die verschiedenen Arten einer solchen Verschmelzung äußerten sich in einer ernstzunehmenden Unfähigkeit zu differenzieren oder in der Suche des Kindes nach größerer Identität zwischen Ich und Objekt trotz ihrer deutlichen Unterschiede, deren Anzeichen das Kind ignoriere.

Gabbard (1989) behauptet, dass zwei Arten narzisstischer Störungen zu unterscheiden seien: »blinder« und »höchst bewusster« Narzissmus. Im Fall des »blinden« Narzissmus wird das Objekt ignoriert: Das Kind ist blind für die Reaktionen des Objekts, mit sich selbst beschäftigt, arrogant und aggressiv. Es muss ständig im Mittelpunkt der Aufmerksamkeit stehen, reagiert nicht auf und ist nicht sensibel für die Verletzbarkeit des Objekts. Höchst bewusster Narzissmus zeige sich in Form von Hypersensitivität gegenüber dem Objekt und seinen Reaktionen. Das Kind vermeide es, im Mittelpunkt der Aufmerksamkeit zu stehen, und sei außergewöhnlich verletzlich und empfindlich bei Kritik. Im ersten Fall sei es damit beschäftigt, sich selbst zu hegen und zu pflegen, während es seine Umgebung ignoriert; in letzterem pflege es seine Beziehung zum Objekt und deren Bedeutung für es selbst. Diese Unterscheidung erinnert an die Unterscheidung zwischen narzisstischen und Borderline-Persönlichkeiten, je nachdem, ob das Grundgefühl Wertlosigkeit oder Hilflosigkeit ist: Jemand, der sich hilflos fühlt, ist abhängiger vom Objekt, während jemand, der sich wertlos fühlt, abhängiger vom Selbst ist.

In Anbetracht der großen Konfusion in der Diagnose dieser beiden Störungen dienen weitere Unterscheidungen und Unterkategorien nur dazu, die Sache noch zu verkomplizieren. Kernbergs Methode, die auch Rinsley und andere übernahmen, ist viel praktischer und klinischer. Rinsley (1980) fasst sie zusammen:

> Stimmt man mit dieser Sicht – narzißtische Persönlichkeit als Unterkategorie der Borderline-Persönlichkeit – überein, kann die These aufgestellt werden, daß das grundlegende krankheitsauslösende Double-bind-Muster der Mutter-Kind-Interaktion, das ursächlich bei der Borderline-Persönlichkeit ist, ebenfalls ursächlich bei der narzißtischen Persönlichkeit ist. In der Tat wird dies durch die klinische Erfahrung bestätigt. Bei den narzißtischen Fällen belohnt, unterstützt und akzeptiert die Mutter jedoch die Entwicklungsschritte des Kindes in Hinsicht auf den Trennungs- und Individuationsprozeß, aber einzig in bezug auf sich selbst. Dadurch werden die sich entwickelnden kindlichen Größenphantasien auf Dinge fixiert, die in Zusammenhang mit den noch teilweise verschmolzenen Selbst- und Objektbildern stehen. (S. 131)

Bei der narzisstischen Persönlichkeitsstörung fühlt sich das Kind durch die Forderung bedroht, eine bestimmte Rolle, die ihm von der Mutter aufgebürdet wird, zu erfüllen, während im Fall der Borderline-Störung das Verlassenwerden die Bedrohung darstellt. Die Borderline-Persönlichkeit fühlt sich durch die Separation und Individuation von der Mutter verlassen, das heißt alleine und hilflos. Bei der narzisstischen Persönlichkeit sind Trennung und Individuation nur um den Preis des Verzichts auf ein gutes Selbstwertgefühl möglich. Daher schreibt die Literatur der narzisstischen Persönlichkeit eine bessere Fähigkeit, zwischen dem Ich und dem Objekt zu differenzieren, und stabilere Objektkonstanz zu.

Die fehlende Klarheit in Bezug auf die Unterscheidung zwischen diesen beiden Störungen und die Möglichkeit, sie als Untergruppen einer Störung zu sehen, spiegelt sich in der Kontroverse über die Frage nach dem Anfang der Störungen aus entwicklungspsychologischer Sicht. Die meisten Autoren setzen einen früheren Anfang für die Borderline-Störungen fest, weil die narzisstische Persönlichkeit in der Unterscheidungsfähigkeit zwischen Ich und Objekt sowie in den Ich-Funktionen und der Realitätsprüfung weiter entwickelt zu sein scheint.

Größenfantasien

Ich möchte anhand der Beschreibung und Erklärung der Größenfantasien versuchen zu beleuchten, was diese beiden Störungen gemeinsam haben und wodurch sie sich unterscheiden. Auf die Kontroverse über den Anfang der Störungen werde ich nicht eingehen, da sie zu dieser Diskussion nichts beiträgt. Zudem werde ich die Kontroverse, ob Größenfantasien auf eine Fixierung schließen lassen, wie Masterson (1975) glaubt, oder ob es sich um einen klaren Abwehrmechanismus handelt, wie Kernberg und andere behaupten, nicht berücksichtigen. Das Phänomen Größenfantasien gibt es meiner Auffassung nach bei narzisstischen und bei Borderline-Störungen. Es spielt bei beiden Störungen eine zentrale Rolle, hat aber ein unterschiedliches Erscheinungsbild, dessen Untersuchung dazu beitragen wird, die Unterschiede zwischen den Störungen festzustellen und die unterschiedlichen Ätiologien zu klären.

Bei der klinischen Arbeit mit Kindern mit narzisstischen und Borderline-Störungen kann man zwei Erscheinungsbilder von Größenfantasien sehen, die sich durch folgende Merkmale voneinander unterscheiden: 1. Ausrichtung und Inhalt; 2. die zugrunde liegende emotionale Erfahrung; 3. Spaltung als Vorbedingung und 4. Differenzierung von Ich und Objekt-Grenzen unterscheiden.

1. Ausrichtung und Inhalt

Wir können zwei Ausrichtungen von Größenfantasien und also auch zwei inhaltliche Bereiche unterscheiden. In einigen Fällen richten sich die Größenfantasien auf verschiedene Objekte, real oder imaginiert, in der unmittelbaren oder weniger unmittelbaren Umgebung und sind dann entweder Ausdruck der Kontrolle über das Objekt, seiner Vernichtung oder – manchmal – seiner Rettung. Das Kind schreibt sich selbst Merkmale von Stärke zu, die es in die Lage versetzen, mit dem Objekt zu machen, was immer es will. Bemerkenswert sind hier das Ausmaß von fantasierter physischer Stärke und die Ausschließlichkeit solcher Fantasien. Größenfantasien sind jedoch auf ein Objekt oder Objekte gerichtet. Ein deutlich ausgeprägtes Gefühl der Allmacht, im engeren Wortsinn, also im Bereich der physischen Kraft, Stärke und Gewalt, ist unverkennbar. Ein Beispiel für diese Art von Größenfantasien sind die Ausführungen eines Achtjährigen, der über sich selbst sagt:

»Als ich – sagen wir mal – zwei Jahre alt war, war ich im Zikaron Kindergarten. Als ich vier Jahre alt war, wohnte ich bei meinem Vater, und mein Vater wurde festgenommen, weil man glaubte, er hätte zehn Gewehre gestohlen. Also brachte man ihn für zwei Jahre und zwanzig Tage ins Gefängnis. Ich blieb allein zurück. Also ging ich zu jemandem, einem Polizisten ... einem guten Freund von mir. Ich kannte ihn schon, seit ich wirklich noch ziemlich klein war, ich kannte ihn wirklich gut. Ich sagte ihm, er solle meinen Vater gehen lassen. Weil er der Captain da war, der höchste Chef. Ich bat ihn, meinen Vater freizulassen. Er sagte: ›In Ordnung‹ und ließ meinen Vater gehen. Wenn mir irgendetwas passiert, kommt er sofort. Jeder mag mich. Sie mögen mich auch, richtig?«

In anderen Fällen richten sich die Größenfantasien ganz klar auf ein anderes Ziel: das Ich. In diesen Beispielen sieht das Kind in erster Linie sich selbst und schreibt sich überlegene Merkmale in unterschiedlichen – nicht notwendigerweise körperlichen – Bereichen zu: ein übersteigertes Selbstwertgefühl in Bezug auf seine geistige Überlegenheit oder sein Wissen, seine List, seinen Reichtum, Besitz, seine Fähigkeiten, seine Errungenschaften und so weiter; das Objekt ist fast nebensächlich, ein anonymes Publikum ohne eigene Bedeutung, vielleicht nicht mehr als ein Gegengewicht, das es dem Kind erlaubt, sich noch intensiver seines eigenen Wertes bewusst zu werden.

Der achtjährige Tal stürzte im wahrsten Sinne des Wortes zu seiner Sitzung in den Raum und bellte einige Befehle, etwa dass er einen Ball wolle, die Anwesenheit der Therapeutin völlig vergessend. Obwohl die Befehle an die Therapeutin gerichtet waren, war es offensichtlich, dass Tal zu sich selbst sprach oder zum ihn umgebenden Raum, der Therapeutin das Gefühl gebend, sie existiere nicht. Er befahl ihr, sich an eine bestimmte Stelle im Raum zu stellen, und begann ein Spiel: Körbe werfen. Nach ein paar Würfen nahm er einige Puppen, setzte sie auf den Tisch und ernannte sie zu Zuschauern des Spiels. Nach jedem Wurf klatschte er und schrie oder murmelte zu sich selbst. Wenn die Therapeutin einen Korb warf, argumentierte Tal, dass sie von der falschen Stelle aus geworfen habe und deshalb keine Punkte bekomme. Seine Punkte addierte er zum Spielstand der vorhergehenden Therapiesitzung, zählte bei der Therapeutin aber nur, was sie während dieser Sitzung an Körben geworfen hatte. Hin und wieder imitierte er die Stimme eines Fernsehreporters, wurde aufgeregt und versuchte, seine Stimme erwachsen klingen zu lassen. Im Verlauf der Sitzung wurde eine undichte Stelle an der Zimmerdecke entdeckt. Tal murmelte zu sich selbst, dass er sich sofort des Problems annehmen würde. Er nahm einen Lappen, einige Nägel und einen Hammer und stellte, ohne jede Erklärung, einen Stuhl auf den Tisch, kletterte darauf und versuchte, den Lappen an die Decke zu nageln, um die undichte Stelle zu stopfen. Als ihm dies nicht gelang, ließ er alles stehen und liegen und entschloss sich, ein neues Spiel zu beginnen. Es kam fast zum Gleichstand; er erfand andere Regeln und lud die Puppen, also die Zuschauer, ein zuzuschauen, wie er gegen die Therapeutin gewinne.

Es besteht zwischen diesen so gegensätzlich erscheinenden Fällen eine Beziehung: Obwohl hauptsächlich mit dem Objekt beschäftigt, besteht auch beim ersten Fall eine Beziehung zum Ich; genauso wie wir auch im zweiten Fall – überwiegend beschäftigt mit dem Ich – eine Beziehung zum Objekt feststellen können. Ich möchte hervorheben, dass es um die Unterschiedlichkeit der Ausrichtung der Größenfantasien geht.

2. Die zugrundeliegende emotionale Erfahrung

Wie zuvor ausgeführt, behauptet Adler (a. a. O.), dass das zentrale emotionale Gefühl der Borderline-Persönlichkeit die Erfahrung des Alleinseins sei. Ich habe dies durch das Gefühl der Hilflosigkeit ergänzt. Im Mittelpunkt der emotionalen Erfahrung des narzisstischen Patienten stehe das Gefühl der Wertlosigkeit. Diesen Kriterien zufolge sollte man in der Lage sein, zwischen Größenfantasien, die vor der Hilflosigkeit schützen sollen, die aus dem Gefühl des Verlassenwerdens herrührt, und den Größenfantasien, die vor dem Gefühl der Wertlosigkeit schützen sollen, zu unterscheiden. Um das Gefühl des Unvermögens, das dem Sich-allein-Fühlen entspringt, zu bekämpfen, aktiviert das Kind Allmachtsfantasien, die ihm unbegrenzte Macht verleihen (ein Gedanke, der auch von Symington, 1985, entwickelt wurde). Mit diesen Mitteln kann das Kind Feinde – und wen auch immer es als »schlecht« wahrnimmt – vernichten; genauso wie es auch, wen immer es als der Rettung für würdig erachtet, schützen kann; damit einhergehend mag es Kameradschaftsgefühle entwickeln, mit denen es seinem Gefühl des Alleinseins entgegenwirkt. Dieser Mechanismus erlaubt es ihm, jedes gewünschte Objekt auf seine Seite zu ziehen, genauso wie es jedes unerwünschte Objekt entfernen und zerstören kann. Umgekehrt aktiviert das Kind, das sich wertlos und herabgesetzt fühlt, den Mechanismus der Größenfantasien, um seinen Wert in seinen eigenen Augen und, wie es glaubt, auch in den Augen der anderen zu steigern. Es entwertet das Objekt, denn Selbstwert ist nur im Vergleich mit dem Objekt messbar. Der siebenjährige Asher ist ein gutes Fallbeispiel für Größenfantasien, die Hilflosigkeit kaschieren. Im Aufnahmeinterview sagte er:

»Meine Mutter kommt nicht mit mir zurecht, wegen meiner zwei Brüder, die sie nervös machen, und dann stehe ich auf und stürze mich auf sie, bis sie auf den Boden fallen. Einmal war ich richtig wütend auf sie, und wir standen in der Nähe des Fensters. Meine Schwester ist schlecht, sie hasst mich wie den Tod. Also an jenem Tag, als ich aus dem Fenster fiel, aus dem zweiten Stock, stand unten ein Traktor, auf den ich fiel, und von dem Traktor fiel ich auf einen Zaun und wurde verletzt. Meine Schwester wusste dies alles, aber sie sagte niemandem was, und mein Vater suchte mich – er kam vom Markt nach Hause –, und er und meine Mutter suchten im Haus nach mir, konnten mich aber nicht finden. Und dann kam ich plötzlich herein, über und über mit Blut bedeckt, und meine Mutter brachte mich zum Arzt. Und einmal, da kam der erste Ehemann meiner Mutter, und er war betrunken und wollte meine Schwester kidnappen, und meine Mutter stritt mit ihm, und ich wurde wütend, packte ihn am Hemd und boxte auf ihn ein, und er kam nie wieder, und mein Vater kaufte mir ein Fahrrad für zwei Millionen (Schekel).«

Dagegen hat der neunjährige Jehuda eine Form von Größenfantasie, die vor dem Gefühl der Wertlosigkeit schützt:

Er kam zu der Sitzung, hielt eine Armbanduhr in der Hand und zählte die Minuten, dann erzählte er der Therapeutin, wieviele Minuten noch blieben bis zum Ende der Sitzung. Er plante jede Minute und spielte einen Arzt, der seinen Patienten untersucht (die Therapeutin), oder einen Lehrer, während die Therapeutin die versagende, blöde Schülerin war. Als nächstes entschied er sich für einen

Schießwettbewerb, aber als die Therapeutin mehr Punkte als er erreichte, ging er zur Tafel und zählte zu seinen Punkten hundert dazu, der Therapeutin jedoch gab er null und lachte laut. Nach der Sitzung kamen seine Eltern, um ihn zu besuchen. Er bat seinen Vater, einen Kurs in Pädagogik an der Universität zu belegen, und überreichte seiner Mutter eine Liste mit Drogen, die sie für ihn kaufen sollte. Darüber hinaus gab er beiden einen vollständigen Plan mit Aktivitäten für die kommenden Ferien, wenn er zu Hause sein würde.

In diesen beiden Fällen dienen die Größenfantasien als ein Mittel der Abwehr (das macht meine zuvor gestellte Frage, ob es sich um eine Fixierung oder einen Abwehrmechanismus handelt, überflüssig). Ohne diesen Mechanismus ist das Kind einer unerträglichen Angst ausgesetzt. Im ersten Fall (einem Borderline-Fall) wird es die Gefahr einer drohenden Vernichtung und Fragmentierung fühlen; hier schützen die Größenfantasien das Kind vor Zerstörung, und diese Größenfantasien sind aus seiner Sicht ein vitales Bedürfnis. Im zweiten (narzisstischen) Fall ist es nicht die Angst vor Vernichtung, daher repräsentieren die Größenfantasien hier kein vitales Bedürfnis; es ist die Angst vor Entwertung, Herabsetzung und Erniedrigung.

3. Spaltung als Vorbedingung

Größenfantasien basieren auf Ich- und Objektspaltung, was zu einseitigen und extremen Sichtweisen führt. Obwohl sie bei beiden Störungen auftreten, haben sie ein unterschiedliches Ausmaß bei den Größenfantasien. Die Gruppe, die eine Spaltung im Objekt vornimmt, unterscheidet klar zwischen dem guten Objekt, das bewahrt, und dem bösen Objekt, das eliminiert und zerstört werden soll. Manchmal ist dies fast fühlbar wie im Fall des achtjährigen Victor, einem Borderline-Kind. In seinem Aufnahmeinterview beschwerte er sich über die Kinder in seiner Klasse. Gefragt, ob denn nie jemand für ihn eingetreten sei, antwortete er:

Niemand tritt für mich ein. Einmal warf ich einen Stein und traf Leor, einen kurdischen Jungen, vielleicht kennen Sie ihn nicht. Er nahm einen Pfahl und stieß ihn mir in den Bauch, hier. Ich ließ mich nicht unterkriegen. Ich nahm einen großen Stein und schlug ihm damit auf den Kopf. Ich spaltete seinen Kopf in zwei Hälften. Jetzt ist er im Krankenhaus und sein ganzer Kopf ist in einem Verband. Ich spiele nicht gern den Dummkopf für ihn. Ich wurde ohnmächtig, ich konnte nicht mehr atmen, erst als meine Mutter und der Direktor mir Wasser gaben, wurde es langsam besser. Ich hatte solch einen riesigen Stein, schlug ihm den auf den Kopf, brach seinen Kopf in zwei Hälften, und jetzt hat er den halben Kopf in Gips. Ich bin mit ihm befreundet, und er hat mir versprochen, er wird so etwas nicht wieder tun.

In der zweiten Gruppe ist die Spaltung des Ichs ganz augenfällig. Das Kind stellt seine Überlegenheit nur heraus, um das entgegengesetzte Gefühl, seine Wertlosigkeit, auszugleichen. Durch den Vorgang des Spaltens kann es sich selbst nur extrem und gespalten wahrnehmen, es sieht nur seine Überlegenheit und ist blind für alles, was es als weniger wertvoll ansieht.

Der neunjährige Beni lebte in einem Heim für psychisch gestörte Kinder. Dieser Bericht wurde drei Monate, nachdem er in das Zentrum aufgenommen worden war, geschrieben:

Von Anfang an war Beni bemerkenswert gründlich in allem, was den Tagesablauf betraf, er musste nie von den Erziehern erinnert werden, was zu tun war, und bat, anders als die anderen Kinder, auch nie um Hilfe. Er ist übertrieben genau mit seinen Sachen, kümmert sich sehr um sie und lässt es nicht zu, dass jemand sie berührt. Zusätzlich zu seinem eigenen Schrank hat Beni noch eine Kiste, die er abschließt und verriegelt und in die niemand einen Blick werfen darf, auch nicht, wenn er sie öffnet. Wenn andere Kinder Süßigkeiten von ihren Familien bekommen, entwertet er diese, gleichgültig, was es ist, während er Qualität und Menge seiner eigenen Sachen lobt. In Gruppensitzungen fällt er auf, weil er immer die Nachrichten erzählen will oder weil er der erste ist, der seine Hand hebt, wenn der Erzieher eine Frage gestellt hat, deren Beantwortung Wissen oder Nachdenken verlangt. Seine soziale Isolation ist auffallend, und er hat keine Freunde. Beni erklärt seine Situation damit, dass die anderen Kinder eifersüchtig werden würden, wenn er ihnen die Geschenke zeige, die er bekomme. Er verhält sich seiner Umgebung gegenüber ziemlich kalt, beklagt sich aber bitter bei den Erziehern darüber, dass er benachteiligt werde.

Man kann natürlich einwenden, dass auch diese Unterscheidung nicht so klar ist. In der Tat geht die Objektspaltung im ersten Fall mit einer Ich-Spaltung einher, denn das Kind schreibt sich selbst unbegrenzte und uneingeschränkte Omnipotenz zu. Dies trifft genauso im zweiten Fall zu, in dem die Ich-Spaltung mit einer Spaltung des Objekts einhergeht, das das Kind nur eindimensional wahrnimmt: als wertlos, entwertet und verachtet. Gleichzeitig unterscheiden sich Besetzung und Dominanz der Spaltung bei diesen beiden Formen der Größenfantasien stark voneinander. Wenn die Größenfantasien sich auf das Objekt richten, ist die Spaltung hauptsächlich im Objekt; sind sie auf das Ich gerichtet, ist die Spaltung hauptsächlich im Ich.

4. Differenzierung zwischen Ich und Objekt –
Grenzen unterscheiden

Kinder mit Größenfantasien unterscheiden sich in der Fähigkeit, zwischen Ich und Objekt zu differenzieren, die Grenzen zwischen beiden sind oft undeutlich.

Die Größenfantasien sollen vor Einsamkeit und Hilflosigkeit schützen, und aus diesem Grund benutzt es auch einen Mechanismus, der zugleich die Vernichtung und Zerstörung und aber auch die vollkommene Identifizierung mit Figuren, die Macht haben und stark sind, bewirkt. In den Größenfantasien kann es mit dem Objekt verschmelzen, und der vorübergehende Verlust der Grenzen mag dann das Gefühl hervorrufen, verschlungen zu werden; paradoxerweise können die Größenfantasien dann eine Katastrophe verursachen, die der gleicht, der es mithilfe der Größenfantasien entkommen wollte. Ein Beispiel:

Der elfjährige Noam zerbrach während einer Therapiesitzung verschiedene Holzteller, rannte dann los, um einen Schraubenzieher zu holen, und versuchte, das Schließfach der Therapeutin zu öffnen. Diese versuchte ihn zu stoppen und sagte, dass er dabei sei, in ihre Privatsphäre einzudringen. Noam nahm dann sein Tagebuch, in das er auf der ersten Seite geschrieben hatte, eine Frau sei eine Hure. Er zerriss die Seiten und sagte: »Ich glaube nicht, dass ich ein Sexbesessener bin. Wenn du eine Sexbesessene bist, dann geh da hin, wo all die Prostituierten herumstehen, zieh dich aus und geh zum Direktor [des Heims], du Hurensohn, du Hure.« Plötzlich sagte er: »Aber warum sagt deine Mutter, sie will nicht, dass du nach Hause kommst?«

Die zweite Art von Größenfantasien verhindert sehr effektiv das Verschwimmen der Grenzen zwischen Ich und Objekt. Indem das Ich und sein Wert betont werden und das Objekt herabgesetzt und entwertet wird, kann das Kind die Grenzen aufrechterhalten, wenn auch um den Preis von Starrheit, Entfremdung, Distanziertheit, Vergesslichkeit, Beziehungslosigkeit und so weiter. Dies wird illustriert durch den achtjährigen Matti, der die Therapeutin erfolgreich daran hinderte, in seinen Raum einzudringen. Er hielt ein Kriegsspielzeug vor sich auf den Knien und versicherte sich so seiner unsicheren und unbeständigen Grenzen.

Matti war zur Einzeltherapie überwiesen worden. Zunächst wollte er vorher wissen, was in den Sitzungen passieren könnte. Deren Beginn verschob er dann, weil er Zeit brauchte, um sich fertig zu machen. In den Stunden selbst fiel sein ständiges Bedürfnis, zu bestimmen und die Entscheidung immer ohne die Beteiligung des anderen zu treffen, ins Auge. Er bat die Therapeutin, ihn zu den Sitzungen abzuholen, aber er hatte immer wieder andere Entschuldigungen, um sie zu verschieben. Das Ende der Sitzungen rief dieselbe Reaktion hervor. Er schaute prüfend auf seine Uhr, während er der Therapeutin folgende Berechnung mitteilte: »Ich brauche zwei Minuten bis zur Klasse, was bedeutet, dass ich in elf Minuten gehen muss, und Ihre Uhr geht zwei Minuten nach.« In jeder dieser Sitzungen spielte Matti mit Spielzeugsoldaten und mit Kriegsspielzeug. Auf einem Stuhl sitzend legte er das Spielzeug und die Soldaten in einen Korb, den er auf den Knien hielt. Er leitete alle Kämpfe und kontrollierte die Armee über den Korb geduckt, hielt die Therapeutin davon ab näherzukommen und ließ sie nicht auf sein Schlachtfeld gucken.

In einer Sitzung bat Matti die Therapeutin, mit ihm Karten zu spielen. Er teilte die Karten einzeln aus, gab ihr mehr Karten als sich selbst. Dann bat er sie, ihre Karten zu zählen und ihm einige zurückzugeben. Obwohl er gut in Arithmetik war und obwohl er ausgerechnet hatte, wieviele Karten sie zurückgeben musste, änderte er die Anzahl immer wieder. Es war offensichtlich, dass er den Gleichstand nicht zulassen konnte. Sein Bedürfnis, eine Situation zu schaffen, in der er sich vom Objekt unterscheidet, war deutlich und unverkennbar.

Therapeuten, die mit Kindern arbeiten, die diese Art von Größenfantasien haben, berichten, dass diese Kinder ihnen das Gefühl gaben, sie verdienten die Aufmerksamkeit der Kinder nicht, dass sie Luft für sie seien und dass sie keinen Sinn darin sahen, mit den Kindern zu sprechen. Mit anderen Worten, die Grenzen werden wahrgenommen, aber das geht in gewissem Sinn mit einer Einengung und einem Rückzug einher. Doch gibt es Fälle, bei denen die Grenzen paradoxerweise durch Entwertung des Objekts gezogen werden – und das ist zugleich eine Entwertung der Grenzen. In diesen Fällen wird das Ich als so allumfassend wahrgenommen, als ob jegliche Berührung mit undeutlichen Grenzen verhindert werden müsste. In meinen Beispielen jedoch sind Rigidität, Einengung und Rückzug auffallend.

Nachdem ich zwischen zwei Arten von Größenfantasien unterschieden habe, ziehe ich den Schluss, dass Größenfantasien der einen Art vorwiegend mit einer Borderline-Persönlichkeit einhergehen, die der anderen vorwiegend mit einer narzisstischen Störung. Wenn wir die vier Charakteristika, nach denen wir die beiden Arten von Größenfantasien unterschieden haben, kombinieren, können wir sehen, dass jede eine eigene Form ergibt, obwohl bei diesen Formen Überschneidungen vorkommen.

Zwei Formen von Größenfantasien

Bei den Borderline-Größenfantasien wird das Grundbedürfnis nach Vertrauen und Sicherheit, nach Schutz und Liebe durch zwei entgegengesetzte Mechanismen erfüllt: durch die Zerstörung aller »bösen« Objekte, die der Erfüllung dieser anaklitischen Bedürfnisse im Weg stehen, einerseits und durch den Schutz der Objekte – eine Art Verkehrung ins Gegenteil – andererseits. Ein Kind, das an diese Art von Größenfantasien gebunden ist, fantasiert nur Objekte, die es schützen, in deren Schoß es sich kuscheln kann, bei denen es Nähe, Wärme, Liebe und Geborgenheit fühlen kann. Alle Objekte oder Partialobjekte, die als Hindernis für die Erreichung des gewünschten Zustandes wahrgenommen werden, werden zerstört.

Auch die narzisstischen Größenfantasien bedienen sich zweier Mechanismen.

Erstens versucht das Kind, das eigene Selbst zu erhöhen und die Objekte herabzusetzen. Zweitens versucht es, zwei Ziele zu erreichen: die Differenzierung zwischen Selbst und Objekt – also das Setzen und Wahren der Grenzen – und die Stärkung des Selbstwertgefühls durch Entwertung und Herabsetzung des Objekts. Ein Kind, das in solchen narzisstischen Größenfantasien gefangen ist – Blatt und Shichmann (1983) sprechen von personifizierten Größenfantasien –, benötigt keine Objekte zur Verteidigung, zum Schutz, als Quelle von Sicherheit und Liebe; im Gegenteil, es scheint zu sagen: »Ich brauche niemanden«, ein Gefühl, das es durch die Größenfantasien erreicht, denn es betrachtet die Objekte, mit denen es sich konfrontiert sieht, als inkonsequent, verachtenswert und ganz und gar unnütz; im Vergleich zu ihnen fühlt es sich allwissend und allmächtig, was wiederum ihre Nutzlosigkeit für es verstärkt. Es schafft eine Art »Befreiung der Kräfte«. Diese soll die Unverletzbarkeit seiner Grenzen sichern und zeigt zugleich, welches Ausmaß an Identitätsstörung vorliegt.

Diagnose und Ätiologie

Ich komme jetzt auf das Problem der Diagnose von Borderline- und narzisstischen Störungen sowie auf Fragen ihrer Ätiologie zurück. Ich glaube immer noch, dass die Fragen nach dem Beginn dieser jeweiligen Störungen überflüssig sind, da es zwei Krankheitsbilder sind, bei denen unterschiedliche Konfigurationen vorliegen. Wir müssen daher akzeptieren, dass beide auf derselben Entwicklungsstufe oder Unterstufe beginnen können; auch ist es nicht undenkbar, dass beide sowohl in einem sehr frühen wie auch in einem späteren Entwicklungsstadium auftreten können. Was das eine vom anderen Krankheitsbild unterscheidet, ist nicht die Entwicklungsstufe, in welcher sich die Störung einstellt oder herauskristallisiert, sondern ihr Erscheinungsbild. Haben die Größenfantasien eher Borderline-Niveau oder ist die Struktur überwiegend narzisstisch? Wenn ich zwei Störungen diskutiere, die sich hauptsächlich dadurch unterscheiden, dass es in deren beiden Entwicklungsverläufen unterschiedliche Schwerpunkte gibt, soll ich dann von Borderline und Narzissmus als von zwei völlig verschiedenen Konzepten sprechen? In der Tat glaube ich, dass alle Versuche jüngeren Datums, Untergruppen bei den Borderline- und narzisstischen Störungen zu unterscheiden, theoretisch und klinisch unrealistisch sind.

Es ist in dieser Studie nicht mein Ziel, die Ätiologie dieser Störungen eingehend zu klären, daher werde ich mich auf einige kurze Bemerkungen beschränken. Wenn diese Störungen in einem sehr frühen Alter beginnen, führen wir dies gewöhnlich auf Probleme zurück, die in der Beziehung zwischen Kind und erster Beziehungsperson wurzeln. Offensichtlich sind emotionale Störungen – und ganz sicher ernsthafte Persönlichkeitsstörungen – nicht das Ergebnis irgendeines Umweltfaktors, sondern vieler komplexer und miteinander in Beziehung stehender Elemente. Sie können zu biologischen Prädispositionen, spezifischen Umweltursachen wie auch zu kulturellen, familiären und sogar auch mit Wertvorstellungen zusammenhängenden Faktoren hinzukommen. Gleichzeitig kann aber auch die Untersuchung der Art der Größenfantasien erhellend für die Frage nach der Kausalität, insbesondere aber für die frühkindlichen Beziehungen sein.

Bei den meisten Kindern mit Größenfantasien, die primär mit einer narzisstischen Persönlichkeitsstörung verbunden sind, werden wir wahrscheinlich entdecken, dass in der frühkindlichen Beziehung die Mutter (oder der Mutterersatz) extrem eindringend war und das Kind mit vielen Anforderungen belastete, die die Loslösung – oder man könnte auch sagen: die frühzeitige Reifung – forcierten, und zwar in unterschiedlichen Bereichen: im intellektuellen oder kreativen oder gar körperlichen. Intrusives Verhalten kann auch heißen, dass das Kind zur Übernahme von Rollen genötigt wird: zum Beispiel als Ersatz für oder als Puffer gegen den Gatten der Mutter. Die Rollen, die vom Kind erwartet werden, können väterliche und mütterliche sein, was dann sowohl zu Konflikten im Bereich der geschlechtlichen Identität als auch im Bereich der Identität insgesamt führen kann.

Bei Kindern mit Borderline-Störungen nehmen die primären Bezugspersonen nicht ihre schutz- und haltgebenden Funktionen wahr. Verlassen oder offene Ablehnung der Kinder kommen häufig vor, es kann jedoch auch sein, dass die Objekte zu behütend waren und das Kind übertrieben, aber völlig willkürlich verwöhnten. Rinsley (1980) vertrat eine ähnliche Ansicht, als er behauptete, dass die Mutter eines Borderline-Kindes dieses nur solange mit libidinöser Befriedigung belohnt, wie es Abhängigkeit und demonstratives Klammern zeigt; jedem Ausdruck von Unabhängigkeit oder jeder Tendenz in Richtung Separation-Individuation wird mit der Drohung, es zu verlassen, begegnet. Die Mutter eines Kindes mit narzisstischen Störungen dagegen erlaubt die Entwicklung von Separation und Individuation, solange das Kind sich in diesen Prozessen auf sie bezieht.

Falldarstellungen

Ich werde zwei Kinder aus dem Behandlungszentrum vorstellen, von denen ich denke, dass sie unterschiedliche Krankheitsbilder haben. Das erste zeigt Größenfantasien im Kontext einer Borderline-Störung und das zweite im Kontext einer narzisstischen Persönlichkeit.

Yoram

Der zehnjährige Yoram war dünn und klein für sein Alter. Beim ersten Zusammentreffen mit ihm war man beeindruckt von seinen dunklen, großen Augen, die immer in Bewegung waren. Sein Gesichtsausdruck wechselte schnell von einem gewinnenden Lächeln zu einer traurigen, introvertierten Miene. Er bewegte sich ständig, war sehr lebhaft und zugänglich. Seine Hyperaktivität hörte auf, wenn er auf den Knien eines Erwachsenen saß.

Yoram war das jüngste von drei Kindern. Seine Mutter war eine instabile, unreife und impulsive Frau, damit beschäftigt, ihre eigenen Grundbedürfnisse zu stillen. Bis zu ihrer Heirat hatte sie mit Drogen und Prostitution zu tun gehabt. Sie weigerte sich, ihre Kinder zu Hause zu erziehen, wollte sie aber nicht aufgeben und blieb in Kontakt mit ihnen. Der Vater war alkohol- und drogenabhängig und hatte jeden Kontakt zu seiner Familie abgebrochen, als Yoram drei Jahre alt war. Danach wurde entdeckt, dass der Vater ein Bigamist war, und das Paar wurde geschieden.

Yoram wurde zu früh geboren, im achten Monat der von seiner Mutter ungewollten Schwangerschaft. Einen Tag nach seiner Geburt wurde er in ein Kinderheim gegeben, und seitdem hat er verschiedene Institutionen durchlaufen. Er konnte bis zum Alter von drei Jahren nicht sprechen, abgesehen von ein paar Wörtern. Er wurde als jemand beschrieben, der nicht verstand, was man von ihm wollte. Er interessierte sich für nichts als Essen und das Attackieren von anderen. Er kam in das Behandlungszentrum, als er neun Jahre alt war und ein Heim wegen seiner Probleme, besonders wegen seiner Aggressivität und fehlenden Konzentration, verlassen musste.

Yorams Aufnahmeinterview war aufschlussreich. Der Unterschied zwischen dem emotionalen Ausdruck, wenn er erschrocken, ängstlich und isoliert war und wenn er sich geschützt und geborgen fühlte, war auffallend. Während des ersten Teils des Interviews zog er es vor, weit entfernt vom Interviewer auf einem Stuhl zu sitzen, und sprach über seine Untaten in früheren Umgebungen. Währenddessen driftete er in seine Fantasiewelt ab und erzählte unwahrscheinliche Geschichten, etwa wie er seinen Lehrern Tausende von Schekeln gestohlen hatte, ohne erwischt zu werden, »denn mich kann niemand kriegen«, oder dass er in Streitigkeiten zwischen Kindern und Erwachsenen mutig den Streik gegen die Erwachsenen angeführt hatte unter den anfeuernden Rufen von allen und wie sie ihn dann auf ihren Schultern getragen hatten.

Während des zweiten Teils des Interviews, nachdem er ein paar Spiele mit dem Interviewer gespielt hatte, setzte sich Yoram dem Interviewer auf die Knie, kuschelte sich langsam in dessen Schoß und streichelte gleichzeitig seine eigene Hand und die des Interviewers. Es war offensichtlich, dass er nicht länger zwischen sich und dem Interviewer unterschied. Er wurde zunehmend passiv, seine

Mutgeschichten hörten auf und er sprach mehr über praktische Belange, zum Beispiel wie das Essen sei, was die Kinder machten, wie sie seien, ob sie ihn schlagen würden und an wen er sich wenden solle, wenn sie ihn schlügen.

Yoram begann eine psychotherapeutische Einzeltherapie, drei halbstündige Sitzungen pro Woche. Sein Therapeut fasste das erste halbe Jahr der Behandlung zusammen:

»Während der ersten Wochen traf ich Yoram an allen möglichen Plätzen an, und er rief mir Befehle zu wie: ›Bring Süßigkeiten mit. Nimm meinen Mantel. Geh schneller‹ und so weiter. Er erwartete, dass ich erriet, was er wollte. Er brachte Süßigkeiten mit zur Sitzung und sagte: ›Ich bin hungrig‹, stopfte Süßigkeiten in meinen Mund, ich musste sie essen. Oder er schmierte sich mit Vaseline ein und bestand darauf, mich auch einzuschmieren. Einmal, als es unklar war, mit wem er sprach, fragte ich ihn, ob er mit mir oder mit sich selbst spreche. ›Mit dir selbst‹, war seine Antwort. Ich fühlte ganz klar, dass ich oft als sein Anhängsel diente und dass er versuchte, mich zu kontrollieren, als sei ich ein Teil seines Körpers. Er pflegte den Kindern wie auch einigen Erwachsenen zu erzählen, ich sei sein Sklave, während er mir in den Sitzungen von besagten Heldentaten mit Erwachsenen erzählte.

Yoram kam gewöhnlich wie ein Wirbelwind in den Raum, knallte die Tür zu, rannte von einer Ecke in die andere, begann eine Aktivität nach der anderen assoziativ, das heißt, wenn er ein Stück Papier auf dem Tisch liegen sah, fing er an zu malen, wenn er ein Geräusch von draußen hörte, hörte er auf mit dem, was er gerade tat, und rannte ans Fenster. Viele seiner Beschäftigungen waren sehr aggressiv; so versuchte er, im Zimmer ein Feuer zu machen, was ich verhinderte. Er beschädigte auch verschiedene Figuren wie Puppen und Soldaten, nahm sie auseinander, stach Nadeln in sie und zerstörte sie, immer seine Allmacht und Herrschaft über alles erklärend. Anzeichen von Angst traten auf, wenn er Menschen in der Nähe des Behandlungsraumes sah oder wenn jemand an die Tür klopfte, während er drinnen war. In diesen Situationen verhielt er sich feindselig, fluchte über diese Leute und drohte, sie sofort zu töten. Er verlangte, dass ich die Tür von innen abschloss. Wenn ihm auffiel, dass irgendetwas im Behandlungsraum kaputt war, war er ärgerlich und aufgebracht darüber, dass es mir nicht gelang, die Dinge sicher aufzubewahren.«

Yoram zeigte Angst, wenn er seine Existenz bedroht fühlte; er zeigte einen raschen Verlust der Fähigkeit zwischen Selbst und Objekt zu differenzieren; er äußerte dann Größenfantasien, die physische Stärke, Zerstörung und Vernichtung zum Inhalt hatten und mit einer Beeinträchtigung der Realitätsprüfung einhergingen – ein Verhalten, das für die Diagnose einer Borderline-Störung mit Manifestationen von Größenfantasien in verschiedenen Situationen typisch ist.

Or

Der neunjährige Or war das einzige Kind von Eltern, die einen psychiatrischen Klinikaufenthalt hinter sich hatten und noch ambulant medizinisch betreut wurden. Beide, Vater und Mutter, schienen älter zu sein, als sie waren. Der Vater war als Techniker angestellt. Er wurde das erste Mal im Alter von zwanzig Jahren in die Klinik eingeliefert, dann wieder nach Ors Geburt. Or wurde wegen emotionaler Störungen zur Behandlung ins Zentrum überwiesen. Die Mutter war nicht berufstätig und wurde von ihrer eigenen Mutter als »Fehler« bezeichnet. Ors Mutter wurde eingewiesen, als er drei Monate alt war, damals wurde er in einem Heim für Kleinkinder untergebracht. Die Mutter beschrieb vielfältige Ängste und Fantasien drohender Katastrophen, die sich vor Or auftaten. Ihre Ängste dauerten an und begleiteten ihn ins Behandlungszentrum, bis hin zu der Tatsache, dass sie versuchte zu verhindern, dass er zum Zahnarzt geschickt wurde, damit er nicht während der zahnärztlichen Behandlung sterbe. Beide Eltern beschrieben Or als den Mittelpunkt ihrer Welt, ein Wunderkind und ihnen mehr wert als alles andere auf der Welt. Die Mutter trug seine Zeugnisse in ihrer Handtasche, um jedem zu zeigen, wie klug er war.

Im Aufnahmeinterview war Or sehr aufgeregt, änderte ständig den Ton seiner Stimme, so als sei er alle paar Minuten jemand anderes. Auf die Fragen des Interviewers antwortete er: »Befragen Sie mich nicht, ich bin Magnum, der Privatdetektiv.« Er fragte, wie alt der Interviewer sei, und verglich sein Alter mit dem einer Firma, das in der Tageszeitung erwähnt worden war. Während des Interviews hatte er die meiste Zeit die Hände in den Hosentaschen. Sein Verhalten war sehr wechselhaft: Einmal war er der kleine Junge, der alles weiß, bat aber auch immer wieder darum, den Raum verlassen zu dürfen, um seine Eltern zu sehen. Im Verlauf des Interviews beschrieb er seine Überweisung ins Behandlungszentrum: Eine Sozialarbeiterin hatte ihn gefragt, ob er lieber zu Hause bleiben oder im Zentrum leben wolle. Er antwortete, dass er lieber zu Hause bleiben wolle, aber nachdem die Sozialarbeiterin diese Antwort an ihre Vorgesetzte weitergegeben hatte, ging alles schief, denn die Vorgesetzte war eine böse Frau. Später sagte Or, sein Vater schlage ihn, und bat den Interviewer, mit dem Vater zu sprechen und zu unterbinden, dass er ihn weiter schlage. Zum Interviewer sagte er, dass, obwohl er (Or) wisse, dass er der Direktor sei, er nicht wie einer aussehe.

Nachdem Or ins Behandlungszentrum aufgenommen worden war, begann er eine Einzeltherapie. In seinen ersten Sitzungen machte er einen Stundenplan bis auf die Minute genau, und schrieb die Fernsehprogramme ab, einschließlich der Showkritiken. Er übernahm der Therapeutin gegenüber alle möglichen Autoritätsrollen: Er war der Arzt, sie die Patientin; er der Lehrer, sie die Schülerin etc. und gab schimpfend Befehle und betonte – in welcher Rolle auch immer –, wie überlegen er war. Während der ganzen ersten Behandlungsperiode war Or sorgsam darauf bedacht, sich klar von der Therapeutin abzugrenzen. Er legte Zeitungen, Kalender, Karten zwischen sich und die Therapeutin – als eine Art »Waffenstillstandslinie«. Er machte sie oft zur Zuhörerin und sagte zu ihr, dass sie ihm aufmerksam zuzuhören habe. Einmal sollte sie ihm zusehen, wie er einen Plan für seine Ferienaktivitäten zu Hause machte.

Ors Verhalten hatte zwei Hauptmerkmale: Das erste war das Bedürfnis, die Grenze zwischen sich selbst und dem Objekt zu verstärken und abzusichern – das heißt sich selbst zu schützen, seine Identität, sein Verschiedensein von anderen Objekten. Zweitens kämpfte er unablässig darum, seinen Wert zu beweisen, was nur möglich war, wenn er den Wert des Objekts aufhob und sich selbst auf eine Ebene hob, wo er für niemanden zu erreichen war. Or schien also zu illustrieren, was ich über narzisstische Größenfantasien sagte.

Es sollte herausgestellt werden, dass sich dieser Bericht idealtypisch jeweils auf eine Form der Größenfantasien konzentriert, ohne dass das implizieren soll, dass die andere dann gar nicht auftritt. Es ist eher so, dass es eine Vorherrschaft der einen Art von Größenfntasien gibt, die die anderen überschattet. Also haben Kinder, die hier als narzisstisch beschrieben worden sind, Anzeichen von Sehnsucht nach dem Objekt, nach aufgelösten Grenzen und den Wunsch, Hilfe, Unterstützung und Trost vom Objekt zu bekommen, während sie zeit- und teilweise darauf verzichten, ständig ihre Fähigkeit, unabhängig existieren zu können, zu beweisen. Genauso gut können Kinder, die als Borderline-Persönlichkeiten diagnostiziert werden, klare Grenze wahrnehmen und ohne Hilfe und ohne Schutz von außen existieren.

Diese beiden Krankheitsbilder belegen, dass die Behauptung, die ich zu Beginn dieser Studie aufgestellt habe, richtig ist, dass das Kind mit einer narzisstischen Persönlichkeitsstörung eher in der Lage ist, zwischen Ich und Objekt zu unterscheiden als das »Borderline-Kind«. Ich nehme an, dass in der Tat beide Störungen Schädigungen der Fähigkeit sind, diese Unterscheidung zu treffen, von außen gesehen jedoch scheint die Fähigkeit im ersten Fall wegen der massiven Abwehrmechanismen der narzisstischen Persönlichkeitsstörung besser entwickelt zu sein – ein Eindruck, der vielleicht durch eindrucksvollere Ich-Funktionen wie ihrer Intelligenz verstärkt wird. Während einer Krise scheinen die Grenzen zwischen Ich und Objekt auch bei der narzisstischen Persönlichkeit zu verschwimmen, ein Problem, das eine intensivere Erforschung verdient.

IV. Das Erleben von Einssein – ein wesentliches Moment in der Behandlung von Borderline-Kindern

Die depressive Reaktion ist meinem Verständnis nach grundlegend beim Borderline-Kind. Borderline-Kinder haben Schwierigkeiten, ein eigenes kohäsives Selbst zu entwickeln, sie können ihr Selbst nicht triadisch betrachten und sind deshalb auch nicht fähig, sich auf Objekte als für sich selbst ganz eigene Subjekte zu beziehen. Hinzu kommt, dass diese Kinder an Selbstwertproblemen leiden.

Ich vermute, dass der depressive Anteil ihrer Psychopathologie hauptsächlich durch Gefühle von Einsamkeit, Verlassenheit und durch mangelndes Sicherheitsgefühl bedingt ist.

Fonagy und Target beschreiben klar die Pathologie dessen, was sie »komplexe Psychopathologie« nennen. Sie unterscheiden zwei Gruppen. Die zweite Gruppe scheint mir der Definition von Borderline-Kindern zu entsprechen. Sie beschreiben diese Gruppe wie folgt:

> Im Gegensatz dazu zeigt eine zweite Gruppe von Kindern (Gruppe B) starke, sogar dramatische Affekte und ein Verlangen nach sozialen Reaktionen. Übliche Erscheinungen ihrer Frühentwicklung sind die Neigung zum Anklammern, Hyperaktivität und Wutausbrüche. Bis zum Schulalter weisen sie möglicherweise die diagnostischen Kriterien für eine Hyperaktivitätsstörung auf, bedingt durch mangelnde Beachtung, Verhaltensstörungen, Trennungsangst, Verdrossenheits-Störung. Viele wirken ängstlich, launisch, reizbar, vielleicht explosiv. Diese affektive Labilität spiegelt wider, wie kaleidoskopartig das Selbstgefühl und das Gespür für andere bei diesen Kindern sind. In einem Moment fühlen sie sich ganz beschwingt im Einklang mit einem idealisierten Partner. Aber schon im nächsten Augenblick stürzen sie ab in bittere, heftige Wut, in Selbstanklage oder Verzweiflung. (Fonagy & Target, 1998, S. 232)

In ihrer klassischen Arbeit beschreiben Sandler und Joffe ihr Verständnis der »depressiven Reaktion« (Sandler & Joffe, 1980, S. 416). Sie verstehen diese Reaktion als Folge davon, das Gefühl von Wohlbefinden verloren zu haben. Auch sie betonen den engen Zusammenhang zwischen depressiver Reaktion und unabgeführter Aggression. Aber in den Schlussfolgerungen ihrer Arbeit heißt es:

> Es liegt zwar auf der Hand, dass die Fähigkeit, Frustration zu ertragen und der damit möglicherweise verknüpfte depressive Aspekt eine wichtige Rolle in der Entwicklung spielt, doch können wir uns der Auffassung nicht anschließen, dass die bloße Erfahrung einer Depression in sich schon wertvoll ist. (a. a. O., S. 428)

Meiner Meinung nach profitieren diese Kinder nicht von einer Behandlung, die auf die depressive Reaktion gerichtet ist. Diese Kinder brauchen vor allem primäre Erfahrungen, die es ihnen ermöglichen, aus ihrem unentwickelten Selbst ein Selbst zu erschaffen, das sich als Subjekt in der begegnenden Auseinandersetzung mit anderen Subjekten erlebt. Diese primären Erfahrungen ruhen auf dem Erlebnis von Einssein auf, die ich im Folgenden beschreiben möchte.

Im Laufe vieler Jahre psychoanalytischer Arbeit haben wir uns mit Fragen der Entwicklung beschäftigt, sei es im Hinblick auf die Übergänge zwischen der präödipalen und der ödipalen Phase und von hier zur Latenz und zur Adoleszenz, oder sei es hinsichtlich der Entwicklungsphasen nach Margaret Mahler, das heißt von der Abhängigkeit zur Individuation (Mahler, Pine & Bergman, 1975). Diese Denkweise ist durch Linearität gekennzeichnet, das heißt, wir betrachten die Entwicklung als eine ansteigende Linie und erwarten vom Individuum, dass es sich Schritt für Schritt zur individuellen Reife entwickelt. Unregelmäßigkeiten in dieser Linearität wurden mit Begriffen wie Fixierung oder Regression bezeichnet.

Mir scheint, dass wir uns heute schwer tun, die Entwicklung ausschließlich als linear zu betrachten. Meines Erachtens sehen wir den Menschen heute eher in seiner Komplexität, da alle Entwicklungsstufen in unserem Leben wiederholt in unterschiedlichem Kontext auftreten. So trennen wir uns niemals von primären Bedürfnissen der Verschmelzung und lassen auch nicht ab von ödipalen und anderen Bedürfnissen, je nach dem Kontext, in dem sich der Mensch befindet.

Meines Erachtens war es hauptsächlich Winnicott, der uns auf die wesentlichen Gelegenheiten aufmerksam gemacht hat, bei denen mehrere Zustände gleichzeitig auftreten, oftmals in paradoxen Konstellationen, wenn das Individuum zum Beispiel zwischen sich und dem Anderen unterscheidet und dann wieder nicht unterscheidet, oder wenn es sich möglicherweise allein befindet, dies aber nur in Gegenwart des Anderen, und ähnliche paradoxe Situationen.

Winnicott ist der Versuch gelungen, mit der klassischen Aufteilung in der Psychoanalyse zwischen dem Inneren und dem Äußeren kreativ umzugehen. Winnicott (1971d) bemerkte, dass es in normalen menschlichen Beziehungen keine klar definierte Unterscheidung zwischen innen und außen gibt. Er erkannte die Existenz eines potenziellen Raumes, das heißt eines intermediären Raumes, der ursprünglich in der einzigartigen Beziehung zwischen einem Säugling und seiner Mutter angelegt wird; es ist ein Raum, in dem das Baby zwischen *Ich* und *Nicht-Ich* zu unterscheiden lernt. Dieser potenzielle Raum dient zugleich als eine Zone, die die Brücke schlägt zwischen *Ich* und *Nicht-Ich*. Mit der Weiterentwicklung der Psychoanalyse begegnen wir nun anderen Konzepten, etwa dem *Selbstobjekt* bei Heinz Kohut (1978), *dem Dritten* bei Ogden (1994) und den Konzepten des *Einen-im-Dritten* und des *Dritten-im-Einen* bei Jessica Benjamin (2004) und Lewis Aron (2006).

In diesen Konzepten sehe ich eine Erweiterung des intermediären Raumes bei Winnicott und eine allgemeine Erweiterung des intersubjektiven Systems.

In diesem Kapitel möchte ich alle Beziehungen als ein umfassendes Zusammenspiel in einem Feld oder innerhalb eines Kontextes verstehen, in dem die Unterscheidung zwischen Innerem und Äußerem ausgelöscht oder vielmehr verwischt ist. Ich werde über die Erfahrungen, die in diesem Kontext stattfinden, nicht wie von einer Arena sprechen, in der sich Internalisierungen und Projektionen abspielen, sondern von einer Arena, in der sich Aspekte von Erfahrungen ereignen, die auf Dreiheit, Zweiheit oder Einheit basieren.

Betrachten wir die folgende Geschichte, an die der israelische Autor und Literaturkritiker Ariel Hirshfeld erinnert (veröffentlicht in einer Sonderausgabe von *Ha'aretz* zum Pessach-Fest 2006; Hirshfeld, 2006). Es handelt sich um seine Kindheitserinnerung, die vor einigen Monaten veröffentlicht wurde. Im Alter von fünf Jahren bemerkte er, wie die Haustür in seinem Kindergarten offen stand, also ging er hinaus und fing an, umherzuwandern. Er kam an einigen seiner Lieblingsplätze vorbei, so zum Beispiel am Fischladen. Alles, was er sah, hinterließ einen tiefen Eindruck bei ihm und er wanderte weiter. Plötzlich hielt ein Kleinlastwagen mit seinem Vater am Steuer neben ihm. Sein Vater stieg aus und ging wütend auf ihn zu. Er sagte, er habe gehört, dass er aus dem Kindergarten weggelaufen sei und er sei sehr wütend auf ihn. Er sagte weiter, er sei überrascht, dass ihm überhaupt so etwas einfallen könnte. Ariel sah seinem Vater aufmerksam ins Gesicht und er sah nichts weiter als Zorn, soweit er sich erinnern kann. Als sie sich ihrem Zuhause näherten, flüsterte Ariel ruhig: »Du bist nicht mehr mein Vater.« Sein Vater antwortete: »Das geht nicht. Ich werde immer dein Vater bleiben.« Worauf Ariel sagte: »Nein, du wirst immer ein Vater bleiben, aber nicht meiner. Du als mein Vater – das ist etwas, das ich entscheide. Und ich habe entschieden, dass du nicht mein Vater bist. Und ich werde jedem erzählen, dass du nicht mein Vater bist.« »Wie willst du das anstellen?« fragte sein Vater. »Ich werde zum Gemeinderat gehen und dem Vorsitzenden melden, dass ich die Tatsache, dass du mein Vater bist, für ungültig erkläre. Ich bin derjenige, der das entscheidet«, meinte Ariel, während ihm die Tränen die Wangen herabliefen. Sein Vater blickte ihn ernst, aber mit einem Lächeln an und sprach in einem veränderten, jedoch ernsthaften Ton: »Du hast recht. Du bist derjenige, der das entscheidet.« Er streckte seine große Hand seinem Sohn entgegen und sagte: »Vielleicht kannst du noch damit warten, bis du es dem Gemeinderat sagst und mich noch für eine kleine Weile dein Vater bleiben lassen?« Ariel fügt hinzu: »Ich erinnere mich gut daran, wie sich seine große Hand nach mir ausstreckte und wie meine kleine Hand die seine fand und seine großen, warmen Finger sich um meine Hand schlossen und sie hielten und wie wir beide den kleinen Hügel zum Haus und zur Mutter hinaufgingen und ich konnte nicht mit ›ja‹ antworten, weil mir die Tränen die Kehle zuschnürten.«

In dieser Erinnerung, die zweifellos sehr bewegend ist, spürt man, dass sich der Sohn und der Vater emotional außerordentlich wohl fühlen. Das Kind hat ein klares Selbstgefühl mit einer scharfen Wahrnehmungsfähigkeit, die ihn im selben Moment die Vaterschaft des Vaters erkennen lässt und doch geltend macht, dass er nicht sein Vater ist, denn diese Zugehörigkeit ist determiniert durch die exklusive Erfahrung seines Selbst. Er unterscheidet zwischen dem biologischen Faktum und der psychischen Präsenz seines Vaters in ihm. Ohne an dieser Stelle in eine dynamische Diskussion über dieses Ereignis einzutreten, können wir bereits ohne weiteres festhalten, dass die Aussage des Kindes – dass er die Zugehörigkeit des Vaters zu ihm auslöscht – nicht allein auf den analytischen Fähigkeiten des Kindes beruht. Diese Aussage beruht auch auf der gemeinsamen Erfahrung des Kindes und seines Vaters im Laufe der fünf Jahre vor diesem Ereignis. Was hat dann also diese Aussage determiniert – der tatsächliche Elternteil im Moment des Zusammentreffens zwischen Vater und Sohn, zusammen mit dem Gesichtsausdruck und den zornigen Worten des Vaters? Oder vielleicht die gutartigen Erfahrungen mit dem Vater, die das kleine Kind in sich trägt und auf deren Basis er sich als jemand mit einem kohäsiven Selbst behaupten kann? Wir können es nicht genau sagen. Mehr noch, ich bin der Meinung, dass eine solche genaue Festlegung keine Bedeutung hat, denn schließlich wird dieses Ereignis des Einsseins aus der komplexen Welt einer Beziehung heraus geboren, die sich innerhalb eines intersubjektiven Kontextes abspielt, den wir niemals in seine Bestandteile werden aufspalten können. Es handelt sich hier um ein Feld, auf dem komplexe Beziehungen stattfinden, und zwar aus vielerlei Aspekten. Und daher lautet die Frage: Wie betrachten wir dieses Feld?

Die wunderbare Geschichte, die wir soeben gehört haben, verdeutlicht, was Aron »das Dritte« nennt. Es bezieht sich auf die Antworten und Signale, die die Mutter an ihren Säugling weitergibt, und ich zitiere Aron:

> Die Mutter »pointiert« [marks] ihre spiegelnde Antwort auf ihr Kind, um zu signalisieren, sozusagen, dass es *ihre* Version *seiner* Antwort ist.

Die folgende Beschreibung von Aron kann das konkret veranschaulichen:

> Wenn eine Mutter sieht, wie ihr kleines Kind hinfällt und sich das Knie aufschürft, dann ruft sie in einer Weise »Ohhh«, die ihre Einfühlung in den Schmerz und die Angst des Kindes kundtun soll. Dennoch antwortet die Mutter (oder sollte es zumindest) nicht mit demselben Ausmaß an Desorganisation wie ihr Kind. Sie identifiziert sich sowohl mit ihrem verletzten, verängstigten Kind und pointiert ihre Antwort zugleich (in der Regel durch irgendeine Übertreibung) und tut damit kund, dass sie nicht exakt wie ihr Kind reagiert, sondern dass sie von ihm getrennt ist. [...] Denken Sie hier an das Dritte, wieder einmal ganz wortwörtlich, das von drei Punkten gebildet wird: die unmittelbare Reaktion des Kindes, die Reaktion der Mutter, die sich mit der Angst ihres Kindes identifiziert, und dann die erwachsene, differenzierte Komponente in der Reaktion der

Mutter, die ausdrückt, dass sie weiß, dass das Kind nicht daran stirbt und darüber hinweg kommen wird. (Aron, 2006, S. 358)

In einem faszinierenden und bewegenden Aufsatz stellt Kulka (1995) fest, dass der Patient den Therapeuten als jemanden braucht, durch den das Selbstgefühl des Patienten Gestalt gewinnt. Diese Feststellung Kulkas erinnert uns an die vorhin erwähnte Idee Winnicotts, dass der Säugling sich selbst im Gesicht seiner Mutter erkennt, das heißt, das Selbstgefühl des Kindes wird erworben, aufgebaut, bestärkt und geformt von anderen, von der Mutter und anderen Gestalten. Das wird in literarischer Form in der folgenden Beschreibung des italienischen Autors Erri de Luca (2001) in seinem Buch *Montedidio* (engl.: *God's Mountain*) veranschaulicht. Der Junge in dem Buch sagt Folgendes:

> In der Dunkelheit kommt Maria zu den Waschbecken. Sie berührt mich nicht. Sie lockt meinen Pimmel nicht von meinem Körper weg. Sie hat dem Vermieter gesagt, dass sie es satt habe. Er hat es übelgenommen und Zwangsräumung angedroht. Marias Eltern schulden ihm noch Miete. Maria hat ihm vor die Füße gespuckt und ist gegangen. Sie hat allen Mut zusammengenommen. Gerade erst eine Frau geworden und schon kennt sie den Ekel. Ich hab die Nase voll von diesem Spielchen, sagte sie, dass er sie Prinzessin nennt und ihr die Kleider seiner verstorbenen Frau anzieht, ihr kostbare Sachen umhängt und sie dann berührt und sie auffordert, ihn auch zu berühren. Jetzt will sie das nicht mehr, weil ich da bin. Ich bin da. Ich bin wichtig, habe ich das Gefühl. Bis jetzt war es völlig egal, ob ich da war oder nicht. Maria sagt, dass ich hier bin. Und deshalb merke ich auch, dass ich hier bin. Ich frage mich, ob ich das nicht selber hätte merken können. Wahrscheinlich nicht. Wahrscheinlich muss es einem jemand anders sagen. (a. a. O., S. 64)

Es ist interessant zu betonen, dass der Titel des italienischen Buches wörtlich ins Englische übersetzt ist, also *God's Mountain*, und ebenso ins Hebräische, in der deutschen Übersetzung jedoch heißt das Buch *Ich bin da*. Da ich gerade bei Winnicott bin, fällt mir seine Erklärung zu dem Thema ein, das ich hier momentan behandele. In seinem Aufsatz »Die primitive Gefühlsentwicklung« schreibt er Folgendes:

> Gekannt zu werden bedeutet, dass der Patient sich wenigstens in der Person des Analytikers, der ihn kennt, integriert fühlt. Das ist im Leben des Säuglings ein alltägliches Erlebnis, und ein Säugling, für den es nicht eine Person gab, die seine einzelnen Bestandteile gesammelt hätte, ist in seiner eigenen Integrationsaufgabe behindert, und vielleicht kann er sie nicht erfolgreich lösen oder jedenfalls die Integration nicht zuversichtlich aufrecht erhalten. (Winnicott, 1983, S. 65; Hervorhebung Y. C.)

Das Faszinierende an dem Auszug aus Erri de Lucas Buch ist die Gleichzeitigkeit, in der der Junge für die Bedürfnisse des Mädchens ebenso bedeutsam ist wie das Mädchen für die Bedürfnisse des Jungen, für die Entdeckung seines Selbst. Leider sind die meisten Kinder, die wir gegenwärtig in Behandlung haben, in der

Entwicklung ihres Selbst und in ihrem Selbstgefühl aufs Schwerste verwundet, hauptsächlich aufgrund mangelnder Erfahrungen der Art, in denen das eigene Selbst auf dem Wege intersubjektiver Erlebnisse entdeckt wird, Erlebnisse, die ein Säugling eigentlich mit seiner Mutter haben sollte.

Ich bin immer schockiert, wenn ich das erstaunliche Gedicht »Vietnam« von der großen polnischen Dichterin und Nobelpreisträgerin Wislawa Symborska lese:

Vietnam

»Wie heißt du, Frau?« »Ich weiß nicht.«
»Wo bist du geboren? Wo kommst du her?« »Ich weiß nicht.«
»Wozu gräbst du dich ein?« »Ich weiß nicht.«
»Seit wann versteckt du dich hier?« »Ich weiß nicht.«
»Warum hast du mich in den Zeige-Finger gebissen?« »Ich weiß nicht.«
»Wir tun dir nicht Böses, weißt du?« »Ich weiß nicht.«
»Auf wessen Seite bist du?« »Ich weiß nicht.«
»Wir haben jetzt Krieg, du musst wählen.« »Ich weiß nicht.«
»Steht dein Dorf noch?« »Ich weiß nicht.«
»Sind das deine Kinder?« »Ja.«

Dieses Gedicht zeigt einerseits den Inbegriff an Mütterlichkeit, der darin besteht, dass die Wirkungen und Phänomene dieser Welt in den Augen einer Mutter und in ihrer emotionalen Welt keine Bedeutung und keinen Wert haben; es gibt im Zentrum ihres Lebens nur einzig und allein eines, was daher von einzigartigem Wert ist – ihre Kinder. Auf der anderen Seite jedoch sind wir Zeuge der entsetzlichen Folgen von Kriegen und anderen großer Katastrophen. Das Bild der Mutter weckt in uns Mitgefühl und Empathie, sie hat im Grunde sich und ihr Selbstgefühl verloren. Mir scheint jedoch, dass sie, obgleich sie ihr Selbstgefühl verloren hat, nicht ihre Selbstgewissheit als Mutter verloren hat. Für mich vermitteln die Worte des Gedichtes das Gefühl, als sage die Mutter, dass niemand da ist, der ihr als Selbstobjekt dient und dass deshalb alles in einem Abgrund des Vergessens und der Unsicherheit versunken ist. Im Gegensatz dazu bleibt ihre Mütterlichkeit und wird für immer bleiben. Ich habe jedoch die Befürchtung, dass wir heutzutage Menschen begegnen, deren Mütterlichkeit auch nicht überleben konnte.

Obwohl diese Mutter ihre Selbstgewissheit angesichts ihrer Kinder aufrechterhalten kann, ist dennoch fraglich, ob sie ihnen als Selbstobjekt oder als subjektives Objekt dienen kann, welches es ihren Kindern ermöglicht, ein gesundes und kohäsives Selbst zu entwickeln. Wir können zumindest annehmen, dass ihre Kinder überleben können, und wenn wir von Überleben sprechen, dann meinen wir in den meisten Fällen ein Reagieren auf das, was im Hier und Jetzt geschieht und eine Reaktion auf das, wovor sich jemand fürchtet und vor dessen Eintreten er Angst hat. Wenn wir von Überleben sprechen, dann gibt es kein kohäsives

Selbst, aufgrund dessen sich der Mensch in der Lage fühlen könnte, der inneren oder äußeren Realität zu begegnen, während er zugleich spüren könnte, dass er ein Selbst besitzt, das Richtung geben, das planen und kontrollieren, das sich selbst als handelndes Subjekt wahrnehmen kann. Ein solches Kind fühlt sich, als bewege und schlingere es in der Welt umher, ganz so wie eines der Objekte, denen es begegnet, und es ist mit einem Überleben beschäftigt, das aus höchst lebensfeindlichen Kontakten geschöpft wird.

Ich möchte gern sagen, dass ich, wenn es um die Behandlung von Kindern und Jugendlichen (und auch von Erwachsenen, die hier nicht zum Thema gehören) mit schweren psychischen Störungen geht, daran festhalte, dass unsere wichtigste Funktion darin besteht, diese Kinder mit einem Selbstgefühl auszustatten, einem Gefühl, dass sie da sind, so wie der Junge in Erri De Lucas Geschichte. Es ist an uns, den Kindern die Komplexität ihres Selbst und im Zusammenhang damit ihre Einzigartigkeit, ihren unverwechselbaren Wert zu eröffnen, und ihnen zugleich ihre Gleichwertigkeit zwischen und mitten unter anderen Individuen zu zeigen. Die folgende Vignette wurde mir in der Sitzung einer Supervisionsgruppe vorgestellt. Die Vignette stammt aus der Therapiestunde eines zehnjährigen Mädchens, deren Mutter starb, als sie drei Jahre alt war; ihr Vater hat eine Behinderung (eine Beinprothese). In der Schule ruft dieses Mädchen bei jedermann Ekel und Ablehnung hervor. Weder die Lehrer noch die Mitschüler mögen sie. Sie verbreitet überall Schmutz und gebraucht Worte der unflätigsten Art. In den Therapiestunden versucht sie, ihre Therapeutin dazu zu bringen, sich vor ihr zu ekeln – sie furzt, schmiert mit Kot etc. In der Stunde, über die hier berichtet werden soll, bittet sie um ein Rollenspiel, in dem sie die Lehrerin ist und die Therapeutin die Schülerin. Die Schülerin hat ein Bild zu malen, und die Lehrerin sagt ihr, das Bild sei abscheulich und wendet sich an den Schulleiter, damit er die Mutter des Mädchens anruft und ihr sagt, dass die Bilder ihrer Tochter abscheulich seien. Mitten in dieser Szene beginnen der Therapeutin Tränen aus den Augen zu fließen (die nicht zum Spiel gehören, sondern echte Tränen sind). Das Mädchen tritt aus dem Spiel heraus und sagt zu der Therapeutin: »Du weinst.« Die Therapeutin antwortet: »Ja, ein bisschen. Ich bin traurig.« Dann tritt das Mädchen wieder in das Spiel ein und sagt in der Rolle der Lehrerin zur Therapeutin, dass ihre Bilder wirklich schön seien und dass sie wunderbare Arbeit leiste.

In der Supervisionsstunde sagte ich, dass es sich hier um einen Akt des Einsseins handele. Das Weinen der Therapeutin war ihr Weinen als Subjekt, aber das Mädchen hat darin ihr eigenes Weinen wahrgenommen und eine Art Aussage der Therapeutin, dass sie – das Mädchen – nicht abscheulich oder abstoßend ist. Das Mädchen scheint zur Therapeutin zu sagen: »Ich habe in deinen Augen gesehen, dass ich eigentlich gut bin« und daraufhin war das Mädchen in der Rolle der Lehrerin in der Lage, der Therapeutin, die wieder in die Rolle der Schülerin geschlüpft war, zu sagen, ihre Bilder seien wunderbar. Was das Mädchen in den

Augen ihrer Therapeutin gesehen hat, war sie selbst. Ich möchte betonen, dass ich das Weinen der Therapeutin nicht als projektive Identifizierung verstehe, denn ich denke, dass die Traurigkeit des Mädchens noch nicht zu einem Teil von ihr geworden ist, und daher können wir nicht von Projektion der einen oder anderen Art sprechen. Hier handelt es sich um ein Mädchen, deren Selbst nicht ihre Traurigkeit enthält, sondern stattdessen nur den Ekel, der die Ablehnung anderer hervorruft. Es ist nicht die Traurigkeit, die das Mädchen nicht in sich halten kann und die deshalb auf die Therapeutin projiziert wird; vielmehr ist es eine Traurigkeit, die in ihrem Selbst bisher noch nicht eingehüllt worden ist; sie trägt nicht die Erfahrung in sich, dass jemand um sie weint. Hier hat die Transformation eindeutig im intermediären Raum zwischen den weinenden Augen der Therapeutin und den Augen des Mädchens stattgefunden. Es ist genau diese Situation, in der das Mädchen ihre eigenen Augen in den weinenden Augen der Therapeutin sieht, die den Zustand des Einsseins kennzeichnet, und es gibt deshalb hier keine Unterscheidung zwischen innen und außen. Dies ist eine Erfahrung von Einssein, die sich auf die Unterscheidung zwischen diesen beiden Personen stützt. Es ist eine paradoxe Situation, in der die Therapeutin gleichzeitig sowohl sie selbst ist, als auch das Mädchen in ihrer Traurigkeit. Es handelt sich eindeutig nicht um eine Vermischung, sondern ums Einssein in dem Sinne, den ich hier zu beschreiben versuche.

Das Mädchen beginnt hier zu fühlen, dass sie ein komplexeres Wesen ist, mit Tränen, mit Traurigkeit, mit kreativen Fähigkeiten und mehr. In diesem einzigartigen Zustand dient die Therapeutin, in Kohuts Worten, als Selbstobjekt; nach Ogden (2004) ist dieser Zustand der eines Selbst-losen Haltens, mit Winnicott (1975) ist es ein Zustand »primärer Mütterlichkeit« (primary maternal preoccupation). Ich glaube, dass der Zustand, der von Winnicott als primäre Mütterlichkeit beschrieben worden ist, nicht nach den ersten paar Wochen im Leben eines Säuglings endet. Ich vermute, dass wir besonders in der Behandlung schwieriger Kinder genötigt sind, zu Momenten primärer Mütterlichkeit zurückzukehren. Diese kurzen Momente sind wesentlich in der Entwicklung des Selbstgefühls bei jenen, die vom ersten Beginn ihres Lebens an verletzt worden sind und deren Entwicklung ihres Selbst beeinträchtigt war.

Natürlich stellt sich die Frage, ob das zu Beginn der Therapie geschieht, im ersten Stadium der Therapie und dann, wie lange dieser einzigartige Zustand anhält. Ich möchte betonen, dass sich die Dinge nicht linear entwickeln, ebenso wie wir heute wissen, dass die allgemeinen Entwicklungsstadien nicht linear vollzogen werden können. Unser Leben lang befinden wir uns vielmehr in allen Stadien der Entwicklung, wobei von Zeit zu Zeit das eine oder andere Stadium vorherrscht.

An dem in der Vignette beschriebenen Mädchen können wir erkennen, so meine ich, an welcher Stelle nun therapeutische Arbeit geboten ist, um dem Patienten eine Begegnung mit allen Komponenten seines Selbst zu ermöglichen. Diese Art der Begegnung kann nicht durch einen Austausch von Informationen oder verschiedene Deutungen zustande kommen, sondern nur durch Erfahrung. Therapie ist eine sehr komplexe Erfahrung, die all die erwähnten Komponenten enthält. Das Selbst ist das Produkt komplexer Erfahrungen, manche konflikthaft, andere einander ähnlich, aber es bedarf der Erfahrungen des Einsseins mit subjektiven Objekten, mit dem Selbstobjekt.

Ein Kind kann Gleichheit von Vielfalt unterscheiden, aber das kann es erst, nachdem es eine Erfahrung des Einseins gemacht hat, in der der Therapeut sich tatsächlich seines eigenen Selbstseins entledigt hat, auch wenn es nur für einen kurzen Augenblick ist. Diese Erfahrung bedarf der Wiederholungen in unserem alltäglichen Leben (zum Beispiel in Liebesbeziehungen) und ebenfalls in therapeutischen Situationen. Dementsprechend kann es sein, dass sie zu Beginn einer Therapiestunde oder zu anderen Zeiten nötig ist. Wir können somit nicht von Behandlungsstadien sprechen, die mit einer undifferenzierten Erfahrung beginnen und sich langsam zu größeren Differenzierungen hin entwickeln. Ich bin der Auffassung, dass die unterschiedlichen Positionen in einer Behandlungssituation im Verlauf des gesamten therapeutischen Prozesses auftreten. Manche Behandlungsstunden werden sich in der Hauptsache auf eine klare Unterscheidung zwischen den beiden Personen im Therapiezimmer stützen; ein andermal wird diese Differenzierung verwischt sein. Es wird Zeiten in der Behandlung geben, vielleicht nur ein paar Momente, in denen der Therapeut für das Kind die Rolle des Selbstobjektes übernimmt, indem er ihm sein eigenes Selbstsein enthüllt und auf diese Weise scheinbar die Präsenz nur *eines* Wesens heraufbeschwört; zu anderen Zeiten könnte die Situation ein wenig von beidem sein, das heißt, der Therapeut und das Kind sind getrennt, zugleich aber zu einem einzigen Wesen vereint. Das geschieht meistens, wenn der Therapeut aus Empathie heraus handelt, was ein »Selbst« im Therapeuten zu verleugnen scheint, wobei gleichzeitig seine Einzigartigkeit und seine Getrenntheit gewahrt bleiben. Und es wird im Gegensatz dazu im Verlauf der Behandlung Situationen geben, in denen eher die Getrenntheit manifest ist. Die sichere Festlegung, wer oder was die Position in einer Behandlungsstunde diktiert, mag häufig schwer fallen. Das sind dann Situationen, in denen der triadische, der dyadische und der monadische Aspekt nebeneinander bestehen – all das in Übereinstimmung mit unserer jeweiligen Beziehung zur Situation.

Lassen Sie uns folgende Vignette aus der Behandlung eines vierjährigen Jungen näher betrachten: Dani befindet sich vor allem wegen seines gewalttätigen, aggressiven Verhaltens im Kindergarten und zu Hause in psychoanalytischer Behandlung. In den ersten Stunden spielte der Junge mit verschiedenen Figuren, aber er griff auch regelmäßig die Therapeutin an, schlug sie und trat nach ihr. Das, wovon ich im Folgenden berichte, ereignete sich in einer der ersten Stunden: Dani wirft einen Ball mit Wucht an die Decke und trifft den Lampenschirm. Nach ein paar Sekunden brennt die Birne aus und der Raum wird dunkel. Dani fragt, was passiert ist, und die Therapeutin sagt, dass die Birne ausgebrannt ist, wahrscheinlich, weil sie vom Ball getroffen wurde. Dani fängt an, die Therapeutin zu attackieren, er schlägt und tritt sie. Die Therapeutin hält ihn von hinten fest, er tritt weiter und wirft seinen Kopf nach hinten in der Absicht, ihr weh zu tun. Sie sagt ihm, dass sie ihn weiter festhalten und ihn schützen werde und sobald er in der Lage sei, an sich zu halten und sie nicht zu schlagen, werde sie ihn loslassen. Er kämpft weiter gegen sie, und sie sagt ihm, das sei der Grund, weshalb er zu ihr komme, das sei es, was ihm anderswo passiere, wenn er übermäßig stark reagiere oder wild werde und dann würden andere wütend auf ihn und er bekomme Angst und werde traurig. Als das Um-sich-Treten abnimmt, lässt ihn die Therapeutin los, und am Ende der Stunde sagt Dani sogar, dass er nicht gehen möchte und sieht sie etwas erstaunt an, als habe er erkannt, dass hier irgendetwas anders ist als sonst.

Ich glaube, dass die Intervention der Therapeutin in diesem Fall von ihrer Frustration herrührte, die sie nach derart schweren Attacken in der ersten Phase der Behandlung empfand. Ich nehme an, dass ihre Intervention in dieser Sitzung auf einer klaren Trennung zwischen ihr und diesem kleinen Jungen beruht. Die Frustration der Therapeutin kommt, so sehe ich es, in ihren Worten Dani gegenüber zum Ausdruck, dass die Birne wahrscheinlich deshalb ausgebrannt sei, weil sie vom Ball getroffen wurde, als er ihn gegen die Decke warf. Ich denke, dass die Therapeutin, indem sie das sagt, ihre eigene Frustration ausdrückt, nachdem sie versucht hat, etwas Angenehmes zwischen ihnen beiden herzustellen. Daher weist sie ihn darauf hin, dass die Welt aus separaten und linearen Einheiten gemacht ist, dass eine bestimmte Handlung, die gegen eine spezifische Person oder ein Objekt gerichtet ist, ein bestimmtes Ergebnis erzielen kann. Somit erklärt sie ihm, dass er durch seine Handlung (eine Handlung, die getrennt von ihr vor sich geht), das Werfen eines Objekts – des Balls – die Beschädigung bzw. Zerstörung eines anderen Objekts – der Lampe – verursacht hat, was zum letzten Stadium dieser linearen Entwicklung geführt hat, nämlich, dass der Raum dunkel wurde. Ich nehme an, dass die Therapeutin auch Schuldgefühle bei dem Kind wecken wollte. Meines Erachtens wird jedoch klar, dass dieser Junge bislang nicht in der Lage ist, das lineare Phänomen von Ursache und Wirkung zu begreifen, besonders dann, wenn er Teil dieses Phänomens ist. Und ganz sicher ist er sehr weit davon entfernt, die Verantwortung für seine Handlungen zu erkennen. In diesem Moment handelte die Therapeutin aus der Annahme heraus, das Kind habe ein kohäsives Selbst und Selbstgefühl. Die schroffe, aggressive Reaktion des Kindes auf die Antwort der Therapeutin auf seine Frage, warum das Zimmer dunkel geworden sei, entsprang weder Schuldgefühlen noch der Reaktion auf ihren Vorwurf an ihn noch der Projektion von Schuld auf die Therapeutin. Ich glaube, dass die aggressive Reaktion des Kindes seinem Gefühl entstammte, er müsse unbedingt überleben. In jenem Moment hatte er das Gefühl, als habe die Therapeutin ihn verlassen, sei weggegangen und habe ihn in einer chaotischen, bedrohlichen und gewalttätigen Welt zurückgelassen. Er fühlte sich selbst in der Gefahr, ausgelöscht zu werden und nur dadurch eine Chance zu haben, sein Selbstgefühl zu retten, dass er seine gesamten Kräfte in einem wütenden Körper bündelte. Und gewiss hätte die Therapeutin in dieser schwierigen Situation ebenfalls alles auf ihn konzentrieren sollen, das heißt ihr Selbstsein aufgeben und dem Kind als das Selbst dienen sollen, das er noch nicht besitzt. Sie hätte reagieren sollen wie die von Aron beschriebene Mutter, deren Kind hingefallen ist. Das bedeutet, sie hätte so etwas wie Überraschung über die plötzliche Dunkelheit zum Ausdruck bringen sollen, eine Dunkelheit, die über sie beide hereinbrach, und damit das Gefühl artikulieren können, dass sie beide als ein vereintes Ganzes die Situation bewältigen und sie wieder herstellen und auf diese Weise die Kontinuität einer sicheren Existenz gewährleisten können. Sie hätte ihm so erlauben können, die Teile seines Selbstgefühls zu entdecken, die er bisher noch nicht besitzt.

In diesem Kontext lohnt sich der Hinweis auf ein Zitat von Anne Alvarez, in dem sie über den Unterschied in der Behandlung von neurotischen und Borderline-Kindern spricht:

> Ich bin der Meinung, dass Deutungen, die Getrenntheit betonen und den Unterschied zwischen idealem Objekt und Idealselbst erst bei Patienten angebracht sind, die eine hinreichende Ich-Entwicklung, ein hinreichendes Vertrauen in ihre Objekte und ein hinreichendes Selbstwertgefühl aufweisen. (Alvarez, 1997, S. 756)

Lassen Sie uns nun die folgende Vignette aus einer anderen Therapie betrachten:

Bei Itai, einem frühgeborenen Kind, das in seiner motorischen und sprachlichen Entwicklung Verzögerungen aufwies, wurde im Alter von vier Jahren ADHS diagnostiziert; er kam in einen speziellen Kindergarten. Mit sieben Jahren schien sich Itais Situation zu verschlechtern. Daraufhin wurde er in stationäre Behandlung (residential treatment) überwiesen. Einen Monat nach Einweisung in das stationäre Behandlungszentrum fand ein Familiengespräch statt; dabei wandte sich die Mutter an die Psychologin, als wäre Itai nicht im Zimmer anwesend, und sagte, dass das Kind sie in den Wahnsinn getrieben habe und dass sich seine Schwester viel besser fühle, seit er von zu Hause weg ist. Daraufhin fügte seine Schwester hinzu: »Alle hassen dich.« Der Vater konnte nur sagen, dass man Itai sehr hart anfassen müsse, sonst würde er stehlen, fluchen, schlagen etc. Während dieses gesamten »Gesprächs« saß Itai still da und nickte mit dem Kopf, aber es ließ sich unmöglich erraten, was er fühlte oder dachte. Auf seinem Weg zurück in das kleine Haus, in dem seine Gruppe lebte, begegnete er einigen Mitarbeitern. Er redete sie überraschenderweise mit ihrem Namen an und umarmte sie. Dieselbe Umarmung ließ er jedoch auch ein paar Betonsäulen zuteil werden, an denen er unterwegs vorbeikam. Und die Mitarbeiter, die er umarmt und geküsst hatte, meinten, Itai habe unterschiedslos Teile ihres Körpers oder ihrer Kleidung geküsst – was den Eindruck erweckte, als sei er sich der Person, der er sich genähert und die er geküsst hatte, nicht als einer Ganzheit bewusst. Ein paar Monate später fing er in dem stationären Behandlungszentrum mit einer Psychotherapie von drei Wochenstunden an. Ich möchte Ihnen eine Sitzung daraus vorstellen.

In einer frühen Sitzung spürte die Therapeutin einen Kummer, den sie sich nicht erklären konnte. Sie dachte darüber nach, warum sie sich mit Itai so bedrückt fühlte. Obgleich andere Kinder in ihren Therapiestunden sie vielleicht physisch angegriffen haben mochten, was Itai nicht tat, machte er ihr mehr Sorgen als alle anderen. Mit Itai fühlte sie sich unbehaglich, so als würde die Zeit nicht vergehen. Sie hatte den Wunsch, ihn loszuwerden, fragte sich aber dennoch, woher dieses Gefühl in ihr kam. Nach meinem Verständnis war es das leblose Kind, das sie in sich spürte, das Kind, das nicht lebt. In der fraglichen Stunde hatte Itai außerhalb des Zimmers ein Geräusch gemacht und an die Wand geklopft. Als die Therapeutin hinausgeht, sieht sie ihn, wie er Tetris spielt. Er betritt das Zimmer und zeigt ihr das Spiel und noch ein paar andere Sachen, die er mitgebracht hat. Er legt alles auf den Tisch und kümmert sich nicht weiter darum. Er nimmt den Tischtennisschläger heraus und spielt für sich allein, wobei der Ball überallhin fliegt. Dann fordert er die Therapeutin auf, stillzuhalten, während er den Ball auf sie wirft. Die Therapeutin lehnt das ab und sagt, dass er vorhabe, sie zu »zerstören« (das Wort, das sie verwendet, ist umgangssprachlich und unter den Kindern sehr beliebt), aber dass sie das nicht zulassen werde, denn, wie sie schon oft gesagt habe, sie sei hier, um ihn, sich und alles, was sich im Zimmer befinde, zu schützen. Er lässt den Ball liegen, nimmt ein Pfeilgewehr und zielt auf sie. Sie sagt ihm, dass er sie töten wolle, was sie ihm nicht erlauben werde, dass er aber ohne die Pfeile auf sie schießen dürfe. Itai gerät für kurze Zeit außer sich, und die Therapeutin nähert sich ihm von hinten, umarmt ihn und sagt noch einmal zu ihm: »Hier in diesem Zimmer werde ich uns beide beschützen.« (Im Hebräischen ist der Ausdruck »wir beide« ein einziges Wort, was mir sehr bedeutsam erscheint, da es wirklich das Gefühl des Einsseins nahelegt, was für dieses Kind in diesem Moment der Interaktion sehr wichtig und bedeutsam war.) Dann bittet Itai die Therapeutin, ohne seine Hilfe den Tisch für ein Tischtennisspiel vorzubereiten. Das Spiel beginnt und er gewinnt, woraufhin die Therapeutin zu ihm sagt, dass er sie regelrecht »in Stücke reißt« (ein umgangssprachliches Wort mit einer sehr aggressiven Konnotation, das die Kinder benutzen). Itai lacht. Aber dann sorgt ein gewisser Ausdruck vonseiten der Therapeutin dafür, dass sich eine einzigartige Veränderung in der Stunde ereignet: Sie schlägt den Ball zu Itai und begleitet diesen Akt mit einem Ausruf – BUUMM –, der ihr fast unbemerkt entfährt. Itai aber reagiert sofort auf diesen Ausruf, der vielfältige Bedeutungen zu enthalten scheint. Er fängt an zu lachen und zeigt sich in einer Fröhlichkeit, die die Therapeutin bisher noch nie an ihm gesehen hat. Er sagt zu ihr: »He, du hast BUUMM gesagt.« Und als sie weiterspielen sagt er: »Sag nochmal BUUMM!« Der Dialog zwischen Itai und der Therapeutin geht weiter, so wie das Spiel weitergeht, aber er besteht nur aus dem Wort »BUUMM« in unterschiedlicher Tonlage, Lautstärke etc., wobei die Therapeutin Itai in der Qualität des Ausdrucks imitiert und umgekehrt. In gewisser Weise mag die Reaktion der Therapeutin wie ein Echo klingen, aber in Wahrheit ist es viel mehr. Das Spiel wird sehr intensiv, dynamisch und lustig. Plötzlich sagt Itai mit leiser Stimme: »Du Schlampe«, worauf die Therapeutin laut antwortet: »BUUMM, du Schlampe!« und dabei den Ball zurückwirft. Wieder sagt Itai »Du Schlampe«, aber laut und sehr fröhlich, mit einem echten Lachen. Die ganze Atmosphäre hat sich verändert, und die Therapeutin fühlt sich nicht mehr so, wie sie sich in all den vorherigen Sitzungen gefühlt hat. Weder langweilt sie sich, noch möchte sie, dass die Stunde zu Ende geht.

Mir ist klar, dass wir hier den Übergang von einer Aktivität, die auf Gegenseitigkeit beruht, hin zu einer anderen Aktivität, oder vielmehr zu einem Erlebnis, das auf dem Einssein beruht, beobachten können. Offensichtlich hat das Wort »BUUMM« eine bedeutsame Wirkung auf die Sitzung gehabt, auf die Gefühle der Therapeutin und auf den emotionalen Zustand des Kindes. Es ist nicht einfach eine verbale Äußerung seitens der Therapeutin. Mein Eindruck ist, dass das Kind das Gefühl bekam, es werde von der Therapeutin erkannt. Das BUUMM war nicht der Ausdruck ihres, sondern seines Selbst. Sie gab seinem Gefühl Ausdruck und das gab ihm die Möglichkeit, sein eigenes Selbst zu entdecken, ein Selbst, das seine eigenen Aktivitäten, Fähigkeiten und die Tatsache wertschätzen kann, dass es von einem Anderen erkannt wird. Im Augenblick des ersten, von der Therapeutin geäußerten BUUMM zeigte sie ihm unbeabsichtigt, wer er war. Es ist, als hätte sie zu ihm gesagt: »Jetzt lass mich dir sagen, wer du bist, wie großartig es ist, jemanden wie dich zu haben.« Obwohl wir es hier mit einer dyadischen Aktivität zu tun haben – das Spiel beruht darauf, dass zwei Menschen sich gegenüber stehen –, scheint mir, dass sich im Wesentlichen ein Moment des Einsseins ereignet hat, in dem die Therapeutin ihr eigenes Selbst beiseitegelassen hat und der Junge sein konnte, der vom Anderen akzeptiert, vom Anderen bestärkt wurde. Hier handelt es sich mehr um eine selbstlose Position oder ein Beispiel primärer Mütterlichkeit (primary maternal preoccupation). Dieser Moment, in dem die Therapeutin das Wort BUUMM ausruft, war das Ergebnis eines speziellen Zustandes. Es war ihr und sein »BUUMM«, Ausdruck einer Nichtdualität, eines Zustands nichtdualen Seins.

Ich nehme an, dass sich in der normalen Entwicklung der Zustand des Einsseins primär und wirkungsvoll zeigt. Im Zuge der therapeutischen Arbeit findet eine gewisse Interaktion statt, die zu etwas Wechselseitigem führt. Ich meine jedoch, dass das Bedürfnis nach Momenten des Einsseins umso größer ist, je tiefer die emotionalen Störungen reichen.

Abschließend möchte ich sagen, dass die Vignetten, die hier vorgestellt wurden, die essenzielle Bedeutung des Einsseins für eine emotionale Transformation bestätigen. Wir haben gesehen, wie das Mädchen nach einem Erlebnis des Einsseins in der Lage war, sich zu ihren Zeichnungen und sicherlich zu sich selbst positiv in Beziehung zu setzen. Der Junge, der auf den Ausruf BUUMM! reagierte, konnte infolge dieser Erfahrung des Einsseins das Gefühl annehmen, dass sich seine Aggression innerhalb normaler und akzeptabler Grenzen bewegt und ihn nicht sofort zu einem bösen Jungen macht, der abgelehnt wird und unbeliebt ist. Das sind wichtige Transformationen, die nach einem Erlebnis des Einsseins, sei es auch noch so kurz, innerhalb der therapeutischen Situation geschehen.

An dieser Stelle ist es angebracht, noch einmal auf ein Zitat Winnicotts hinzuweisen:

> Wie vielschichtig die Psychologie des Selbstgefühls und der Identitätsfindung im Laufe der frühkindlichen Entwicklung auch sein mag, niemals wird sich Selbstgefühl anders ergeben können als auf der Grundlage des Gefühls zu *sein*. Dieses Gefühl nimmt bereits die Vorstellung des »Eins-Seins« vorweg, weil es bis dahin nichts als Identität gegeben hat. Zwei verschiedene Menschen können sich eins fühlen; doch in der Phase, von der ich hier spreche, *sind* Kleinkind und Objekt eins. Für den hier geschilderten Sachverhalt ist wohl der Begriff der primären Identifikation eingeführt worden; ich versuche darzustellen, wie lebenswichtig diese erste Erfahrung als Grundlage für alle weiteren Identifikationserlebnisse ist. (Winnicott, 1973, S. 94)

Abschließend möchte ich noch kurz auf das berühmte Kinderbuch von Maurice Sendak, *Wo die wilden Kerle wohnen*, eingehen. Ich möchte darauf hinweisen, dass die Fähigkeit von Max, sein wildes Benehmen und das der wilden Kerle unter Kontrolle zu bringen, von einer Erfahrung – nicht nur einer einfachen Fantasie – herrührt. Es ist eine Erfahrung monadischer Qualität, ein Ereignis des Einsseins. Ich zitiere: »Da roch es auf einmal um ihn herum nach gutem Essen und das kam von weither quer durch die Welt. Da wollte er nicht mehr König sein, wo die wilden Kerle wohnen.« Der Duft nach Essen ist keine Fantasie, sondern wirklich, denn er kam zurück in sein Zimmer, wo »es Nacht war und das Essen auf ihn wartete« und mehr als das, »es war noch warm.« (Sendak, 1967) Eindeutig bezieht sich »es« nicht nur auf die Mahlzeit, sondern auch auf seine Mutter. Wir haben von Winnicott gelernt, dass die Erfahrung des Babys ihm bestätigt, dass es die Welt erschaffen hat, die Brust erschaffen hat – aber damit sich eine solche Erfahrung des Einsseins ereignen kann, muss die Brust tatsächlich anwesend sein. Max hätte aus dem Land, wo die wilden Kerle wohnen, nicht ohne jene Erfahrung zurückkehren können, die er von Geburt an erlebt hat, in der es eine warme Mutter gibt, die immer anwesend ist und auf ihn wartet.

V. Kindesmisshandlung und ihre »Verheimlichung«

Dieses Kapitel beschäftigt sich mit der Frage, mit der sich Therapeuten ständig konfrontiert sehen, die Kinder behandeln, die Opfer physischer Misshandlung oder sexuellen Missbrauchs ihrer Eltern oder eines Elternteils sind. Unsere Ausführungen beschränken sich auf eine spezielle Gruppe von Kindern, solche nämlich, bei denen eine Borderline-Persönlichkeitsstörung diagnostiziert wurde und die zur Behandlung in ein Heim überwiesen worden waren.

Die erwähnte Frage bezieht sich auf die Tatsache, dass Kinder diese Misshandlung, die in vielen Fällen so brutal war, dass das betroffene Kind sowohl im Krankenhaus als auch in der Psychiatrie behandelt werden musste, zu verheimlichen scheinen. Sie machen oft keineswegs den Eindruck, Opfer zu sein; tatsächlich vermitteln sie oft das Gegenteil: Sie beschreiben ihre Beziehung zu ihren Eltern mit idyllischen, warmen Worten. Die Diskrepanz zwischen den bekannten Fakten aus der Vergangenheit eines Kindes und seiner scheinbaren totalen Verleugnung verwirrt die Therapeuten besonders dann, wenn sie ihm eine wohlwollende Umgebung anbieten, um es aus seiner misshandelnden Familie herauszuholen, dieses Kind dann aber das Heim und dessen Mitarbeiter mit dem Bösen gleichsetzt und seine Eltern weiterhin in einem höchst positiven Licht beschreibt (vgl. hierzu Kap. III).

Wir vermuten jedoch, dass es zu einer therapeutisch wirkungsvolleren Arbeit beitragen kann, wenn wir dieses Phänomen *verstehen,* statt – wie es Therapeuten unserer Meinung nach in erster Linie versuchen – das verzerrte Weltbild des Kindes zu »korrigieren«, das heißt, es ist ihnen oft eher daran gelegen, die Realitätsprüfung des Kindes zu verbessern, als ihm die Entwicklung eines gesunden und kohärenten Selbst zu ermöglichen, was wir für das zentrale Problem dieser Kinder halten.

Die zugrunde liegende Prämisse geht von Entwicklungsverzögerungen aus, und deshalb sind wir der Meinung, dass man nicht sagen kann, das Kind verheimliche die Misshandlung, denn sein Entwicklungsniveau würde es ihm gar nicht erlauben, die Misshandlung oder den Missbrauch als ein Geheimnis im eigentlichen Sinne und in sich logisch für sich zu behalten.

Wir möchten zunächst das Konzept des Geheimnisses und seinen Ort in der Entwicklung des (Klein-)Kindes erklären und danach die Entwicklungslücken und Verzögerungen bei Kindern mit Borderline-Persönlichkeitsstörungen untersuchen. Im Laufe unserer Ausführungen werden wir zwei klinische Beispiele darstellen und zum Schluss versuchen, zwischen dem Phänomen des Verheimlichens der Misshandlung und der unbewussten Vermeidung der Misshandlung durch diese Kinder zu unterscheiden – eine Vemeidung, die sich aus der Entwicklungslücke ableitet.

Das Geheimnis und sein Ort in der Entwicklung des Kindes

Eine Entdeckung geht Hand in Hand mit ihrer Verheimlichung, ein Gewahrwerden mit seiner Verleugnung. Das Wissen um etwas ist gleichzeitig verknüpft mit dem Versuch, es zu verstecken, es geheimzuhalten. Dies ist so alt wie die Geschichte von Adam und Eva. Erst als die beiden entdeckten, dass sie nackt waren, machten sie sich Kleider aus Feigenblättern, um ihre Blöße zu bedecken. Das Geheimnis begleitet unser Leben von Anfang an, ist Teil eines jeden Aspektes unseres Lebens und unserer Beziehungen mit anderen und mit uns selbst. Man darf wohl sagen, dass es keine soziale Beziehung welcher Art auch immer gibt, in der nicht irgendwo ein Geheimnis vorkommt. In der individuellen Entwicklung ist das Geheimnis ein zentraler Mechanismus. Er ermöglicht und beschleunigt sogar Separations- und Individuationsprozesse, die, wie wir heute wissen, die Basis für die Entwicklung und das Wachstum eines kohärenten Selbst sind. Greifen wir noch einmal auf das biblische Beispiel zurück: Erst als Adams und Evas Nacktheit und damit ihre Identität aufgedeckt wurden, versuchten sie, sich teilweise zu bedecken, das heißt Teile ihrer Identität. Jacobs (1980) formuliert einen ähnlichen Gedanken, indem er das Konzept des Geheimnisses mit dem Separations-/Individuations-Prozess verknüpft:

> Man sollte festhalten, daß persönliche Geheinmisse und in einem gewissen Maße auch Geheimnisse innerhalb der Familie ubiquitäre Phänomene sind und eine stimulierende Wirkung auf unterschiedliche Aspekte der Entwicklung haben können. So wie beim Kleinkind der Gebrauch des Wortes »Nein« und, in bestimmten Phasen seiner Entwicklung, seine Negativität im Dienste des Separations- und Individuationsprozesses gebraucht werden, so gilt dies auch für jene Aspekte des kindlichen Denkens und Verhaltens, die einzig die seinen sind und entstehen, wenn seine persönlichen Geheimnisse sowohl die Individuation als auch ein wachsendes Gefühl seiner persönlichen Identität fördern. (S. 37)

Für Margolis (1966) ist das Geheimnis ein hilfreicher Faktor in der Entwicklung und Entfaltung des Selbst. Die Tatsache, dass jemand eigene Gedanken, Konzepte und Eigenheiten hat, ermöglicht eine umfassendere Entwicklung seiner Selbstwahrnehmung. Auch Groen-Prakken (1987) versteht das Geheimnis als etwas, das das Selbstgefühl stärkt. Die Kraft des Geheimnisses gründe in den Vorgängen in der analen Phase der kindlichen Entwicklung, eben derjenigen Phase, in der sich wichtige Ereignisse im Leben des Kindes abspielen, was die Kontrolle über die Sphinkter-Muskulatur betrifft, eine Kontrolle, die sich qualitativ von der der oralen Phase unterscheidet, in der das Kind mit eigenen Augen sieht, was es in den Mund steckt, wie auch das, was ihm aus den Händen fällt oder was es festhält. In der analen Phase dagegen kann es das nicht sehen, obwohl es weiß, dass es seine Ausscheidungen kontrollieren kann. Es kommt ihm so vor, als ob diese Dinge heimlich geschehen, »hinter seinem Rücken«. Nach Groen-Prakken ist das Geheimnis das emotionale Äquivalent des Körper-Sphinkters; das Kind benützt das Geheimnis als einen Schlüssel zur Selbstkontrolle, um sich selbst zu verschließen und sich emotional gegen Angriffe von außen zu verteidigen. In diesem Sinne schützt es das Geheimnis, zugleich aber wird es der Geheimnisse, die es umgeben, gewahr und beginnt, tiefe und verständige Fragen zu stellen. Es wird neugierig darauf, was sich im Badezimmer abspielt, es stellt Fragen, wenn seine Mutter schwanger ist etc. Das eigene Geheimnis, das des anderen und das Geheimnis der Familie – sie alle wecken in ihm daher ein Gefühl von Autonomie, von Individualität und Einzigartigkeit, das zu einer motivierenden Kraft wird, die Ich-Funktionen wie Neugier, Lernen und die Erweiterung seines Bewusstseins stärkt.

Jacobs (a. a. O.) versucht, das Wort »Geheimnis« mit dem Wort »Sekretion« gleichzusetzen. Er ist der Ansicht, es gäbe, zeitlich gesehen, eine Parallele zwischen dem Auftauchen des analen Konzepts der Kontrolle und dessen Beitrag zur Entwicklung des Selbstkonzepts und der Kontrolle mithilfe von Geheimnissen. Daher meinen wir, dass die Fähigkeit, Geheimnisse für sich behalten zu können, also verstehen zu können, was ein Geheimnis ist, erst mit abgeschlossenem Separations-/Individuations-Prozess erworben wird. Das Kind, das in Andersens Märchen merkt, dass der König nackt ist, ist nicht in der Lage, das Geheimnis zu sehen, das die Bürger so eifersüchtig gehütet hatten; da es deren Geheimnis noch nicht teilen kann, besteht es klipp und klar darauf, dass wahr sei, was seine Augen sehen. Bereits 1933 näherte sich Tausk diesem Thema und sprach von der ersten Lüge, die mit dem ersten Geheimnis im Leben des Kindes zur Zeit der Sauberkeitserziehung zu tun habe, wenn das Kind erstmals spürt, dass es etwas Eigenes besitzt.

Hoyt (1978) beschäftigt sich ebenfalls mit der Wahrung des Geheimnisses und mit jenen Aspekten desselben, die mit der Analität zu tun haben. Das Kind fühle, dass an diesem Geheimnis etwas Schmutziges und Abstoßendes sei, dessen man sich entledigen muss. Hoyt weist auf den Zusammenhang zwischen dem Geheimnis und der ödipalen Phase hin – eine Phase, in der sich das Verständnis des Geheimnisses und seine Verknüpfung mit der Sexualität weiterentwickle.

Das Geheimnis hat überdies mit Grenzen zu tun. Es teilt in Wissende und Nichtwissende ein, es trennt oder, so könnte man sagen, es erleichtert die Trennung, indem es die Wissenden von denen, die nichts wissen, trennt. Wann immer jedoch Geheimnisse Grenzen schaffen und Menschen trennen, vereinigen sie zugleich andere. Es gibt Teilhaber am Geheimnis, die es vor anderen schützen und sich darin einander verbunden fühlen. Dieser Gedanke findet nicht nur in der persönlichen, sondern auch in der sozialen Sphäre seine Anwendung. Ein Beispiel dafür ist in der Religion der Drusen zu finden, in der das Gefühl der Partnerschaft und der Einheit durch die völlige Geheimhaltung der Grundsätze und Regeln dieser Religion konkretisiert wird. Das Geheimnis ist ein gutes Mittel, mit dessen Hilfe das Individuum seine eigene Identität entwickelt und sich vor dem Verwischen von Grenzen, vor dem Rückfall in eine undifferenzierte Phase schützen kann, in der es mit dem Objekt verschmelzen würde. Das Geheimnis schützt auch vor Isolation, vor Gefühlen von Hilflosigkeit, die Folgen von Zurückweisung und Alleinsein sind, denn es verbindet und vermittelt ein Gefühl von Zugehörigkeit und Sicherheit.

Chasseguet-Smirgel (1985) nennt die undifferenzierte Welt die »anale Welt« im Gegensatz zur »genitalen Welt«, die auf dem Unterschied aufbaut. Da die anale Welt in dem Mangel gründet, Unterschiede wahrzunehmen, ermöglicht sie die Gleichsetzung von fäkalen Angelegenheiten mit der Geburt, mit sexuellen Beziehungen zwischen Kindern und Eltern, zwischen Menschen gleichen Geschlechts – und all dies innerhalb des Rollenwechsels, da es keine wirkliche Identität und Einzigartigkeit gibt, die sich innerhalb dieses Zeitrahmens entwickelt hätte.

Die Unfähigkeit, Grenzen und Schranken, Differenzierungen und Abstufungen zu erkennen, kann auch Denkprozesse affizieren. Es ist, als würde die Vorstellung von Ursache und Wirkung vermieden, die zum logischen Denken gehört. Ursache und Wirkung bedürfen einer Vorstellung von Stufen, Abstufungen und Verschiedenheit, die in einer gänzlich analen Welt allesamt fehlen. Noch ein anderes Charakteristikum definiert die anale Welt: Aggression und Sadismus. Das Entkräften oder Fehlen von Unterschieden weist unter anderem auf die Schwierigkeit im Leben des Kindes hin, Geheimnisse zu haben, Geheimnisse, die es braucht, um sich selbst abzugrenzen und eine getrennte Identität und ein eigenes Selbst zu entwickeln. So ist jemand mit einer analen Fixierung in einer »analen Welt« steckengeblieben, einer Welt ohne Unterschiede, in der es keine Geheimnisse gibt, die bei der Etablierung von Unterschieden helfen könnten.

Kinder mit
Borderline-Persönlichkeitsstörungen

Damit wir das Thema dieses Abschnittes besser verstehen, möchte ich die drei zentralen Merkmale dieser Kinder aufzählen.

1. Schwierigkeiten, zwischen Selbst und Objekt zu unterscheiden

Kinder, die massiven Misshandlungen durch ihre Eltern ausgesetzt waren, sind oft in den frühen Phasen ihrer Entwicklung steckengeblieben; sie haben den Übergang von der analen zur genitalen Welt nicht geschafft und sind in ihrer Fähigkeit gestört, Grenzen und Schranken zu differenzieren und zu erkennen. Im Verständnis von Margaret S. Mahler haben wir es hier mit Latenzkindern zu tun, die den Separations-/Individuations-Prozess nicht abgeschlossen haben (vgl. Mahler et al., 1975). Deshalb ist es ihnen nicht gelungen, eine Identität zu entwickeln, die ihre eigene ist. Ein Beispiel, das mir dazu in den Sinn kommt, ist das eines achtjährigen Kindes, das in der therapeutischen Sitzung zu seinem Therapeuten sagte, es sei hungrig, und, indem es dies sagte, dem Therapeuten einen Bisquit in den Mund steckte; oder fragte: »Mein Kopf tut weh – hast Du Fieber?«

2. Die Präsentation einer Identität, die nicht die eigene ist

Diese Kinder übernehmen oft verschiedene Rollen, die ihre Eltern ihnen unbewusst zugeschrieben haben. Sandler (1976) nennt dies »Bereitschaft zur Rollenübernahme«: Bedeutungen, Reaktionen auf Hinweise und Anordnungen, die dem Kind explizit oder implizit gegeben werden, damit es sich entsprechend dieser verschiedenen, ihm zugeschriebenen Rollen verhält. Die Reaktion des Kindes darauf entstammt einem inneren Gefühl, sich gegen Destruktion und Verlust wehren zu müssen, aus Angst, dass diese ihm drohen, falls es nicht gemäß diesen Erwartungen handelt. Dieser Prozess läuft parallel mit dem, was Melanie Klein und speziell ihre Nachfolger projektive Identifizierung nennen. In diesen Fällen jedoch projiziert der Erwachsene auf das Kind. Wir begegnen häufig Kindern dieses Typus, die die Rolle eines Partners für die Mutter ausfüllen; auch Kindern, die sogar suizidale Tendenzen haben, als ob sie damit auf unbewusste Prozesse und Anforderungen der Eltern oder einer anderen Person reagierten und eine gewalttätige und aggressive Rolle übernehmen, und dies auch aus dem Gefühl heraus, dass sie auf eine Rolle reagieren, in die sie hineingezwungen worden sind (vgl. hierzu auch Kapitel VI und IX). Wir betrachten dies nicht als einen Prozess der Identifikation, denn dieses Konzept enthält die Vorstellung einer Identität; die Kinder aber, die wir hier meinen, haben das Stadium der Identitätsbildung noch gar nicht erreicht. Ihre Antworten und Reaktionen auf die ihnen aufgezwungene

Rolle erwecken in uns daher die Vorstellung von einem Schauspieler, der verschiedene Rollen übernimmt, obwohl sie mit seinen eigenen Gefühlen gar nicht in Einklang stehen.

3. Beziehungen zum Teilobjekt und zum Teilselbst

Melanie Klein hat bekanntlich zwischen zwei Positionen in der Entwicklung des Kindes unterschieden: die paranoid-schizoide und die depressive Position. In der ersten Position empfindet sich das Kind noch nicht als eine getrennte Einheit, und deshalb spielen sich seine Kämpfe und Konflikte noch mit der Außenwelt ab und nicht mittels einer separaten entwickelten und komplexen Form eines Selbst; und daher sind auch die Gefühle eindimensional. Das Kind fühlt sich ruhig oder ängstlich, schwach oder stark, bedroht oder sicher. Es kann noch nicht empfinden, dass seine Ruhe vorübergehend ist und es später Angst haben könnte. Das heißt, dass sein Selbstkonzept seinem Objektkonzept ähnelt – es ist ein Teil, eindimensional und vorübergehend. Erst in der depressiven Position spürt das Kind, dass sich die Dinge mehr in ihm, das heißt in seinem Selbst, abspielen, was bedeutet, dass es nicht alles machen kann, dass es nicht omnipotent und nicht in der Lage ist, stets über seine Mutter zu verfügen. Es beginnt, zu spüren und zu verstehen, dass es selbst viel komplexer und aus vielen unterschiedlichen Gefühlen und Dimensionen zusammengesetzt ist, von denen einige gar nicht zusammenpassen. Aber gerade wenn es diese Aspekte in seinem Inneren erkennt, wird es auch der unabhängigen und getrennten Existenz seiner Mutter gewahr. Es kann nun allmählich verstehen, dass es neben seinen Wünschen und Begierden auch Frustrationen, Enttäuschungen und Niederlagen erlebt. So gibt es Aggression, Ärger, Wut und Hass, die auch Teile aus seinem Inneren und nicht nur die Domäne der Mutter und der Menschen seiner Umgebung sind. Wir vermuten, dass dem Borderline-Kind diese Fähigkeit fehlt, weil es ihm noch nicht gelungen ist, die depressive Position zu erreichen. Seine Reaktion auf die Realität ist weit unangemessener, und es ist nicht in der Lage, sich an genauere Unterscheidungen zwischen Realität und Fantasie anzupassen, zwischen dem, was ihm gehört, und dem, was zum anderen gehört, und dies beides sowohl im Bereich der gegenständlichen Welt als auch im emotionalen, geistigen und Gefühlsbereich. Das Kind (oder der Erwachsene), das die depressive Position erreicht hat, kann aber auf die paranoid-schizoide Position regredieren. In solchen Fällen muss man äußere Verhaltensweisen berücksichtigen, wie Eskelinen De Folch (1983) schreibt:

> Wenn Patienten im wesentlichen in der paranoid-schizoiden Position gefangen sind, so nehmen sie gewöhnlich ihre Erlebnisse so wahr, als gehörten diese zum Objekt und nicht zu ihnen selbst, und zwar deshalb, weil sie ihre Gefühle und Teile ihrer selbst in einer Weise auf andere projiziert haben, daß sie sie gar nicht mehr als ihre eigenen wiedererkennen können. (S. 309)

Klinische Fallbeispiele

Kfir

Kfir wurde im Alter von sieben Jahren zur Behandlung ins RTC überwiesen, nachdem er hospitalisiert worden war, weil sein Vater ihn so geschlagen hatte, dass er medizinischer Behandlung bedurfte.

Kfir wurde als zweites Kind einer Familie geboren, der er in der Tat nicht willkommen war, weil seine Eltern sich ein Mädchen gewünscht hatten. Von Geburt an litt er unter Verdauungsstörungen, die häufige Krankenhausaufenthalte während der ersten anderthalb Jahre seines Lebens erforderlich machten. Seit dieser Zeit zeigt er eine ungeheure Fresslust, er kratzt sogar den Putz von den Wänden. Im Kindergarten stahl er gewohnheitsmäßig den Kindern das Vesper aus den Taschen. Die Eltern dieser Kinder beklagten sich bei verschiedenen Mitarbeitern über ihn, und es gab ständig Geschichten, dass er stahl, Zigaretten sammelte und sie rauchte, Autofenster einschlug, zu Hause Feuer legte etc. Kfir nässte nachts ein. Für seinen enormen Appetit gab es keinen organischen oder physiologischen Grund. Beide Elternteile klagten, sie seien frustriert und nicht in der Lage, mit ihm fertig zu werden, und sie verheimlichten auch nicht, dass speziell der Vater das Kind körperlich misshandelt hatte. Er hatte ihn jämmerlich geschlagen und ihm zum Beispiel mit einem glühenden Messer die Hand verbrannt, als Kfir noch nicht einmal drei Jahre alt war. Obwohl im Kindergarten der Verdacht auf Kindesmisshandlung aufgekommen war, trauten sich die Betreuerinnen nicht, die Leitung zu informieren, weil sie sich vor den bösen, gewalttätigen Blicken des Vaters fürchteten. Dieser hatte verschiedene Gefängnisstrafen wegen Einbruchs, Diebstahls und Drogenmissbrauchs abgesessen. Auch die Mutter fürchtete sich vor der Gewalttätigkeit ihres Mannes und machte verschiedene Anläufe, sich scheiden zu lassen. Um [...] seine Wut von sich selbst abzulenken, fand sie jedoch einen Ausweg, der sehr mit Kfir zu tun hatte: Wann immer sie das Gefühl hatte, dass dessen Vater auf sie böse wird, erzählte sie ihm von Kfirs Possen, woraufhin der Vater sich an Kfir austobte und sie in Ruhe ließ.

Als Kfir zur Behandlung ins Zentrum kam, zeigte er folgende Besonderheiten:

Erstens: Er erzählte häufig mit großartigen Worten von zu Hause und von seiner Familie und behauptete oft, nach den nächsten Ferien würden ihn seine Eltern nicht mehr ins Zentrum zurückschicken. Er wiederholte diese Behauptung bei jeder Ferienunterbrechung und dies über zwei Jahre lang, ohne dass er die Worte seiner Behauptung jemals änderte und ohne dass etwas von dem idyllischen Bild, das er von seiner Familie malte, abwich, ungeachtet dessen, dass es überhaupt nichts mit der Realität zu tun hatte. Wenn seine Eltern ihn besuchten, beklagte er sich über die Schläge, die er hier angeblich bekam, und die Eltern äußerten sich während ihres Besuchs überaus besorgt. Dennoch war es sehr interessant, dass sie ihn immer seltener besuchten, je häufiger seine Klagen wurden (vgl. hierzu Kap. III)

Zweitens: Kfir legte ein äußerst sadomasochistisches Verhalten an den Tag. Er durchsuchte häufig die Besitztümer der anderen Kinder und stahl ihnen, was immer er konnte, besonders die Süßigkeiten. Er bekämpfte und provozierte sie und schlug sie für gewöhnlich, ohne dass sie ihm etwas getan hätten. Einmal verletzte er sogar ein anderes Kind mit einem Küchenmesser. Er reizte und befehdete die Kinder so sehr, dass schließlich sie ihn schlugen.

Mir scheint, dass er mit diesem Verhalten geradezu um eine gewalttätige und aggressive Reaktion auf ihn flehte oder sie stimulierte, und zwar bei Kindern und Erwachsenen. Der für ihn zuständige Betreuer berichtete, dass Kfir auf seinen Knien sitzen wollte, dabei jedoch versuchte, ihm so sehr wehzutun, dass er nichts mehr mit ihm zu tun haben wollte. Bei solchen Provokationen sagte Kfir zu seinem Betreuer: »Komm, lass mal gucken, ob Du meinen Arm brechen kannst.« Diese masochistische Seite kommt auch in anderen befremdlichen Handlungen zum Vorschein, etwa wenn er sich selbst mit Steinen bewirft, wenn er irgendeine Bestrafung erwartet oder wenn er immer wieder kleine Steinchen schluckt.

Drittens: Das Stottern und das Einnässen waren die anderen Symptome, die während der ersten beiden Jahre von Kfirs Aufenthalt im Zentrum auftraten. Um das Thema Essen kreisen viele Ängste als psychomotorische Agitation, wann immer sich die Essenszeiten näherten, und erreichten ihren Höhepunkt während der Mahlzeit. Er aß Unmengen und vermittelte ständig den Eindruck, dass für ihn nicht genug da sein würde.

In den Gesprächen mit den Eltern äußerten sich diese offen über Kfir, gaben eine ausführliche Beschreibung seiner Schwierigkeiten und seines unmöglichen Verhaltens, die in ihnen das Gefühl ausgelöst hatten, schlechte Eltern und enttäuscht zu sein. Sie zählten auch ihre eigenen Grausamkeiten, die sie Kfir angetan hatten, auf und beschrieben dabei sehr emotional, wie sehr er sie abstieß, sodass sie ihn loswerden wollten. Zwar vermittelten diese Gespräche den Eindruck, als seien die Eltern sehr offen und bereit, Kfirs Situation zu diskutieren, und als bahne sich geradezu eine Öffnung für einen therapeutischen Versuch an; dieses »rosige« Bild aber war nur parziell zutreffend. Es berührte offenkundig nur das Thema Kfir als Kind und ihre Reaktionen auf ihn in dieser Phase. Als sie über die anderen Kinder in der Familie und über sich selbst sprachen, war Kfir total ausgeschlossen. Sie schienen nicht in der Lage zu sein, weiter zu diskutieren, sie zogen sich zurück und verheimlichten alles nur noch mehr. Als der Vater im Gefängnis war, sprach die Familie so darüber, als sei er bei der Armee und absolviere seinen Dienst in der Reservearmee.

Es schien, als übernähme Kfir für beide Eltern eine überaus wichtige Rolle, indem er ihre negativen Aspekte für sie repräsentierte. Auf diese Weise wird der Vater nicht zum Kriminellen und nicht zu dem, der Kfir schlägt, sondern Kfir wird der Dieb, der Schläger, der Unerträgliche, der Zurückgewiesene. Nicht die Mutter hat letztendlich die Gewalt auszuhalten, noch ist sie es, die quält und Schmerzen zufügt, es ist Kfir, der getreulich diese Rolle ausfüllt. Diese Themen kamen während der therapeutischen Sitzungen mit Kfir voll zum Vorschein, wie es die folgenden Auszüge aus einer Stunde belegen:

Während dieser Stunde beschließt Kfir, ein Spiel zu beginnen. Er übernimmt die Rolle eines Bankdirektors, der einem Kunden ein Darlehen gibt. Die Rolle des Kunden zwingt er der Therapeutin auf. Ihr wird Geld gestohlen, und deshalb gerät sie in Schwierigkeiten, das Darlehen zurückzugeben. Die Kundin wendet sich an den Bankdirektor und bittet um einen Termin, er aber sagt, er sei zu beschäftigt, lässt sie lange warten, bevor er sie empfängt, und bringt sie dann mit verschiedenen Kommentaren in Verlegenheit. Er fordert sie auf, das Geld sofort zurückzugeben. Im Spiel stellt sich dann heraus, dass der Bankdirektor gleichzeitig der Besitzer der Autoreparaturwerkstatt ist, wo diese Frau bestohlen wurde. Sie kommt dorthin, um ihr Auto reparieren zu lassen, aber man sagt ihr immer wieder, der Motor sei kaputt, sie müssten große Teile ersetzen, und verlangen immer eine Menge Geld von ihr. Der Werkstattbesitzer, als der Kfir nun auftritt, bestimmt nun einen Partner – die Therapeutin –, den er anschreit und ständig entwertet, während er ihn grob rumschubst. Zu einem späteren Zeitpunkt in diesem Spiel brechen der Werkstattbesitzer und sein Partner in das Haus der reichen Frau ein und stehlen ihr Geld aus ihrem Safe. Als ein Polizist eintrifft, tötet er sie alle. Am Ende tötet er fünf Billionen Menschen, und dabei begeht er gräßliche, brutale Handlungen, sägt ihnen den Kopf vom Hals ab und sticht ihnen mit Nägeln in die Augen.

Wir können sehen, wie während dieser Sitzung die Grenzen sich immer mehr verwischen: Der Bankdirektor wird zugleich der Werkstattbesitzer, der Räuber und der Mörder. Die Kundin ist einmal eine arme Frau, zugleich ist sie sehr reich, und sie stehlen ihr ihr Geld; sie besitzt, was er nicht hat. Die Zerstörung des Objekts kann nicht aufgehalten werden, es muss total vernichtet werden. Es ist nicht die Rede von einem Mord, der die Situation ändern kann, sondern von einem brutalen Akt, zu dem auch gehört, dass Nägel in die Augen gestochen werden etc.

Avikam

Avikam kam im Alter von acht Jahren ins Behandlungszentrum, nachdem er von zwei Schulen ausgeschlossen worden war wegen seiner schweren Verhaltensschwierigkeiten, Konzentrationsstörungen und Aggressionen gegenüber anderen

Kindern, die er ernsthaft getreten hatte. Das Maß war voll, als er einem Mädchen mit einem Stock ins Auge gestoßen und dabei ihren Augapfel beschädigt hatte.

Avikams Mutter hatte während ihrer Adoleszenz mehrere Zusammenbrüche erlitten, und als sie im Alter von achtzehn Jahren Avikams Vater begegnete, der damals siebzehn Jahre alt war, wurde sie sofort schwanger und heiratete ihn bald darauf. Ein halbes Jahr nach Avikams Geburt trennten sich die Eltern. Zurzeit ist die Mutter mit einem geschiedenen Mann wieder verheiratet. Nach ihrer Trennung von Avikams Vater lebte sie mit dem Kind im Hause ihrer Eltern. Während dieser Zeit starb Avikams Großvater an Krebs, und zwar zu Hause, nachdem er mehrere Monate lang krank gewesen war. Während dieser ganzen Zeit musste Avikam ruhig sein und sich anständig benehmen, und alle Anstrengung und Aufmerksamkeit galten dem schwerkranken Großvater.

Avikams Vater war bekannterweise ein gewalttätiger Mann, unfähig, mit seinen Impulsen umzugehen oder sich zu kontrollieren. Er hatte auch wieder geheiratet und aus dieser Ehe zwei Kinder. Als seine zweite Frau mit dem dritten Kind schwanger war, trennten sie sich. Avikams Großvater väterlicherseits kam bei einem Verkehrsunfall ums Leben, als Avikams Vater zehn Jahre alt war. Dieser durchlief eine äußerst problematische Entwicklung, was sich darin zeigte, dass er aus der Armee desertierte, in illegale Aktivitäten verwickelt war, Gefängnisstrafen für Diebstahl und Drogenmissbrauch absaß. Wir wissen, dass Avikam von seinem Vater geschlagen wurde, wenn er sich bei ihm aufhielt. Sein Vater hatte einen Stock, »der Strafstock« genannt, und manchmal musste Avikam dem Vater den Stock bringen, damit er ihn schlagen konnte. Er brachte seinem Sohn auch Verbrennungen mit Zigaretten bei. Die Mutter und ihr neuer Ehemann klagten darüber, dass Avikams Vater seinen Sohn dazu aufforderte, bestimmte Aufgaben zu übernehmen, zum Beispiel ihr Haus in Brand zu stecken etc. Deshalb verriegelten sie gewöhnlich ihr Schlafzimmer, wenn Avikam sich bei ihnen aufhielt. Sie entdeckten ihn oft dabei, wenn er ihre Brieftaschen und Notizbücher durchsuchte, und wenn sie ihn stellten, sagte er, sein Vater habe ihn beauftragt, das zu tun. Die Mutter zwang Avikam, die Polizei über den Drogenmissbrauch seines Vaters zu informieren. Avikam hörte nicht auf, zu stehlen, und zwar besonders im Hause seiner Mutter, wenn er in den Ferien dort war.

Es gibt drei wesentliche Problembereiche in Avikams Leben:

1. Sexualität
Avikam war das Opfer einer sexuellen Verführung, besonders durch seine Mutter. Sie hatte sich zum Beispiel darüber beklagt, dass der Hund an ihrem Genitalbereich schnupperte, und rannte zu Avikam und sagte zu ihm: »Guck mal, wo der Hund an mir rumschnuppert.«

In den Erstgesprächen vor seiner Überweisung ins Zentrum wickelte er sich um ihren Körper, und die Mutter betatschte ihn ständig, indem sie ihre Hand unter sein Hemd schob und ihn streichelte und mit ihm schmuste. Avikam spielte häufig mit den Mädchen in der Nachbarschaft, und es gab Situationen, in denen er seine Unterhosen auszog und sie mit ihnen tauschte. Wenn er zu Hause fernsah, masturbierte er vor den anderen Mitgliedern der Familie oder fasste manchmal der Mutter an die Brust, ohne dass sie sich bewusst war, dass sie sich verführerisch verhielt.

2. Tod und Verlassensein
Nach Avikams Überweisung ins Zentrum und nach einer gewissen Zeit dort sagte seine Mutter, sie habe sich daran gewöhnt, dass er dort sei, so wie sie sich an die Tatsache gewöhnt habe, dass ihr Vater tot sei. Avikams Vater sagte, seit der Rabbinische Gerichtshof untersagt habe, dass sein Sohn zu ihm zurückkehren könne, habe er »sieben Tage um Avikam getrauert«.[1] Diese Aussage machte er bald, nachdem das Gericht über die Unterhaltszahlungen diskutiert und er geleugnet hatte, überhaupt der Vater dieses Kindes zu sein, und sich sogar bereit erklärt hatte, sich entsprechenden Tests zu unterziehen, um dies zu beweisen. Diese Reaktionen der Eltern Avikams können durch folgende konkrete Fakten ergänzt werden: Der Vater weigerte sich während des ganzen Jahres, seinen Sohn zu besuchen oder zu sich nach Hause einzuladen. Die Mutter reagierte, aus ihrer Sicht, auf unterschiedliche Weise auf Avikam. Als er neu im Zentrum war, erschien sie dort zu jeder Tages- und Nachtzeit, kontrollierte sein Bett und sogar die Dusche und verstieß damit gegen das Reglement und die Anordnungen des Personals. Nach und nach stellte sie ihre Besuche ein, bis sie unmissverständlich dazu aufgefordert wurde, sich an die Besuchsvereinbarungen zu halten. Was den Großvater väterlicherseits betrifft, der starb, als Avikams Vater zehn Jahre alt war, so ist es in diesem Zusammenhang interessant, dass der Name Avikam wörtlich übersetzt »mein Vater, auferstehe« heißt.

3. Gefahr für das Selbst
Avikam bringt sich oft in Situationen, die für ihn selbst gefährlich sind. Er lehnt sich zum Beispiel bedrohlich weit über das Balkongeländer zu Hause; manchmal durchschlägt er mit den Fäusten Fensterscheiben und verletzt sich dabei seine Hände. Es gab allerdings noch viel gefährlichere Vorfälle, besonders dann, wenn er sich verlassen fühlte. In solchen Phasen pflegte er aus dem Zentrum wegzulaufen, sich dabei wieder gefährdend: Einmal lief er bei Nacht zu Fuß davon und zwar in eine Siedlung im Jordantal. Ein anderes Mal lief er zusammen mit einem anderen Kind weg und informierte zwei Tage lang niemanden, wo er war, während

---

[1] Das bedeutet: sieben Tage sitzen und klagend trauern.

er dabei durch verschiedene Dörfer kam, die als unsicher galten. Einmal lief er in eine andere Stadt und geriet in einen Verkehrsunfall, bei dem er leicht verletzt wurde. Nach diesem letzten Vorfall kam der Vater schließlich ins Krankenhaus, und die Verbindung zwischen Vater und Sohn konnte wiederhergestellt werden, als der Vater sagte: »Avikam bin ich.« Parallel dazu intensivierte die Mutter den Kontakt mit Avikam wieder für eine Weile, weil es sie kränkte, dass er nach dem Verkehrsunfall wieder Verbindung zu seinem Vater hatte. Es gab aber noch ein gefährlicheres Ereignis, als er sich eines Nachts im Zentrum einen Strick um den Hals zog und blau zu werden begann und sofortige Mund-zu-Mund-Beatmung brauchte. Dass er sich den Strick um den Hals gebunden hatte, war unter anderem eine masochistische Reaktion auf einen Freund, der ihn wegen seines andauernden Weglaufens verspottet und ihm das Versprechen abgenommen hatte, seinem Leben ein Ende zu setzen.

Wir verstehen die hier aufgezählten Besonderheiten als Beispiele für Kinder, deren Selbst sich noch nicht stabilisiert hat. Sie zeigen eine Tendenz zu sadomasochistischen Verhaltensweisen, sie haben Schwierigkeiten bei der Identitätsbildung, besonders bei der Geschlechtsidentität; das Kind wird zum »Erwachsenen«, (hier) zum Partner der Mutter in ihren Auseinandersetzungen mit dem Vater oder zum Partner des Vaters in seinen Auseinandersetzungen mit der Mutter und in seiner Eifersucht auf den Ehemann seiner früheren Frau, und schließlich geht es ums Verlassensein und um Gefühle der Zurückweisung sowie um die Weigerung der Eltern, auf das Kind zu verzichten.

Bei Avikam kamen verschiedene Faktoren zusammen und verhinderten oder begrenzten seinen Individuationsprozess und die Entwicklung seines Selbst. Beide Elternteile missbrauchten Avikam für die Lösung ihrer Probleme mit sich selbst und mit anderen. Schon als ungeborenes Kind stellte Avikam eine Verbindung zwischen seinen Eltern her, die während der Schwangerschaft seiner Mutter dann heirateten. Als Avikam geboren war, brachte er seine Eltern auseinander, aber nicht in einem guten Sinne. Denn die Verbindungen zwischen ihnen bestehen bis heute, obwohl es scheint, als basierten sie nur auf Kampf und Auseinandersetzung, wobei aber Avikam weitgehend den Preis für deren Autonomie bezahlen muss. Bei den zahllosen Gesprächen mit der Mutter und ihrem jetzigen Ehemann im RTC war es dieser – der Stiefvater –, der Avikams Mutter an die Misshandlungen und die Gewalttätigkeit von Avikams Vater diesem gegenüber erinnern musste, und jedes Mal sagte sie: »Oh ja, das hatte ich vergessen.« Man hat ganz entschieden den Eindruck, dass die Mutter weiterhin unbewusste Aspekte einer heimlichen Beziehung weiterlebt, die sie sogar vor sich selbst verbirgt: eine heimliche Beziehung zu Avikams Vater mittels projektiver Identifizierung seiner Gewalttätigkeit und Aggression, sie agiert also ihre Kommunikation mit dem Vater und ihre Trennung von ihm ständig aus. Sie drängt sich in Avikams Leben ins Zentrum und kontrolliert sogar, in welcher Position er schläft, obwohl sie zur gleichen Zeit jeglichen Kontakt mit ihm, sei es per Telefon, sei es per Besuch, abbricht. Ihre sexuelle Verführung Avikams betrachten wir als Ausdruck ihres Bedürfnisses, mit ihm in den verschiedenen Rollen, die sie ihm zugewiesen hatte, umzugehen, die seine altersgemäße allmähliche Entwicklung als Kind verhindern.

Auch der Vater zwingt Avikam verschiedene Aufgaben und Rollen auf, die seine autonome Entwicklung behindern. Auf diese Weise »dringt« Avikam wie sein Vater in das Schlafzimmer seiner Mutter »ein«. Zur gleichen Zeit jedoch versteht er sich selbst als eine Frau (seine Mutter), »um die sie trauern« nach der Scheidung. Neben der totalen Verwischung von Differenzierungen und Unterscheidungen zwischen den Geschlechtern und zwischen den Generationen besteht noch eine weitere Komplikation durch die Probleme, die beide Elternteile noch immer mit dem Tod ihrer eigenen Väter haben. In einer der Behandlungsstunden beschrieb Avikam sich selbst einerseits als einen Polizeiinspektor und andererseits als jemanden, der von einem Skorpion gebissen worden war. In diesem Falle ist es, obwohl der Skorpion ein ganz bestimmtes Tier ist, leicht, ihn mit dem Krebs zu identifizieren, an dem der Großvater gestorben war, denn im Hebräischen sind »Krebs« und »Skorpion« ein und dasselbe Wort. Überdies übernimmt Avikam die Rolle des Großvaters, der bei einem Verkehrsunfall getötet wurde. Es kommt uns so vor, als erfülle Avikam mit der selbstschädigenden Tat den unbewussten Wunsch beider Eltern, anstelle der Objekte zu sterben, die beide vermissen.

Diskussion

Uns scheint, dass diese Beispiele ganz konkret die Verzögerung der Entwicklung bei Kindern belegen, die Opfer körperlicher Misshandlungen waren. Sie haben Schwierigkeiten, sich selbst als Opfer von Misshandlungen zu verstehen, da sie nicht in der Lage sind, die Misshandlung als einen integralen Bestandteil ihrer Entwicklung zu verstehen. Diese Unfähigkeit gründet in einem Mangel, der es ihnen nicht erlaubt, eine konstante Objektrepräsentanz zu bilden, und aus dem gleichen Grund verfügen sie über keine vollständige Selbstrepräsentanz. Nicht jede Erfahrung wird in die Selbstrepräsentanz »eingeordnet«, obwohl sie doch im Gedächtnis eingraviert ist. Das Kind kann zwar spüren, dass es misshandelt worden ist, es nimmt sich aber zugleich selbst als die Ursache der Misshandlung wahr, weil es ja die Person ist, die schlägt, wie es sich dann aber auch wieder als den Erwachsenen erleben kann, der den anderen, das Kind repräsentierend, versorgt.

Es handelt sich hier um eine bestimmte Fixierung in einem frühen Lebensstadium vor der Entwicklung einer kohärenten Persönlichkeit oder eines kohärenten

Selbst, zu einem Zeitpunkt, zu dem der Individuations-/Separations-Prozess seinen Höhepunkt noch nicht erreicht hat. In struktureller Hinsicht haben wir es mit einer analen Fixierung zu tun, die besagt, dass alles erlaubt sein, alles sich verwischen kann, dass es keine Differenzierung und Grenzen gibt, kein Selbst und kein Objekt. In solchen Situationen kann man nicht erwarten, zumindest nicht in der ersten Zeit der Behandlung, dass das Kind in seinem Therapeuten oder in Pflegepersonen Objekte erkennen wird, die sich von seinen bisherigen unterscheiden. Die therapeutische Intervention und Anstrengung muss sich deshalb auf den Separations-/Individuations-Prozess konzentrieren und nicht darauf, die Realitätsprüfung im Hinblick auf die Misshandlung durch die Eltern zu verbessern, denn eine angemessene Realitätsprüfung ist nur ein sekundäres Produkt der Entwicklung des Selbst und des Prozesses der Differenzierung und Trennung.

VI. Selbstmorddrohungen der Mütter – Verlassensängste der Kinder

Trennungsangst und die Angst, verlassen zu werden

In diesem Kapitel versuche ich, zwischen der Trennungsangst und der Angst des Kindes, seine Mutter könne es für immer verlassen, zu unterscheiden, und zwar anhand von klinischen Beispielen, in denen das Kind diese Befürchtung wie seine eigene unmittelbar bevorstehende Vernichtung erlebt. Es kann dieser Bedrohung in vielen Situationen begegnen, zum Beispiel wenn ein Elternteil plötzlich erkrankt, stirbt oder einen Verkehrsunfall erleidet. Sie stellt sich manchmal aber auch infolge emotionaler und affektiver Zustände ein, etwa wenn ein Elternteil sein Kind offen ablehnt oder nur mit sich selbst beschäftigt ist. Im Folgenden konzentriere ich mich auf eine besondere Situation, nämlich die, in der eine Mutter androht oder versucht, sich das Leben zu nehmen.

Mit solchen Selbstmordankündigungen ist ein komplexes System von Gefühlen sowohl aufseiten der Mutter, die diese Drohungen ausspricht, als auch aufseiten der übrigen Familienmitglieder verbunden. Einerseits erhebt die Mutter ihren Zeigefinger anklagend gegen ihren Ehemann und ihre Kinder, die nun in der Tat Schuldgefühle entwickeln können. Andererseits beschleicht ein Kind, dessen Mutter Selbstmordabsichten äußert, möglicherweise das Gefühl, es sei – insbesondere in ihren Augen – wertlos und überflüssig. Selbstverständlich spielt hier der Kontext eine Rolle, das heißt die Frage, in welcher Entwicklungsphase, unter welchen konkreten Umständen, im Gefolge welchen Ereignisses oder welcher Krise etc. es zu diesen Androhungen kommt. Auch die Bedeutung einer derartigen Ankündigung nicht nur zum Zeitpunkt, in dem sie ausgesprochen wird, sondern auch langfristig, hängt vom Kontext ab, in dem sie fällt.

Im Rahmen dieser Untersuchung geht es in erster Linie um Mütter, die ihre Kinder schon vom Kleinkindalter an mit ihren Selbstmorddrohungen konfrontieren oder bereits vor deren Geburt davon gesprochen haben. In diesen Fällen stellen die Drohungen keine isolierten Ereignisse dar, vielmehr bilden sie einen integralen Bestandteil eines ganzen Komplexes aggressiver Äußerungen und Handlungen, die sich innerhalb der Familie als unentwegte Querelen zwischen den Eheleuten, als körperliche Misshandlung, sexuelle Probleme etc. manifestieren. Was den psychopathogenen Aspekt solcher Selbstmordankündigungen betrifft, sollte man meiner Ansicht nach zwischen der Trennungsangst und der Angst, für immer verlassen zu werden, unterscheiden.

Zur *Trennungsangst* kommt es, sobald die Beziehungen zwischen dem Kind und seinen Bezugspersonen ein Stadium erreichen, in dem es diese Objekte als von ihm selbst unterschiedene und getrennte wahrnimmt. In dieser Entwicklungsphase bedeutet Trennung einen schmerzlichen Verlust, ist doch eine Person oder ein Gegenstand, die oder der den Kern des Selbst mit ausmacht, in größere Ferne gerückt. Auch wenn man das reife Selbst als getrennte und autonome Einheit auffasst, muss der Versuch des Individuums, sich selbst zu definieren, das heißt, seine Existenz im Sinne eines autonomen Selbst zu bestimmen, den Bereich der Objektbeziehungen mit umfassen. So bleiben die bedeutsamen Objekte weiterhin integraler Bestandteil seines Selbst, auch wenn es mittlerweile in ihnen getrennte Einheiten erkennt. Jede Art von Trennung kann seine Selbstachtung in Mitleidenschaft ziehen. Selbst wenn sie sich als bloß oberflächlich und vorübergehend erweist, kann sich die mit ihr verbundene Beeinträchtigung bisweilen traumatisch und langfristig psychopathogen auswirken. Trotzdem wird sich dieser psychopathogene Effekt auch in den gravierendsten Beispielen von demjenigen unterscheiden, den die Angst vor dem Verlassenwerden zeitigt.

In denjenigen Fällen, in denen die *Angst vor dem Verlassenwerden* eine Rolle spielt, ist es ursprünglich weder zur Anerkennung des verlorenen Objekts gekommen, noch zur Anerkennung der Tatsache, dass sich ein Teil des Selbst für immer abgelöst hat. Außerdem mangelt es hier dem Individuum an der Fähigkeit einzuschätzen, dass die dem Selbst zugefügte Beschädigung auf diesen Verlust zurückgeht. Es fühlt sich der Gefahr einer drohenden Vernichtung preisgegeben. Die Angst, unwiderruflich verlassen zu werden, kommt der Angst vor einer Auflösung in Nichts, vor Vernichtung, Fragmentierung und totaler Auslöschung gleich. Eine solche Angst unterscheidet sich merklich von der durch Trennung hervorgerufenen; selbst wenn bei letzterer dem Selbst Beschädigung oder Amputation widerfährt, wird sein Kern oder sein existenzielles Überleben keinen Augenblick in Zweifel gezogen. Zur Angst, verlassen zu werden, kommt es auch dann, wenn die Selbstmorddrohung implizit bleibt, wie zum Beispiel im Fall von Avi, der im Alter von acht Jahren zur Behandlung ins RTC überwiesen wurde. Schon davor war eine Reihe von Fakten über das Kind und seinen familiären Hintergrund bekannt.

Avi

Avis Mutter war sechzehn, als sie mit dem damals neunzehnjährigen Vater des Kindes eine Beziehung einging. Vor ihrem achtzehnten Geburtstag heiratete sie Avis Vater und trennte sich ein paar Wochen, nachdem ihr Sohn zur Welt gekommen war, wieder von ihm. Bis dahin lebten sie bei den Eltern ihres Mannes, dann kehrte sie – wegen der Ablehnung, die man ihr dort entgegenbrachte und weil ihr

Ehemann sie schlug – mit Avi in ihr Elternhaus zurück. Da ihr Mann die Vaterschaft abstritt und behauptete, Avi sei die Frucht eines Ehebruchs seiner Frau, behandelte er das Kind wie einen Fremdling. Nach der Trennung der Eltern blieb nur noch eine dürftige Beziehung zwischen Avi und seinem Vater bestehen. Avi und seine Mutter verbrachten ein paar Jahre bei deren Eltern, bis die Mutter die junge Frau wegen Avis schwierigem Verhalten vor die Tür setzte.

Bis zu seinem sechsten Lebensjahr schlief er im Bett seiner Mutter. Ging sie ins Bad, dann schrie er: »Mami, wo bist du?« Das Kind war, so die Mutter, ihr einziger wirklicher Gefährte und ihr einziger Trost, nachdem sie ihr Elternhaus hatte verlassen müssen. Sie nahm Avi überallhin mit, obwohl ihr nicht entgangen war, dass er Wutanfälle bekam und nach ihr zu treten anfing, sobald sie sich mit einer anderen Person unterhielt. Vor dem Einschlafen hämmerte er auf seinen Kopf ein, und tagsüber schaukelte er mit seinem Körper unablässig vor und zurück. Avi, der enorme Mengen an Essen verschlang und dessen Sprachvermögen – wie man festgestellt hatte – beeinträchtigt war, war zudem Bettnässer und konnte sich weder selbst anziehen noch ausreichend für seine persönliche Hygiene sorgen.

Als die Mutter Avi zum Erstinterview ins Zentrum brachte, saß er auf ihrem Schoß und weigerte sich, irgendwo anders Platz zu nehmen. Sie machte keinerlei Anstalten, ihn von diesem Verhalten abzubringen und ihn auf einem Stuhl neben sich abzusetzen. Wenn der Sozialarbeiter von Avi etwas wissen wollte, antwortete die Mutter prompt und verfiel dabei in einen kindlichen Tonfall, der sich deutlich von demjenigen unterschied, mit dem sie auf Fragen, die direkt an sie adressiert waren, einging. Als sie dem Sozialarbeiter schilderte, wie Avi alle Leute, die sie zu sich einlud, mit Kaffee bekleckerte, sprach sie von ihrem Bedürfnis nach einem gewissen Maß an Intimsphäre. Aber selbst dann, wenn sie das Verhalten ihres Sohnes beschrieb und ihre eigenen Bedürfnisse zur Sprache brachte, schloss sie den auf ihrem Schoß sitzenden Avi weiterhin in die Arme.

Nach dem Erstgespräch wurde sie um ihre Erlaubnis gebeten, Avi allein an einem gesonderten Gesprächs- und Untersuchungstermin teilnehmen zu lassen; das Kind weigerte sich jedoch schlicht, auch nur einen kurzen Augenblick von ihrer Seite zu weichen. Da keine andere Alternative realisierbar schien, beschloss man, dass beide – Avi und seine Mutter – mit dem Psychologen zusammentreffen sollten. An Avi gewandt, sagte dieser: »Wie ich sehe, willst du deine Mutter immer bei dir haben. Es sieht so aus, als ob du Angst hast, sie könne dich verlassen. Hat sie dich denn früher schon mal im Stich gelassen?« Bevor Avi selbst antworten konnte, erklärte die Mutter kurz und bündig in aggressivem Ton, in dem Wut und Ärger unüberhörbar waren: »Wenn ich doch bloß ein für allemal von der Bildfläche verschwinden könnte!«

Diese Vignette zeigt das Nebeneinander zweier getrennter und diametral entgegengesetzter Verhaltensebenen. Während die eine deutlich artikuliert wird, bleibt die andere dem Blick entzogen und ruft unbewusste Gefühle auf den Plan. Was die offen ausgedrückte Ebene betrifft, so unterhält Avis Mutter eine quasi-symbiotische Beziehung zu ihrem Sohn; die verborgene Schicht zeichnet sich indes durch den permanent vorhandenen Wunsch aus, das Kind zu verlassen. Offenkundig reagiert Avi viel intensiver auf die latenten Wünsche seiner Mutter als auf die quasi-symbiotische Beziehung zwischen den beiden. Er war ja in der Tat ununterbrochen der Gefahr, allein zurückzubleiben, ausgesetzt, und in seiner inneren Welt fallen Verlassenwerden und Auslöschung ineins. Es war deutlich, dass sich die Mutter an Avi zum Teil wie an einen Ersatzehemann bzw. Ersatzlebensgefährten wandte, an dessen starker Schulter sie sich ausweinen kann, so als sei er ihr Trostspender. Doch gleichzeitig erlebte Avi die Angst, seine Mutter könne unwiderruflich von ihm gehen, und interpretierte dieses Verlassenwerden als Auslöschung, als Desintegration. Ich habe das Wort »Tod« vermieden, weil Kleinkinder und selbst jüngere Kinder nicht wirklich verstehen können, was der Tod bedeutet, und deshalb dazu neigen, das angedrohte Verlassenwerden im Sinne einer unmittelbar bevorstehenden Vernichtung, einer drohenden Nichtexistenz aufzufassen (vgl. Wolfenstein, 1969).

Selbstmorddrohungen

Mit den permanent geäußerten suizidalen Absichten eines anderen zu leben, kann bisweilen größeren Schmerz verursachen als ein tatsächlich erlebtes Verlassenwerden, wie Bowlby beobachtet hat: »ständige Verlassensdrohungen [erscheinen] mindestens genauso pathogen [...] wie reale Trennungen« (1988, S. 83). Winnicott (1969) brachte Licht in ein wesentliches Paradoxon in der frühen Kindheit. Seiner Meinung nach beruht die gesunde menschliche Existenz auf dem unabdingbaren paradoxen Verhältnis zwischen Destruktivität und Überleben. Um allmählich ein Gefühl sowohl des Getrenntseins als auch der Unabhängigkeit zu entwickeln, muss das kleine Kind das Objekt einerseits zerstören, selbst wenn es, bereits vom allerersten Tag an, dieses Objekt als integralen Bestandteil seiner selbst erachtet hat. Andererseits hört das von diesem Objekt abhängige Kind jedoch zu existieren auf, sollte das Objekt tatsächlich zerstört werden. Deshalb erfordert die normale Entwicklung beides: dass das Kind gegen das Objekt gerichtete destruktive Tendenzen aktiviert und es dessen Überleben zugleich als etwas Lebensnotwendiges erlebt.

Dieses Nebeneinander des Wunsches, das Objekt zu zerstören, und der Anerkennung, dass dasselbe Objekt am Leben bleiben muss, konstituiert eine Art Interimstadium oder Übergangssituation, die die Trennung von der Mutter später auf eine gesunde Weise ermöglicht. Forschungsergebnisse belegen das Vorhandensein von Objektbeziehungen – und damit vielleicht einer Unterscheidung zwischen dem Selbst und dem Objekt – schon ganz am Anfang des Lebens. Gleichzeitig entwickelt sich die Fähigkeit, in einem allmählich voranschreitenden Prozess zwischen Selbst und Objekt zu trennen. Solange aber die Grenzen zwischen dem Kleinkind und seiner Mutter noch nicht fest verankert sind, nimmt es jedwede drohende Zerstörung der Mutter als eine drohende Vernichtung seiner selbst wahr.

Drei Fallskizzen

Die folgenden Fallskizzen mögen veranschaulichen, wie sich die Suiziddrohungen von Müttern auf ihre Kinder auswirken, und versetzen uns möglicherweise in die Lage, mehr über ihren Einfluss nicht nur auf die Angst vor dem Verlassenwerden, sondern auch vor der eigenen Auslöschung zu erfahren. Sie werden uns auch mit einigen der Abwehrstrategien bekannt machen, deren sich Kinder bedienen, um mit der Lähmung und der Angst, die von derartigen Androhungen ausgehen, fertigzuwerden.

Eli

Eli wurde zur Behandlung ins Zentrum überwiesen, nachdem er wegen einer Reihe von Problemen bereits ein Jahr in einer psychiatrischen Einrichtung zugebracht hatte. Es handelte sich um Schwierigkeiten, dauerhafte Beziehungen zu anderen einzugehen, um seine Ängste und um sein Einnässen.

Als Eli vier Jahre alt war, ließen sich seine Eltern scheiden, lebten danach aber nicht weit voneinander entfernt und stritten sich unentwegt weiter. Elis Mutter war als Kind einer Christin und eines jüdischen Vaters in Europa zur Welt gekommen. Als sie ein Jahr alt war, ließen sich ihre Eltern scheiden, und sie wurde bis zum Tod ihrer Mutter (sie war damals sieben Jahre alt) in verschiedenen Klöstern untergebracht. Danach kam sie wieder in die Obhut ihres Vaters. Er war grausam und schlug sie gnadenlos, und ihre Stiefmutter bevorzugte unverhohlen ihre eigenen Kinder. Schließlich traf der Vater Vorkehrungen für die Konversion seiner Tochter zum jüdischen Glauben und schickte sie deshalb nach Israel zu seinem Bruder. Das Leben bei ihrem Onkel, der sie sexuell missbrauchte, war besonders schmerzlich. Nach ein paar Jahren traf ihr Vater ebenfalls in Israel ein, und da er am Verhalten seines Bruders nichts zu tadeln fand, schlug er sie wieder und beschuldigte sie, für die inzestuöse Situation allein verantwortlich zu sein. Als 21-Jährige beging sie ihren ersten Selbstmordversuch, dem über die Jahre weitere folgten, obwohl sie es im Allgemeinen lieber bei Ankündigungen beläßt. Sie heiratete einen Mann, der eine krankhafte Beziehung zu seiner Mutter unterhielt. Bei ihr lebte das Paar am Anfang der Ehe. Sowohl Elis Vater als auch seine Mutter sind in einem technischen Beruf ausgebildet, haben aber keine feste Anstellung. Sein Vater ist ein süchtiger Kartenspieler.

Als Eli im Zentrum eintraf, kamen seine hervorstechendsten Verhaltensmerkmale in seinen Beziehungen zu anderen Kindern und Erwachsenen zum Vorschein. Die Erwachsenen beschrieben Elis Reaktionen als kalt und mechanisch: Er signalisiere überhaupt nicht, ob irgendein Vorgang in seiner unmittelbaren Umgebung ihn interessierte oder emotionale Bedeutung für ihn hatte. Niemals zeichne sich eine Gefühlsregung auf seinem Gesicht ab, lediglich Gleichgültigkeit. Die einzigen Emotionen, die die Mitarbeiter bei ihm feststellen konnten, waren Furcht und Angst. Jedes Mal, wenn einer von ihnen Eli etwas fragte, verspannten sich seine Nackenmuskeln und sein emotionaler Zustand ließ deutlich extreme Angst erkennen. Oft stand oder saß er da und starrte mit ausdruckslosen Augen vor sich hin. Gleichzeitig nahm er es jedoch mit allen Raum und Zeit betreffenden Angelegenheiten sehr genau. Er schaffte es, den geltenden Stundenplan einzuhalten, war mit den Terminen und Pflichten der Mitglieder des Behandlungsteams vertraut und kannte sich gut mit den Regeln aller Spiele aus, die die Kinder spielten. Häufig fragte er nach, wohin der Mitarbeiter Soundso gehe, und hatte seine liebe Not damit, zwischen den verschiedenen Teammitgliedern zu unterscheiden. Bei einigen Personen im Zentrum erwarb er sich den Titel »nudnik« (ein hebräischer Slangausdruck für »Plagegeist«), löcherte er sie doch mit vielen belanglosen Fragen und erging sich in einförmigen, langatmigen Ausführungen, manchmal gerade dann, wenn sie ihre Schicht beenden wollten oder anderweitig beschäftigt waren.

In der Anfangszeit schien Elis Verhalten zwischen zwei Extremen zu wechseln: Entweder »verschlang« er seinen erwachsenen Gesprächspartner, oder aber dieser »verschlang« Eli. Die Kinder wiederum beklagten sich, er sei ein Rabauke und hänsele sie. Nach und nach wurde er in den Augen seiner Gleichaltrigen immer mehr zu einem Paria. Er spielte pausenlos an seinen Genitalien herum und war ein gewohnheitsmäßiger Bettnässer.

Bei den Besuchen seiner Mutter war nicht zu übersehen, dass sie ihn »verschlang«. Sie verhielt sich ihm gegenüber genau so, wie sie mit sich selbst umging. So fragte sie ihn wiederholt, ob sich die Kinder untereinander sexuell betätigten, und verlangte, dass Eli auch weiterhin die Medikamente einnahm, die bei seinem Aufenthalt in der psychiatrischen Einrichtung angeordnet worden waren. So lief sein Verhalten auf eine getreue Kopie der Handlungen seiner Mutter hinaus, die ebenfalls Psychopharmaka nahm. Bei einem der Treffen, das zwischen einem Mitarbeiter, Eli und seiner Mutter stattfand, brachte diese einen langen Beschwerdenkatalog vor und bat ihren Sohn, zu bestätigen, ob ihre Klagen den Tatsachen entsprachen. Er unterstützte sie ausnahmslos bei jedem ihrer Kritikpunkte, obwohl sein kindlicher, unterwürfiger Tonfall nicht den Eindruck machte, als sei er von deren Berechtigung wirklich überzeugt. Es lag auf der Hand, dass er nur solche Worte wählte, die sie von ihm erwartete. Bei jeder Gelegenheit behauptete sie, die anderen Kinder würden auf Eli »herumhacken«, geradeso wie ihre Verwandten sie misshandelt hätten. Sie stellte also eine Beziehung absoluter Identität zwischen sich und ihrem Kind her. Es verging kein Besuch, ohne dass sie deutlich zeigte, wie sehr sie sich gegen eine Lockerung der Bande zwischen ihr und Eli sträubte, während sie gleichzeitig unentwegt mit einer endgültigen und unwiderruflichen Trennung drohte: Ihre Selbstmordankündigungen, von denen manche in tatsächliche Suizidversuche mündeten, sprach sie nicht nur in Elis Gegenwart aus, sondern richtete sie mitunter sogar direkt an ihn.

Eli erlebt also in der Beziehung zu seiner Mutter zwei völlig gegensätzlich geartete Situationen: Zum einen vermittelt sie ihm das Gefühl, eine Art von Schutz zu genießen; sie, die eine übertriebene Besorgnis um sein Wohlergehen an den Tag legt, überhäuft ihn jedes Mal mit Süßigkeiten und Nahrungsmitteln. Zum anderen wird sein Sicherheitsgefühl durch die nicht abreißende Angst untergraben, dass seine Mutter ihn durch ihren Selbstmord für immer verlassen könnte. Seit seiner frühen Kindheit ist diese Angst Elis ständiger Begleiter.

Shai

Auf einen Gerichtsbeschluss hin wurden Shai und seine ältere Schwester wegen Kindesmisshandlung, unter der hauptsächlich das Mädchen zu leiden hatte, von ihrer Familie getrennt.

Shais Mutter wuchs in einem Heim auf, in das sie im Alter von neun Jahren gesteckt worden war und in dem sie bis zum Alter von fünfzehn Jahren blieb. Da nämlich riss sie von dort aus, um mit einem Mann zusammenzuziehen. Mit 23 Jahren heiratete sie einen anderen, von dem es hieß, er sei introvertiert und unnahbar und oft von zu Hause fort gewesen. Sie pflegte regelmäßigen Kontakt mit ihrem Schwager, dem Bruder ihres Mannes, und ließ in die Unterhaltungen mit ihm häufig das Thema der Scheidung einfließen. Sie ist drogensüchtig und droht nicht selten mit Selbstmord, weshalb sie schon zwei Mal in eine psychiatrische Anstalt eingewiesen wurde.

Shais Eltern gründeten ein Geschäft, das sich alsbald als Flop entpuppte, und stritten meistens miteinander. In jener Zeit fing die Mutter an, große Geldsummen auszugeben, ohne sich groß ums Budget oder die gebotene Sparsamkeit zu scheren. Sie unternahm dann mit ihrem Auto lange Ausflüge quer durchs ganze Land und fuhr – ihrer eigenen Aussage zufolge – oft mit 150 Stundenkilometern. Da sie finanziell in Bedrängnis gerieten, quartierte sich der Vater bei seinen Eltern ein, die Shais Mutter gegenüber feindselig eingestellt sind. Sie selbst zog zu Verwandten in einer anderen Stadt. Jedes Mal wenn Shai in den Ferien nach Hause fährt, hat es den Anschein, als verbringe er die meiste Zeit mit seiner Mutter, die ihn auf ihre verschiedenen Touren und in der Tat gefährlichen »Abenteuer« mitnimmt.

Wenn er seine Angst, seine Mutter könne eines Tages sterben, offen ausdrückt, stellt er nicht selten Fragen nach dem Tod. Seine Mutter kommt alle naselang vorbei, und kein Besuch verläuft ohne stürmische Ausbrüche, während sie ausgiebig isst und trinkt und mit ihrem Sohn im Zentrum herumspaziert.

Anfangs war Shai überaus verwirrt, was Zeit und Raum betrifft, und fand es deshalb schwierig, mit dem Stundenplan, den Aktivitäten und der Routine des Zentrums zurechtzukommen. Wann immer sein Betreuer ihn bestrafte, reagierte Shai folgendermaßen: »Wenn du erstmal kleiner wirst, bin ich's, der dich bestraft.« Jeder beschrieb ihn als ein aus dem Häuschen geratenes kleines Baby, ein Bild, das Shais Verhalten nur bestätigte: Er hatte eine kindliche Art zu sprechen, stellte kindliche Forderungen und quengelte wie ein kleines Kind. Im Klassenzimmer versteckte er sich oft und hoffte dann erwartungsvoll und vergnügt, der Lehrer werde nach ihm suchen. Er kletterte auch auf Bücherregale, Schränkchen, Bäume, Telegraphenmasten und Dächer, ohne das geringste Gefühl für die Gefahr, in die er sich brachte.

Sobald ein Mitarbeiter des Zentrums hinter ihm herrannte, eine kritische Bemerkung fallenließ oder seiner Verärgerung Luft machte, reagierte Shai damit, dass er den Clown spielte und sich über die betreffende Person lustig machte, sein Gesicht verzog, die Zunge herausstreckte und die Stimme des Erwachsenen nachahmte, der es gewagt hatte, sich zu seinem Benehmen zu äußern.

Bald schon wurde klar, dass er diese Verhaltensweisen immer dann zur Schau stellt, wenn man ihn zur Teilnahme an irgendeiner Gruppenaktivität auffordert. Sobald er sich in einem Setting mit mehreren anderen befindet, in dem alle etwas tun sollen, spürt Shai eine Gefahr heraufziehen, vor der er sich schützen muss, und seine Reaktion ist stets dieselbe – die Rolle des Clowns zu mimen und so sein Überleben sicherzustellen. Seine Tricks und seine Albernheit machen die Anwesenheit von Mitarbeitern erforderlich, um »die Gefahr« abwenden zu können.

Shai sammelt verschiedene Arten toter Insekten und bewahrt sie in kleinen Schächtelchen auf und liebt es, Rätselfragen über Insekten zu stellen. Eines seiner Lieblingsrätsel lautet: »Zehn Ameisen kommen dahergelaufen. Jemand tritt auf eine – wohin geht dann der Rest? Antwort: zur Beerdigung der toten Ameise.« Wann immer seinen Forderungen nicht entsprochen wird, wird er extrem wütend. Nach Ausbruch des Golf-Krieges wurde er zu seiner Mutter geschickt. Kurz darauf rief der Therapeut dort an und erkundigte sich, wie er zurechtkam. Seine Mutter gab zur Antwort, Shai mache sie noch ganz verrückt, sie habe ihn mit einem Gürtel geschlagen, weil sie sein Betragen einfach nicht mehr aushalten könne. Das ganze Drumherum mit den Luftangriffssirenen, den abgedichteten Räumen und den Gasmasken überfordere sie. Am nächsten Tag schaute der Therapeut bei Shai vorbei, der unbedingt dem Zentrum einen Besuch abstatten wollte.

Zehn Tage später brachte man Shai ins Zentrum zurück. Folgender Ausschnitt stammt aus seiner ersten Psychotherapiestunde nach seiner Rückkehr:

»Shai tut so, als ob er ein Polizeibeamter wäre, der über die Handschellen, die er der Therapeutin angelegt hat, mit dieser verbunden ist. Sie ist eine mutmaßliche Diebin und muss deshalb verhaftet werden. Nachdem er seiner Gefangenen ins Bein ›geschossen‹ hat, sagt Shai: ›Nur um sicherzugehen, dass du dich nicht aus dem Staub machst.‹ Gegen Ende der Stunde geht er dazu über, die Therapeutin zu ›erschießen‹ und zu ›töten‹. Die Beendigung einer Behandlungsstunde ist für ihn stets ein ernstes Problem gewesen. Er nimmt dann immer etwas aus dem Behandlungszimmer mit und begründet es so: ›Jedes Mal wenn wir anfangen, was zu tun, sagst du mir, ich solle gehen.‹ Im Laufe der ersten Therapiestunde beginnt er auch ein Spiel mit Spielzeugautos, wirft dabei aber seine Tatsachenkenntnisse ein wenig durcheinander. Er nimmt Autos, die er ›Iraker‹ nennt, und belädt sie mit Raketen. Die ganze Zeit über stopft er sich zwanghaft mit Essen voll und ist in einer merklich agitierten und verwirrten Verfassung. In der zweiten Behandlungsstunde nach seiner Rückkehr zeichnet er Saddam Hussein, der, so Shai, ein furchteinflößender Mann sei und jetzt auf die Israelis wütend ist, weil sie herausgefunden hatten, wie man verhindert, dass seine Raketen ihnen etwas anhaben können. Im Laufe der Stunde wurde deutlich, dass sein Selbstvertrauen zunahm. Aber als die Therapeutin ankündigt, dass ihre Stunde bald zu Ende sei, bittet Shai, verwirrt über diese Ankündigung, um die Erlaubnis, eine weitere Zeichnung anfertigen zu dürfen. Seine konfuse Zeichnung zeigt den Schattenriss eines Spielzeuggewehrs, das er mit zwei Augen, einem Schnurrbart und einem Mund versah. Auf die Bemerkung hin, da habe er ja etwas gezeichnet, das halb Gewehr, halb Mensch sei, stattet er die Figur rasch noch mit Beinen und Raketen aus und teilt der Therapeutin mit, dass eine dieser Raketen gleich über ihnen niedergehen werde.«

Sharon

Sharon ist zehn Jahre alt. Seine Mutter ist eine gebürtige israelische Jüdin und sein Vater ein christlicher Araber, mit dem sie zusammenlebt. Sharons Eltern haben noch eine zwei Jahre ältere Tochter und seine Mutter hat überdies einen älteren Sohn, von dessen Vater sie sich später scheiden ließ. Sie stammt aus einer in mehrfacher Hinsicht problematischen Familie, in der ihr Vater sie misshandelte, indem er sie heftig schlug, ans Bett fesselte, ihre Fußsohlen mit Peitschenhieben traktierte und sie sexuell missbrauchte, wobei ihre Mutter zuschaute und bitterlich weinte. Auch in ihrer derzeitigen Beziehung wird Sharons Mutter verprügelt, und wann immer sie das Behandlungszentrum aufsucht, hat sie keine Bedenken, ihre Bluse auszuziehen, um die Blutergüsse zu zeigen. Trotzdem hat sie nicht die Absicht, ihren Liebhaber zu verlassen. Zwei Mal schon hat sie sich das Leben zu nehmen versucht und kündigt bei jeder Gelegenheit an, sie werde sich mit dem Haus, in dem sie lebt, anzünden. Ihre permanenten Selbstmorddrohungen gehen mit Wutausbrüchen einher, die ihrem Liebhaber, ihrer Vergangenheit, ihren Kin-

dern, den Behörden etc. gelten. Einmal, als sie im Zentrum eintraf und Sharon gerade anwesend war, zählte sie laut die verschiedenen Unannehmlichkeiten auf, mit denen sie zurecht kommen muss, und drohte gleichzeitig an, sich umzubringen. Kommen beide Elternteile zu Besuch, zanken sie sich wegen einer vorangegangenen häuslichen Auseinandersetzung.

Sharon wurde – so drückte es seine Mutter aus – »tot geboren«: Zwei Stunden nach der Entbindung bekam das Neugeborene Atemnot und sein Körper lief blau an. Es kam in einen Brutkasten und konnte gerettet werden. Als er sieben Wochen alt war, wurde er mit Atemwegsproblemen ins Krankenhaus eingewiesen und bekam dort schlimme Durchfälle. Zwischen fünf und acht Jahren besuchte er ein normales Internat; als Achtjähriger wurde er jedoch ins Zentrum überwiesen, weil er Symptome zeigte, die für eine Depression sprachen, und Wutanfälle, unkontrollierbare impulsive Ausbrüche sowie Gewalttätigkeit anderen Kindern gegenüber an den Tag legte. Bei seinen Aufenthalten zu Hause schläft Sharon im Bett seiner Mutter.

Ihre Besuche im Zentrum spielen sich in zwei Stadien ab: Zuerst untersucht sie Sharon gründlich von Kopf bis Fuß danach, ob er geschlagen wurde, Läuse hat und das Personal sich um seine persönliche Sauberkeit und Hygiene kümmert. Dazu gehört auch eine sorgfältige Prüfung jedes einzelnen seiner Kleidungsstücke, seines Bettes, seines Kleiderschranks und seiner persönlichen Habe. Sie bringt ihm stets viele Schachteln mit Süßigkeiten, Keksen und anderem Gebäck mit. Während sie sie ihm gibt, umarmt und liebkost sie ihn pausenlos. Lässt sie eine kritische Bemerkung über Sharons Verhalten fallen (wenn sie ihn beispielsweise beschuldigt, anderen Kindern Schläge verpasst zu haben), verteidigt er umgehend und überaus energisch jede einzelne seiner Handlungen – oder seiner Fehler – und gibt sich ziemlich entrüstet.

Das zweite Stadium setzt kurze Zeit danach ein, gewöhnlich dann, wenn eine Begegnung zwischen Sharons Mutter und den Mitarbeitern stattfindet. Sie schildert dann ihre Sorgen und droht mit Selbstmord. Wenn sie ihre Beschimpfungen und Drohungen vom Stapel lässt, bezieht sie alle mit ein, die sich zufällig in ihrer unmittelbaren Nähe aufhalten, natürlich auch Sharon, den sie die ganze Zeit mit ihren Armen umschlungen hält.

Als Sharon im Zentrum eingetroffen war, reagierte er anfangs mit einem Gefühl der Deprivation wie auch mit beträchtlichem Neid auf andere Kinder. Die Mitglieder des Behandlungsteams befürchteten eine Katastrophe, sollte seinen Forderungen nicht umgehend entsprochen werden, denn er stampfte auf dem Boden liegend mit seinen Füßen auf und schrie wutentbrannt, dass er bald am Ende sei. Wenn er seine Eifersuchts- und Deprivationsgefühle nicht lautstark nach außen dringen lässt, ist Sharon seiner Umgebung entfremdet, spricht mit keiner Menschenseele und spielt auch nicht mit den anderen Kindern. Seine Stimmungsumschwünge kommen ganz plötzlich. Es gelingt ihm, Distanz zu den anderen zu wahren, indem er den Eindruck erweckt, er sei stark, mutig und geschickt in allem, was er anpackt. Aber er spricht mit keinem über seine Schwächen oder sein Leid und gibt sich erhebliche Mühe, seinen Gefühlsausdruck zu hemmen, um so Desintegration, Zerstörung und Vernichtung von sich abzuwenden.

Diskussion der Skizzen

Bei den geschilderten Fällen sind wir auf eine Konfiguration mehrerer ätiologischer Faktoren gestoßen: auf Vernachlässigung, elterliche Gewalttätigkeit, Ablehnung und Überfürsorglichkeit, auf die Weigerung der Eltern, ihren grundlegenden Verpflichtungen ihren Kindern gegenüber nachzukommen, auf schwerwiegende Probleme zwischen den Elternteilen sowie sexuelle Konflikte und Perversionen. Man sollte aber auch biologische und physiologische Faktoren, die einen starken Einfluss auf die Entwicklung ausüben, bedenken, da diese Kinder mindestens einen Krankenhausaufenthalt in ihrem ersten Lebensjahr hinter sich haben, der möglicherweise ihre »Störung« insgesamt erklärt. Dennoch werde ich, um den Fokus der Diskussion nicht aus den Augen zu verlieren, die Mehrzahl der psychopathogenen Ursachen und deren Beziehungen untereinander unberücksichtigt lassen und stattdessen mein Augenmerk auf einen Faktor richten, der von besonderer Bedeutung und Wichtigkeit ist: die Angst des Kindes, von seiner Mutter durch deren Selbstmord verlassen zu werden, ein Problem, das es von seinen ersten Lebenstagen an in sich aufgenommen hat (in einigen Fällen bereits während der Schwangerschaft). Die Drohung der Mutter, sich das Leben zu nehmen und somit das Kind für immer zu verlassen, hat aus zweierlei Gründen offensichtlich eine hochtraumatische Wirkung auf das Kind. Der erste Grund hängt mit der Persönlichkeit der Mutter und ihren Objektbeziehungen sowie mit der Frage zusammen, wie sich diese für ihr Kind bemerkbar machen, während der zweite mit der äußeren Welt des Kindes zu tun hat, derjenigen also, die jenseits des Mutter-Kind-Kontexts beginnt.

Was die *Persönlichkeit der Mutter und ihre Objektbeziehungen* betrifft, liegt in jedem der dargestellten Fälle eine Haltung vor, die zwei widerstreitende Komponenten umfasst: Überfürsorglichkeit einerseits und Drohungen, das Kind endgültig zu verlassen, andererseits. In den drei Beispielen gestehen die Mütter ihrem Kind nicht ausreichend Raum für ein unabhängiges Leben zu, sie verhindern die normale Entwicklung seines Selbst, indem sie die Entfaltung der altersgemäßen Separations-/Individuationsprozesse sabotieren. Die Tatsache, dass sie in jeden Aspekt des Lebens ihres Kindes eingreifen, zieht sich ungemindert durch alle Phasen seiner derart erschwerten Entwicklung. Sie verhalten sich einem achtjährigen Kind gegenüber genau so wie früher, als es noch klein war. Gleichzeitig warten sie noch mit einer anderen – davon völlig verschiedenen – Haltung auf: dem Wunsch, das Kind zu verlassen – ja, sogar mit seiner Ablehnung. Diese Einstellung liegt der körperlichen Vernachlässigung des Kindes in den frühen Lebensabschnitten zugrunde, die Einweisungen ins Krankenhaus etwa aufgrund von Verdauungs- und Atemstörungen nach sich zieht. Die körperliche Vernachlässigung kann aber auch dazu führen, dass die Kinder vorübergehend von zu Hause ausreißen, in emotionale Entfremdungszustände geraten, wie sie in psychotischen Schüben vorkommen und eine Hospitalisierung erfordern, und ihrerseits ständig mit Suizid drohen, die mit wütenden Äußerungen verbunden sind und beim Anderen Angst auslösen. Extreme Objektbeziehungen dieses Typs verhindern die altersgemäß normale Entwicklung des Selbst, denn es liegt auf der Hand, dass die oben beschriebenen Kinder zwischen zwei Verhaltenspolen hin und her schwanken: der totalen Verschmelzung mit der Mutter und dem Gefühl, von ihr völlig verlassen worden zu sein. Um einen Begriff von Winnicott zu gebrauchen, fehlt hier der *potential space*, der es dem Individuum ermöglicht, sein eigenes getrenntes, unabhängiges Selbst auszubilden. Die entwicklungspsychologischen Probleme verschärfen sich indessen noch, sobald die Mutter nicht nur die Separation und Individuation ihres Kindes verhindert, wenn sie ihm nicht nur damit droht, es für immer zu verlassen, sondern sich darüber hinaus vollständig mit ihm identifiziert. Projiziert sie ihre eigene Persönlichkeit, so wie sie sich im Kontext ihrer internalisierten Objektbeziehungen herauskristallisiert hat, auf ihr Kind, vereitelt sie, dass es sich als unabhängiges Subjekt entfaltet. Auch dann, wenn sie mit Suizid droht, wendet sie sich an ihr Kind nicht wie an ein getrenntes, einzigartiges Objekt, sondern erblickt nur sich selbst in ihm, sieht sich in ihm als hilfloses Kind, das darunter leidet, dass seine Eltern es verlassen und vernachlässigt haben. Sie kann die aggressiven Bilder, die sie in sich trägt, auf ihr Kind projizieren oder die Imagines derjenigen, die sie einst im Stich gelassen haben, oder aber das Bild ihrer selbst als depriviertes, diskriminiertes Individuum, als Opfer sexuellen Missbrauchs, als Person, die ihrer vollständigen Vernichtung entgegensieht.

Was den zweiten Grund dafür betrifft, weshalb sich Selbstmorddrohungen traumatisch auf Kinder auswirken, so müssen wir nach den Merkmalen des *äußeren sozialen Umfelds* fragen, die das vor Verlassenheit sich ängstigende Kind in sich aufnimmt. Die klinischen Beispiele zeigen deutlich, dass das Milieu, in das ein Kind mit solchen Ängsten – oder eines, bei dem sie sich tatsächlich bewahrheitet haben – eingebunden ist, selbst auch bedrohliche Züge trägt und auf gewalttätigen und zerstörerischen Fundamenten ruht.

In den meisten Fällen lassen sich die Suiziddrohungen der Mütter als Reaktion auf die Gefühle auffassen, die ihnen in ihren derzeitigen Beziehungskontexten vermittelt werden. Diese Beziehungen basieren natürlich auf unbewussten Wünschen und unbewusstem Begehren sowie auf den internalisierten Objektbeziehungen der Vergangenheit. Wir haben gesehen, dass es sich bei den bedeutsamen Anderen, die dem Kind außer seiner mit Selbstmord drohenden Mutter verfügbar sind, keineswegs um Personen handelt, die ihm angesichts der offenkundig quasisymbiotischen Beziehung, die die Mutter herstellt, oder der Drohungen, verlassen zu werden, Schutz oder Unterstützung gewähren können. Einige Väter sind ihrerseits grausame, bedrohliche und ablehnende Personen.

Ein weiterer Punkt, der untersucht werden sollte, betrifft die *Abwehrmechanismen*, deren sich das Kind bedient, um seine Angst vor dem Verlassenwerden zu bewältigen. Sandler (1960) zieht mehrere Möglichkeiten in Betracht, wie das Individuum sich selbst vor Angst machenden Situationen schützen kann. Diese Strategien laufen darauf hinaus, sein Selbstvertrauen anzuheben oder, wie er sich ausdrückt, »sein Sicherheitsgefühl [zu stärken]« (S. 129). Sandler erörtert drei diesem Zweck dienende Abwehrmechanismen: »Ablehnung aller Objekte oder Negativismus«, »Überbesetzung gewisser Reizquellen« und »durch [...] vollständige Unbeweglichkeit erreichte wahrnehmungsmäßige Konstanz« (S. 130).

Meiner Ansicht nach kommen bei den beschriebenen Kindern alle drei Mechanismen ins Spiel. Trotz der Abhängigkeitsbeziehung, die sie ihren Therapeuten gegenüber entwickeln, mangelt es nicht an Hinweisen auf ihre Neigung, sich von der Welt der Erwachsenen zu distanzieren und abzukapseln. Es gibt Kinder, die, wie Eli, sich den Stundenplan zu eigen machen und das Wesen der Aktivitäten, die von ihnen erwartet werden, zu erfassen suchen, damit sie unter keinen Umständen die Führung und Hilfe anderer in Anspruch nehmen müssen. Dieser Typ von Abwehrmechanismus erinnert an den narzisstischen Abwehrmodus (vgl. Modell, 1975), obwohl ihm auch ein negativistisches aggressives Element innewohnt, das besagt: »Auf dich kann ich verzichten.« Von Eli hieß es immer wieder, dass er ausdruckslos ins Leere starre und keinerlei Gefühl bei sich selbst wahrnehme. Ich bin der Meinung, dass es sich bei diesem Einfrieren von Gefühlen in Wirklichkeit um ein negativistisches Sich-Distanzieren vom anderen handelt. Außerdem sind wir in unseren Fallskizzen Beispielen für die Überbesetzung begegnet, die sich in ihrer extremsten Form wahrscheinlich bei Shai manifestiert, der so viel Zeit mit seinen Insekten verbringt. Oft unterbricht er eine Beschäftigung, um ihnen all seine Aufmerksamkeit zu widmen. Solche extremen Abwehrmechanismen tragen offenbar dazu bei, dass sich ein Kind von denjenigen Faktoren distanzieren kann, die dazu angetan sind, Angst in ihm auszulösen. Bei Sharons ständigen Vergleichen seines Verhaltens mit dem der anderen Kinder liegt vermutlich ein ähnliches Handlungsmuster vor. Natürlich spiegeln solche Beschäftigungen auch Gefühle des Neids, der Deprivation und Diskriminierung wider. Die extreme Natur der dem jeweiligen Abwehrmechanismus entsprechenden Aktivität soll dem Kind jedoch dabei helfen, seine Vernichtungsangst zu überwinden, und sei es auf eine negativistische Weise.

Der dritte von Sandler erwähnte Abwehrmechanismus manifestiert sich im starr festgelegten Repertoire an Reaktionen und aggressiven Taktiken (unflätige Sprache, Gewalt, Vandalismus etc.), auf das die Kinder zurückgreifen. Allem Anschein nach handelt es sich bei diesen negativistischen Ausdrucksmöglichkeiten um Reaktionen, die ihre Stärke aus der Tatsache beziehen, dass sie in den jeweiligen Familien gang und gäbe und überdies leicht zu reproduzieren sind. Bisweilen kann man sogar die paradoxe Ansicht vertreten, dass die Mutter, die sich bestimmter Reaktionstaktiken einschließlich eskapistischer Strategien bedient, aus einem in der Familie verankerten Repertoire schöpft und dass gerade diese Vertrautheit eine wirksame Abwehr ermöglicht.

VII. Das misshandelte Kind und seine kogitive Beeinträchtigung

Die meisten psychoanalytischen Veröffentlichungen, die sich mit dem Thema des misshandelten Kindes befassen, richten ihre Aufmerksamkeit auf die durch die Misshandlungen hervorgerufenen emotionalen Störungen, und nur wenige beschäftigen sich mit den zusätzlich zum psychischen Trauma entstandenen *kognitiven Beeinträchtigungen*. In diesem Kapitel möchten wir uns mit diesen Schädigungen befassen. Wir haben festgestellt, dass diese Kinder nicht in der Lage sind, eine symbolische Form des Denkens zu entwickeln, und daher auf konkretes Denken fixiert bleiben. Anhand eines klinischen Beispiels werden wir zeigen, auf welche Weise diese kognitive Beeinträchtigung den Psychoanalytiker veranlasst, seine psychoanalytische Technik, die die Fähigkeit zum symbolischen Denken voraussetzt, parziell abzuwandeln und alternative Behandlungswege für diese Kinder zu suchen. Wir möchten betonen, dass sie einer umfassenden Behandlung bedürfen, bei der der individuelle psychoanalytische Beitrag, auf jeweils angemessene Weise angewandt, nur ein Teil der Therapie sein kann. Die folgende Episode aus einer psychoanalytischen Sitzung illustriert die kognitive Beeinträchtigung eines solchen Kindes zusätzlich zu seinen emotionalen Problemen:

Ein achtjähriger Junge organisierte schon Monate vor seinem eigentlichen Geburtstag in seinen therapeutischen Sitzungen »Geburtstagsparties«. Dem Analytiker wurde deutlich, dass »Geburtstag« eine Feier bedeutete, die auf eine bestimmte Weise in der Gruppe gefeiert wurde. Für den Jungen ist dieses Fest nicht an ein bestimmtes Datum gebunden und hat sicherlich nichts mit dem Tag zu tun, an dem er geboren wurde. Auf die Frage, wie alt er sei, antwortete er, er sei acht, und auf die Frage, wie viele Jahre seit seiner Geburt schon vergangen seien, sagte er, er wisse es nicht. »Geburtstag« hatte eine sehr konkrete Bedeutung für ihn. Das Datum seines Geburtstags wird von der Reihenfolge der Parties bestimmt, die in seiner Gruppe gefeiert werden: »Wann ist dein Geburtstag?« »Nach Uri und Rafi.« Während einer Sitzung wünschte sich der Junge »einen Geburtstag«. Nachdem ein Raum gefunden und geschmückt worden war, malte er sich selbst eine Torte. Diese Torte wurde so real für ihn, dass er die Kerzen ausblies, die er auf die Torte gemalt hatte. Der Analytiker erkannte, dass der Junge seine Zeichnung nicht betrachtete, als stelle sie eine Torte dar, sondern als sei sie eine reale Torte.

Die normale mentale Tätigkeit zeichnet sich hauptsächlich durch die Fähigkeit aus, zwischen Selbst und Objekt, zwischen Realität und Einbildung, zwischen

Vergangenheit, Gegenwart und Zukunft unterscheiden zu können. Diese wesentliche Fähigkeit wird normalerweise in der Kindheit in einem Raum erworben, der durch die erste Bezugsperson vorgegeben wird und in dem der Säugling ein Gefühl dafür entwickelt, ein eigenständiges Wesen zu sein, zugleich aber auch das Einssein mit der Bezugsperson spürt – Winnicotts *potential space*.

Das misshandelte Kind lebt jedoch in einem schädigenden Umfeld, in dem es sich extrem ängstigt und ständig unter drohender Vernichtung leidet. Diese Angst unterscheidet sich völlig von den Trennungs- und Kastrationsängsten anderer Kinder, seien sie nun normal oder neurotisch, weil hier die Gefahr der Vernichtung die normale Entwicklung von Bewältigungsstrategien, eines kohäsiven Selbstgefühls und jegliche Sicherheit verhindert (vgl. Sandler, 1960). Durch diese Lebensumstände wird die Entwicklung der Fähigkeit zum Denken, zum Überlegen und Vorstellen beeinträchtigt, da das Kind nur mit dem Hier und Jetzt beschäftigt ist, als warte es auf den vernichtenden Schlag. Darum ist es nicht in der Lage, eine Als-ob-Haltung einzunehmen, eine Haltung, die ihm dabei helfen könnte, zu unterscheiden und seine kognitiven Fähigkeiten zu entwickeln.

Zudem ist die Gewalt allgegenwärtig, weil sie das ganze Leben eines solchen Kindes prägt. Es hat das Gefühl, dass die ganze Welt und damit seine gesamte Lebenserfahrung von Gewalt beherrscht wird. Es gibt keinen Unterschied zwischen Wut, Spott, Aufregung oder Ärger – jede Gefühlsäußerung wird als potenziell gewalttätig erlebt. Sogar alltägliche Verrichtungen, wie Essen und Ausscheidung oder eine Umarmung und ein Festhalten, wird es als gewalttätig, gefährlich und ängstigend erleben. Es ist daher unfähig, zwischen verschiedenen Beziehungsformen zu unterscheiden, und reagiert auf jede Erfahrung mit der gleichen Erwartung. Derartige Muster beeinträchtigen überdies seine kognitive Fähigkeit, den Wandel der Zeitdimensionen zu erkennen, wodurch seine eigene Gewaltbereitschaft verstärkt wird: Es ist nicht in der Lage, etwas aufzuschieben, zu warten oder zu verzögern – Fähigkeiten, für die die Erkenntnis, dass es eine Zukunft gibt, notwendig ist.

Solange es aber keine Vorstellung von einer Zukunft hat, können wir nicht erwarten, dass das Kind sich etwas vorstellen, in »als-ob«- oder in »ich wünsche mir«-Begriffen oder in der Hoffnung auf etwas denken kann. Dies wird im folgenden Beispiel besonders deutlich.

Frau N., heute 38 Jahre alt, wurde von ihrem Vater sexuell missbraucht, genauso wie ihre Schwester, die psychotisch wurde und hospitalisiert ist. Wenn der Vater seine Mahlzeit beendet hatte, schloss er das übrige Essen in den Vorratsschrank ein, und Frau N. und ihre Schwester mussten hungrig zur Schule gehen. Ihre Mutter wies jede Klage über den Missbrauch zurück und warf ihrer Tochter vor, diese Geschichten zu erfinden. Als sie 17 Jahre alt war, zwangen die Eltern sie zur Heirat mit einem 15 Jahre älteren Mann, einem Spieler, der sie immer wieder schlug. Als sie versuchte, ihm zu entfliehen, und bei ihrer Mutter Zuflucht suchte, schickte diese sie zu dem gewalttätigen Ehemann zurück. Sie gebar fünf Kinder. Dem vierten, einem Jungen, gab sie den bemerkenswerten Namen Shalom, der mit »mein Friede« oder »meine Gesundheit« übersetzt wird. Dieser Junge wurde von seinem Vater körperlich misshandelt und von einem Freund des Vaters sexuell missbraucht. Nachdem Frau N. von ihrem Mann verprügelt worden war, suchte sie zum ersten Mal Hilfe, wandte sich an die Polizei und ließ sich schließlich von ihrem Mann scheiden. Sie suchte sich eine Arbeit, begann eine Berufsausbildung, führte den Haushalt und arbeitete gut mit dem Sozialarbeiter zusammen. Als sie endlich ein erfüllteres und erfolgreicheres Leben führen konnte, wurde ihr missbrauchter Sohn immer schwieriger. Er wurde gewalttätig, beging Diebstähle, schwänzte die Schule und ähnliches. Schließlich wurde er in unser Zentrum überwiesen. Seine Mutter klagte nun endlos über sein schlechtes Betragen, jedoch jedes Mal, wenn wir ihr von seiner günstigen Entwicklung und der zunehmenden Entspannung berichteten, die inzwischen eingetreten waren, wollte sie das nicht glauben und beharrte darauf, dass sie während seiner kurzen Besuche zu Hause keine Veränderung habe feststellen können. Mittlerweile hatte sie sich selbst gut stabilisiert. Nach einem Jahr Behandlung konnten wir bei Shalom eine wirkliche Besserung feststellen, parallel dazu verschlechterte sich nun jedoch der Zustand der Mutter. Sie gab ihre Arbeit auf und wurde zusehends depressiv.

Es scheint eindeutig zu sein, dass diese Mutter sich von ihrem eigenen Leid hatte befreien können, indem sie es auf ihren Sohn projizierte. *Er* wurde zum sexuell Missbrauchten, *er* wurde der »schlechte« Junge, *er* war derjenige, der von zu Hause fortgeschickt wurde; und solange er diesen »Auftrag« erfüllte, konnte sie eine Veränderung in ihrem Leben herbeiführen. Diese Art der »Rollenübernahme« (vgl. Sandler, 1976) wird durch das folgende Beispiel illustriert, das aus den therapeutischen Sitzungen mit diesem Jungen stammt.

Shalom

Ein immer wiederkehrendes Thema war ein Rollenspiel, in dem der Junge der »böse Van Dam« war und der Therapeutin die Rolle von »Dr. Morris« zuwies. Shalom kam zu ihr, um eine Operation vornehmen zu lassen, die ihn von einem bösen in einen guten Menschen verwandeln sollte. Er erklärte, böse Menschen hätten durch »Drogen« und »Gift« böse Dinge in seinen Körper eingespritzt. Die Therapeutin – »Dr. Morris« – wurde gebeten, ihm »gutes Material« in die Adern zu spritzen und die Drogen und das Gift durch eine »große Operation« aus seinem Körper zu entfernen. Er reagierte positiv auf die Rolle, die seine Mutter ihm zugunsten ihrer eigenen Gesundung übertragen hatte, und wurde so seinem Namen gerecht.

Dieser Fall zeigt, dass eine Behandlung hier nicht angemessen ist, bei dem das Kind von der Mutter getrennt und allein behandelt wird. Sie sollte auf die gesamten »Rollenverteilungen« abzielen, da die Beziehungen zwischen Mutter und Kind in einem solchen Fall so sehr vermengt und verwoben sind, dass man den einen nicht erreichen kann, wenn man den anderen unbeachtet lässt.

Bevor wir uns der Behandlung im engeren Sinn zuwenden, möchten wir auf die theoretische Konzeptualisierung eingehen, die wir für das Verständnis der kognitiven Beeinträchtigung dieser Kinder hilfreich finden. Wir beziehen uns auf die von Mary Target und Peter Fonagy (1996) entwickelten Konzepte über das Spielen mit der Realität. Die beiden Autoren unterscheiden zwischen zwei Haltungen, mit denen innere Erfahrungen auf äußere Situationen bezogen werden: die *psychisch äquivalente* und die *Als-ob-Haltung*. Obwohl sie diese Haltungen als Erfahrungsmodi ansehen, sollten sie, so meinen wir, auch auf die mentale Aktivität und die Denkformen angewandt werden.

Bei der *psychisch äquivalenten Haltung* unterscheidet das Kind nicht zwischen innerer und äußerer Wahrnehmung, was bedeutet, dass jede Erfahrung in der Außenwelt dem inneren Erleben entspricht und umgekehrt. Das heißt: Inneres Erleben wird als eine Erfahrung in der äußeren Realität angesehen. So können wir etwa in der Alltagssprache aggressive Redewendungen mit zärtlichen Konnotationen verwenden, zum Beispiel wenn wir sagen, »Ich fress' dich auf« oder »Du machst mich verrückt«. Ein Kind, das auf die äquivalente Haltung fixiert ist, wird diese Äußerungen buchstäblich nehmen, unfähig, das »Als-ob« zu erkennen *und* die andere Bedeutung zu verstehen. Es reagiert auf die Worte, ohne den Ton, in dem sie gesagt werden, oder ohne die Körpersprache, die wesentlicher Bestandteil der Äußerung ist, zu berücksichtigen (vgl. hierzu das Beispiel von Dov im 1. Kapitel). Das gleiche gilt für Spielsachen, die ja dazu gedacht sind, der Als-ob-Haltung zu dienen, die diese Kinder aber so behandeln, als seien sie real. Wenn sie zum Beispiel auf den Sandsack im Therapiezimmer einschlagen, haben sie das Gefühl, dieses »Objekt« wirklich zu boxen und zu schlagen. Es gibt kein Mögen, Lieben, Necken, keine Wut und keine Kränkung, es gibt nur Leben oder Tod, gut oder böse. Es gibt kein nah und fern, sondern nur Existenz oder Nichtexistenz.

Andererseits, wenn das Kind die höhere Entwicklungsstufe der Als-ob-Haltung erreicht, wird es erkennen, dass seine inneren Erfahrungen sich von der Außenwelt unterscheiden. So kann es Hoffnungen haben in dem Wissen, dass sie in Erfüllung gehen können, aber es erlebt auch die Wut seiner Eltern und weiß, dass sie in ihrem Inneren Liebe für ihr Kind empfinden.

Target und Fonagy betonen die zentrale Rolle, die die ersten Bezugspersonen für die Entwicklung des gesunden Selbst des Kindes spielen, das sie sowohl emotional als auch kognitiv als von der gesamten psychischen Realität geformt verstehen. Daher ist ihnen der Hinweis wichtig:

Die Eltern stärken den Sinn des Kindes für sein mentales Selbst durch komplexe *linguistische* [kursiv v. Verf.] und interaktionale Prozesse, vor allem dadurch, daß sie sich dem Kind gegenüber so verhalten, daß es schließlich die Einschätzung teilen kann, daß sein eigenes Verhalten (und das der anderen) am besten in Begriffen um Ideen, Überzeugungen, Gefühlen und Wünschen verstanden werden kann. (a. a. O., S. 461)

Mit dem Kind zu sprechen, beinhaltet nicht nur Veränderungen in der Tonhöhe, im Klang und der Lautstärke, sondern auch linguistische Nuancen, die zur *Entstehung der Als-ob-Haltung* beitragen. Das Kind, mit dem wir uns in dieser Arbeit beschäftigen, hat die Als-ob-Haltung nicht erreicht. Wir sollten daran denken, dass ohne das Verständnis, dass die gleiche physische Realität unterschiedliche Vorstellungen erzeugen kann, kleine Kinder wahrscheinlich nicht erkennen, dass ihre Überzeugungen sich verändern, auch falsch sein und sich obendrein von denen anderer Menschen unterscheiden können.

Kindern, deren Entwicklung psychisch und kognitiv beeinträchtigt ist, mangelt es daher an der Fähigkeit, auf konventionelle Behandlungsmethoden zu reagieren, da sie nicht dazu in der Lage sind, Gefühle und Beziehungen mitzuteilen, und weil sie im Gebrauch von Symbolisierungen eingeschränkt sind. Diese weitreichende Störung, die sowohl die emotionale als auch die kognitive Befindlichkeit des Kindes beeinträchtigt, kann nur geheilt werden, wenn die Behandlung ebenfalls weitreichend und umfassend ist. Dies wird nur durch ein therapeutisches Vorgehen gewährleistet, bei dem eine intensive psychoanalytische Behandlung zum Gesamtplan gehört. [...] Wir verstehen unser Vorgehen als in seiner Gesamtheit therapeutisch: ihr physisches Setting – das ja auch eine bedeutende Rolle in der rite psychoanalytischen Behandlung spielt –, die verschiedenen Aktivitäten und ihre Menschen. (a. a. O., S. 463)

Die psychoanalytische Behandlung ist also Teil des Gesamtbehandlungsplans, ihr Hauptaugenmerk gilt dem emotionalen Zustand, aber auch den kognitiven Fähigkeiten des Kindes. Wie bereits gesagt, kann der Psychoanalytiker seine Arbeit nicht auf symbolischem Denken und der Als-ob-Erfahrungsweise gründen. Seine Behandlung wird daher zu einem Teil all jener verschiedenen Aktivitäten, die der kindlichen Entwicklung dienen sollen. Er beschäftigt sich auch mit dem Übergang von der äquivalenten zur Als-ob-Haltung. Vom technischen Standpunkt aus gesehen haben Spielsachen und Spiele hier eine andere Bedeutung als bei neurotischen Kindern, denn nichts kann als Symbol behandelt werden, als ein Als-ob. Nach unserer Erfahrung bedarf es einer lange dauernden Behandlung, bis die Als-ob-Haltung sich entwickelt und therapeutisch genutzt werden kann. Daraus ergeben sich vielfältige Fragen zur Behandlungstechnik, die wir im folgenden ausführlichen Fallbeispiel[1] erörtern wollen.

---

[1] Die Analyse wurde von Noa Haas durchgeführt.

Rami

Rami ist zehn Jahre alt, das älteste von drei Geschwistern (ein Bruder ist vier, eine Schwester sechs Jahre jünger). Seit seinem siebten Lebensjahr lebt er in unserem Zentrum, da er als stark gefährdetes Kind galt, das aus seinem familiären Umfeld herausgenommen werden sollte. Der Vater kümmert sich im Allgemeinen um die körperlichen Bedürfnisse seiner Kinder, aber es gelingt ihm nicht, auf ihre emotionalen Bedürfnisse einzugehen. Er geht einer geregelten Arbeit als Wartungsmonteur nach. Die Mutter hat gravierende Probleme und ist in psychiatrischer (auch medikamentöser) Behandlung. Die Beziehung zwischen den Eltern ist angespannt; es gibt häufig Streitereien, eine Trennung wird erwogen. Die Familie lebt in der Nähe einer Wohnwagensiedlung, die äußeren Lebensbedingungen sind schwierig.

Als Rami mit sieben Jahren in das therapeutische Kinderheim überwiesen wurde, galt er als durchschnittlich intelligent, aber sein Denken war unorganisiert, er neigte zu depressiven Gedanken und beschäftigte sich viel mit dem Tod. Obwohl er sich damals in täglich stattfindender ambulanter Behandlung befand, zeigte die Evaluierung, dass er zu Hause körperlichen und emotionalen Misshandlungen ausgesetzt war und die Versuche, den Eltern zu helfen, fehlgeschlagen waren. Daher wurde empfohlen, ihn in unser Zentrum aufzunehmen.

Nach mittlerweile mehrjähriger Arbeit mit Rami wissen wir heute, dass die Misshandlungen zu Hause darin bestanden, dass er immer wieder geschlagen wurde, manchmal mit Gegenständen, etwa einem Gürtel. Es gab Zeiten, in denen er nach den Ferien zu Hause mit blauen Flecken wiederkam, einmal sogar mit einer Kopfwunde. Es ist möglich, dass er auch sexuell missbraucht wurde, aber Rami äußert sich nur sehr vage dazu. Zum Beispiel spricht er, wenn er während der Sitzungen »Geschichten« erfindet, manchmal von einem alten Araber, der ihn aufgefordert habe, mit ihm zu schlafen. Diese Szenen scheinen real, wenn er sie vorträgt. Er klagt darüber, dass seine Eltern nicht wüssten, wo er oder seine Geschwister sich herumtrieben, und dass sie zu Hause völlig ungeschützt seien.

Seit dem zweiten Jahr im therapeutischen Heim befindet sich Rami in vierstündiger Psychoanalyse und ist jetzt im dritten Behandlungsjahr. Hier ein Auszug aus einem Bericht über die Arbeit mit ihm:

»In den ersten Monaten beschäftigte er sich mit Rollenspielen, in denen Figuren aus dem Alltagsleben im Kinderheim auftauchten. Er brachte das Leben dort in die Sitzungen auf eine merkwürdige Weise ein, fast wie auf einem Videoband: eine einzige Kette von Angst auslösenden Ereignissen, mit einer eindrücklichen Darstellung von Geschrei und drastischen Strafen – wie zum Beispiel im folgenden Ausschnitt aus einer Stunde ungefähr drei Monate nach dem Beginn seiner Analyse.

Rami geht im Zimmer umher und spielt die Rolle eines seiner Lehrer. Einige Minuten später schlüpft er in die Rolle der Betreuerin, die sich über die Unord-

nung ärgert. Sie schimpft mit den Kindern: ›Schaut, was ihr angerichtet habt! Ihr zertrümmert das Klassenzimmer.‹ Er ordnet die Sachen auf dem Regal, während er auf die Kinder im Allgemeinen und besonders auf Alex, ein Kind aus der Gruppe, wütend ist, weil sie alles kaputt machen. Er wirft ›Abfall‹ in den Abfalleimer, ›kaputte Sachen‹ (Handschellen, ein Gewehrhalfter), dann sucht er auf den anderen Regalen herum, findet eine Handtasche, leert den Inhalt (Arztinstrumente) aus, trägt sie zur Puppenecke und beschäftigt sich mit den Puppen. Er stellt sich neben mich an den Tisch, sagt, ich sei einer der Lehrer, und trägt mir auf, einen Jungen, ein Mädchen, eine Frau und einen Mann für die Kinder zu malen. Er nimmt sich einige Blätter, ›beschriftet‹ sie jeweils mit dem Namen eines Kindes aus der Gruppe und lässt mich zeichnen. Er schimpft, wenn ich von den Zeichnungen aufblicke, um zu sehen, was er in der Ecke mit den Puppen und der Tasche macht. Dann wird er wütend auf die Kinder: ›Das reicht! Das reicht jetzt!‹ Er schreit und stellt die Puppe in die Ecke, wobei er ihr an den Hals fasst und sie würgt. Ich spüre, wie ich die Lust verliere, weil ich in eine Situation gedrängt bin, in der ich nur hilflos ausharren kann. Er erlaubt mir nicht, zu sehen, was vor sich geht. Es ist sehr schwierig für mich, im Zimmer zu bleiben, während Rami weint und schreit, vor allem dann, wenn er so gewalttätig wird und das Kind (die Puppe) körperlich misshandelt. In diesem Moment habe ich das Gefühl, dass ich gewürgt werde und nichts tun kann. Ich denke über eine angemessene Intervention nach, bin mir aber sicher, dass er ›Sei still!‹ schreien wird, sobald ich den Mund aufmache. Ich habe das Gefühl, dass es keinen Platz für mich gibt in dieser Situation, keinen Raum, in dem er und ich zusammen sind, etwas gemeinsam beobachten oder daran teilhaben könnten. Ich fühle mich ausgeschlossen, während Rami Szenen aus dem Alltagsleben im ehemaligen Heim wiederholt und dabei die gewalttätigen und bestrafenden Aspekte aufbauscht, die keinerlei Spiel- oder Als-ob-Charakter haben, sie sind für ihn Realität, und er kann sich nicht daraus befreien.

Ich zeichne weiter – er hat mir jetzt andere Aufträge gegeben – und male eine Frau, den Mond und die Sterne. Er reagiert fast gar nicht auf die Zeichnungen, für ihn ist am wichtigsten, dass ich am Tisch beschäftigt bleibe. Plötzlich überlegt er, ob er den Kindern eine Geschichte vorlesen soll, beschließt aber (in der Rolle des Betreuers/Lehrers), aus dem Klassenraum zu gehen und die Kinder bei mir zu lassen (in der Rolle einer der Lehrer). ›Erzählen Sie Ihnen etwas!‹ Er setzt sich, nimmt sein Tagebuch und schreibt alles Mögliche hinein. Die Stunde ist zu Ende, und es fällt ihm schwer, sein Spiel zu beenden. Die Sitzung endet meinerseits mit dem Gefühl, dass es keine Möglichkeit für mich gegeben hat, Rami zu erreichen. Als ich versuche, an dem, was er schrieb, teilzuhaben, wird er wütend und fordert mich auf, bei der mir aufgetragenen Aufgabe zu bleiben, und als ich versuche, wie eines der Kinder oder wie ein Betreuer zu sprechen, sagt er, ich solle ich selbst sein und meine Aufgabe erledigen.

Zu diesem Zeitpunkt in der Analyse hatte ich den Eindruck, dass meine Worte nur geringe Bedeutung hatten. Rami war kaum dazu in der Lage, dem, was ich sagte, zu folgen, reagierte jedoch auf den Klang meiner Stimme, auf meine Gesten und meinen Gesichtsausdruck. Ich nutzte dies, um ihm mitzuteilen, dass seine Worte und sein Verhalten mich berührten. Diese Reaktionen halfen ihm dabei, in unserem potential space *ein Selbstgefühl zu entfalten, das er während der Sitzungen nun zu erleben begann.*

Bei diesen Abläufen hatte ich den Eindruck, dass Rami das alles tatsächlich so erlebte. Für ihn war es Realität, kein Spiel. Er schien sich verfolgt zu fühlen und geängstigt zu sein und wehrte sich, indem er sich mit dem Aggressor identifizierte und dieser war und ihn nicht spielte.

Während der ersten Behandlungsphase gab es viele Sitzungen wie diese. Nach Beratungsgesprächen und einer Selbstanalyse meinerseits wurde mir klar, dass meine Rolle als Analytikerin in diesen Situationen darin bestand, auf sein Schreien und sein aggressives Verhalten in einer Weise zu reagieren, die ihn darauf aufmerksam machte, dass er schrie, weil er wohl wütend oder gekränkt war, Angst hatte und darauf reagierte. Ich tat dies in der Rolle, die er mir jeweils zuwies, oder ich fragte den ›Lehrer‹ (Rami), was dieser (in der Vorstellung) tat oder sagte. Schließlich übernahm er diese Technik und begann, im Spiel mit und über Rami zu sprechen, und brachte auf diese Weise zum Ausdruck, was er wirklich fühlte. Ich versuchte, seine Reaktionen und Empfindungen in diesen Situationen zu betonen und auszuführen, um seine unterschiedlichen Gefühle hervorzuheben.

Durch seinen Aufenthalt im therapeutischen Kinderheim trat bei Rami eine Beruhigung ein, und ein Sicherheitsgefühl entwickelte sich, das es ihm nach und nach ermöglichte, sich mit Spielen und Fantasien zu beschäftigen. Er nutze den potenziellen Raum der Analysestunde für fantastische Spiele, die ihm das innere Durcharbeiten seiner emotionalen Welt und die Integration der Ereignisse ermöglichten, die in der Realität geschahen. Er begann, viele ›Spiele‹ (seine Worte) in der Therapiestunde zu erfinden, wie das Spiel vom ›König der Löwen‹ und das von der ›Kleinen Meerjungfrau‹.

In diesen Aufführungen und Spielen arbeitet er an den emotionalen Inhalten, die ihn beunruhigen. Im Spiel ›König der Löwen‹ etwa sind es ödipale Inhalte um Rivalität und Neid, um die Bewältigung des Erbes. Er ringt immer wieder mit der Frage, warum Skar nicht auch König sein kann, und manchmal sieht Skar im Spiel ein, dass er nachgeben muss. Es tauchen auch kleine Episoden aus dem Alltagsleben im Kinderheim auf, aber auch sie werden im Spielzusammenhang geäußert. Rami übernimmt meist die Rolle des Betreuers oder Lehrers, und ich erhalte die Rolle der Kinder (und manchmal Ramis Rolle). Im Spiel schimpft er mit mir, schubst mich herum, so wie er in der Vergangenheit die Puppe herumgestoßen und gewürgt hat, und bestraft mich. Aber es ist sehr deutlich, dass wir uns in einem Als-ob-Zustand befinden und auch ich die Möglichkeit habe, den

Spielablauf zu beeinflussen. Wir sind beide zusammen in diesem Raum, mein Gefühl des Abgetrenntseins taucht nur noch selten auf, da durch die Situation kein Gefühl der Hilflosigkeit mehr hervorgerufen wird.

Um mit Rami zu arbeiten, bedarf es keiner Interpretationen, vielmehr finden Spiele im potenziellen Raum statt, in denen wir versuchen, reale und »eingebildete« Ereignisse gemeinsam zu prüfen, um sie alle zu untersuchen und zu integrieren – zum Beispiel das Material, das ihn nach der Ermordung Rabins beschäftigte. Am 5.11.1995 sagte er, Rabin sei ermordet worden, und fügte hinzu: ›Wenn ich gewusst hätte, dass sie ihn entführt haben, hätte ich ihn gerettet.‹ Er fragte mich, ob ich traurig sei, achtete aber nicht sehr auf meine Antwort, sondern bat mich, Rabins Kopf zu zeichnen. Ich vermutete, dass er keine Vorstellung davon hatte, wer Rabin war und wie er aussah, dass er aber das Bedürfnis verspürte, eine Verbindung zu einem wirklichen Menschen herzustellen. Ich beschloss, dieses Bedürfnis zu befriedigen, damit die Person Rabins kognitiv einen konkreten Platz und eine konkrete Bedeutung für Rami haben konnte, in der Hoffnung, dass dadurch sein Bedürfnis befriedigt würde, zu wissen, von wem alle sprachen, und damit die in ihm ausgelösten Gefühle nicht auf diese besondere Person fixiert bleiben würden. Da mir die Zeichnung nicht gut gelang, schlug ich vor, ihm am nächsten Tag ein Foto von Rabin mitzubringen. Dieser Vorschlag schien ihn zu erleichtern, und plötzlich fragte er sogar: ›Was würde passieren, wenn jemand Chezzi[2] töten würde?‹

Nach einer Viertelstunde, in der er seine Frage dauernd wiederholte und in der ich versuchte, darauf einzugehen, wie schwierig es sei, die Geschehnisse zu verstehen und zu begreifen, was sie für ihn selbst bedeuteten, fragte er, ob er ein Spiel spielen könne. Er übernahm die Rolle Rabins, ›sprach‹ vor der Menge und sagte: ›Alle möglichen Dinge sind in diesem Land geschehen, und ich habe Angst, dass sie mich vielleicht ermorden werden.‹ Er sagte der Menge Lebewohl und ging nach Hause. Ich bekam die Rolle des Mörders zugewiesen. Ich zögerte, erkannte dann aber, dass dieses ›Spiel‹ für Rami außerordentlich wichtig war, um allem, was er aufgeschnappt hatte, einen Sinn zu geben, denn das würde ihm ermöglichen, seine Gefühle zu klären. Ich stimmte also zu, der Angreifer zu sein, während er sich mit dem Opfer identifizierte. Wir wiederholten drei oder vier Mal die Stelle, an der er in der Rolle Rabins versuchte, in sein Auto zu gelangen, und erschossen wurde. Jedes Mal wurde er ins Krankenhaus gebracht, und der Arzt (der Therapeut) versuchte, ihn wiederzubeleben, aber ohne Erfolg. Danach bat er, ich möge ihn beerdigen. Ich trug ihn in eine Ecke des Therapiezimmers. Wir mussten nun aber die Stunde beenden. Er fragte, ob die Zeichnung, die ich angefertigt hatte, Rabin ähnlich sei, und bat mich, am nächsten Tag an das Foto zu denken. Als er aus dem Zimmer ging, fragte er, ob ich traurig sei und warum und was geschehen wäre, wenn das alles im Zentrum passiert wäre.

---

[2] Gemeint ist Yecheskiel Cohen.

An diesem Vorfall bearbeitete er ein Ereignis, von dem er wusste, dass es außerhalb des RTC stattgefunden hatte, kein Ereignis, das ihn selbst betraf. Er versuchte, zu verstehen, warum alle Menschen so entsetzt waren, erst danach konnte er damit fertigwerden. Diese Anstrengung rief Fragen in ihm hervor wie: ›Was wird mir geschehen, wenn so etwas hier passiert?‹ Heute, im dritten Analysejahr, spricht Rami die Unsicherheiten, Gefühle und Gedanken direkt aus, die reale Ereignisse bei ihm auslösen, etwa seine Ängste, die Ferien bei seinen Eltern zu verbringen. So erzählte er, dass seine Eltern ständig streiten würden und er Möglichkeiten finden müsse, sich mit Zeichnen oder Kassettenhören zu beschäftigen. Es scheint, dass er nun keine Spiele mehr braucht, um seine Erlebnisse zu verarbeiten.«

Diese Beispiele zeigen, dass es bei Kindern mit schweren emotionalen Problemen und den daraus resultierenden kognitiven Beeinträchtigungen sehr schwierig ist, die analytische Arbeit auf Worte und symbolische Bedeutungen zu gründen. Hier ist es vielmehr notwendig, primäre Kommunikationsformen wie unterschiedliche Stimmlagen, Geräusche, Mimik und Körpersprache einzusetzen, um mit ihnen eine Grundkommunikation aufzubauen (Cohen, Y., 1995). Sobald das Kind als Ergebnis dieser Kommunikation ein Grundgefühl seiner Selbst empfinden kann, ist es ihm möglich, die nächsten Schritte hin zur Kristallisierung einer Selbstidentität sowohl mit kognitiven als auch mit emotionalen Komponenten zu tun. Der psychoanalytische Prozess zielte darauf ab, Rami zu befähigen, ein Gefühl für sich selbst zu erleben, das zu weiterer Entwicklung führt und dazu, die schweren Beeinträchtigungen zu mildern, die aus dem Missbrauch herrührten, den dieses Kind erlitten hatte.

Abschließend möchten wir noch einmal hervorheben, dass Psychoanalyse bei solchen Kindern nicht in einem vom täglichen äußeren Umfeld und den darin gemachten Erfahrungen abgelösten Setting durchgeführt werden kann. Diese Art der Differenzierung überfordert das Kind: Alltagsleben, äußere Realität, psychische Realität, mentale Aktivität – was doch alles gleichzeitig stattfindet! Darum sollten alle Maßnahmen und Umstände zusammenwirken und auf die Errichtung eines *potential space* zielen, in dem es dieses eine Subjekt mit all seinen Möglichkeiten werden kann.

VIII. Die Innenwelt des misshandelten Kindes und die Behandlungsmöglichkeiten und ihre Grenzen

Während der Vorarbeiten zu diesem Kapitel las ich verschiedene Arbeiten zum Thema, unter anderem zum wiederholten Male Ferenczis berühmten Aufsatz von 1933 über »Sprachverwirrung zwischen den Erwachsenen und dem Kind«, und war wieder fasziniert, was dieser vor über sechs Jahrzehnten geschriebene Aufsatz bereits beinhaltet. Sexueller oder körperlicher Missbrauch schaffe, so Ferenczi, bei kleinen Kindern eine Situation, in der sie aufgrund ihrer noch nicht gefestigten Persönlichkeit nicht in der Lage seien, um Hilfe zu rufen, sich zu wehren – sie nähmen das Geschehen als selbstverständlich hin. Einerseits erzeuge der Missbrauch große Angst, andererseits jedoch den Zwang zu Kooperation und Gehorsam wegen des starken Bedürfnisses nach Zuwendung und Zärtlichkeit. Ferenczi unterscheidet zwischen zwei Phänomenen: Zärtlichkeit einerseits und Leidenschaft andererseits. Zärtlichkeit sei das kindliche Bedürfnis, die Leidenschaft hingegen sei charakteristisch für den Missbrauchenden. Die Diskrepanz zwischen dem Bedürfnis des Kindes und dem des Erwachsenen schlage sich in einer »Sprachverwirrung« nieder. Der Erwachsene vergegenwärtige sich in seiner zerstörerischen Leidenschaft nicht, dass er das Kind verletzt; vor sich selbst rechtfertige er sich mit Äußerungen wie: Das ist doch nur ein Kind, das weiß nichts und erinnert sich an nichts. Ferenczi schöpft aus seiner Erfahrung mit der Analyse Erwachsener, die sexuell missbraucht wurden, und weist auf das bemerkenswerte Phänomen hin, dass die erwachsenen Patienten sich später jeder Kritik am Therapeuten enthalten. Er erklärt dies mit der Furcht der Opfer sexuellen Missbrauchs, sodass sie sich des Mechanismus der Abspaltung des Übergriffs zu dessen Bewältigung bedienten und ein Teil ihrer Persönlichkeit sich daher mit dem Angreifer identifiziere – auch mit dem Therapeuten – und damit die Schuld des misshandelnden Objekts aufhebe und das Geschehen sich selbst zuschreibe.

Ich meine aber, dass wir bei Kindern auch andere Verhaltensweisen beobachten als die von Ferenczi beschriebenen: neben der Identifizierung mit dem Angreifer nämlich häufig eine negativistische Haltung des Kindes gegenüber dem Therapeuten, das ihn als den Misshandelnden hinstellt, sich selbst jedoch ein ideales Bild von dem misshandelnden Elternteil macht. Um mich der Begriffe Ferenczis zu bedienen: Das Kind schreibt seinen Eltern, und besonders dem misshandelnden Elternteil, ein zärtliches Verhalten zu, dem Therapeuten jedoch

»leidenschaftliche« Attribute, vor denen es sich zu hüten gelte. Ich glaube aber nicht, dass es einen wesentlichen Unterschied zwischen der Reaktion eines Kindes und der eines Erwachsenen gibt, die beide Misshandlung oder Missbrauch erlitten haben. Auch das Kind bedient sich der Abspaltungen, besonders wenn es sich nach Zärtlichkeit sehnt, sie sind jedoch flexibler als bei Erwachsenen, wechseln häufig und verändern sich. Im Kind erwachen höchst widersprüchliche Gefühlszustände, die es gar nicht durchhalten kann, da es noch kein gefestigtes, abgegrenztes Selbst besitzt, das es ihm ermöglicht, sie zu verarbeiten. Die Identifikation mit dem Angreifer ist für die häufige Verkehrung des Opfers der Misshandlung in den Misshandelnden selbst verantwortlich. Die Zuweisung von Gefühlen auf dem Wege der Abspaltung kann sich jedoch von Person zu Person verändern und wechseln, und dies ist das Resultat des Fehlens einer strukturierten, kohärenten Persönlichkeit und klarer Bilder der Personen in seiner Umgebung. Die Wahrnehmung der Objekte ist noch nicht so festgelegt und umfassend wie beim Erwachsenen.

Wenngleich man sich zwischen den rasch wechselnden und sich wandelnden Abspaltungen nur schwer zurechtfindet, besteht darin vielleicht die Chance, durch die passende Behandlung eine gefestigtere Persönlichkeit zu schaffen. Daher rührt meines Erachtens auch der Unterschied zwischen den Heilungschancen therapeutischer Intervention noch im Kindesalter und der schwierigen Prognose im Falle einer erst im Erwachsenenalter stattfindenden Behandlung.

An dieser Stelle möchte ich nochmals die Vorteile der Therapie in einem Setting wie dem hier beschriebenen hervorheben. Sie ermöglicht die Erweiterung des Spektrums der Spaltungen: die zwischen Eltern und Zentrum einerseits – mal sind die Eltern die »Guten« und die Betreuer die »Bösen«, mal umgekehrt –, andererseits kann das Kind alle möglichen Spaltungen innerhalb des Zentrums zwischen verschiedenen Betreuern, zwischen sich und anderen Kindern vollziehen, und dies oft in schnellem Wechsel, sodass ein Betreuer, der in den Augen des Kindes morgens der Inbegriff des Guten und der Perfektion war, abends von demselben Kind als böse und bedrohlich empfunden wird. Die derartige Spaltungen ermöglichenden Personen unter einem Dach gestatten dem Kind schrittweise, diese Fragmente zu einer einzigen, integralen Persönlichkeit zusammenzufügen, die in sich verschiedene widersprüchliche Erfahrungen und Gefühle birgt.

Was den Einfluss der Misshandlung auf die Entwicklung des Kindes betrifft, so unterscheiden wir in unserer Konzeptualisierung im RTC zunächst nicht zwischen den verschiedenen Arten der Misshandlung, der physischen Misshandlung oder dem sexuellen Missbrauch, extremer Vernachlässigung, offener Ablehnung und vielen anderen Einflüssen, die die Entwicklung des Kindes beeinträchtigen können. Steele zum Beispiel (1994) weist auf die Verbindung zwischen der Misshandlung und den Bindungsmustern des Kindes hin und argumentiert, dass Bindungsstörungen das Kind ein Leben lang begleiten können. Über den Einfluss auf die Entwicklung hinaus gibt es weitere Themen, mit denen ich mich hier ansatzweise beschäftigen möchte.

Das Nebeneinander von Zärtlichkeit und Leidenschaft beim sexuellen Missbrauch führt, wie Ferenczi gezeigt hat, zu großer emotionaler Verwirrung und kognitiver Beeinträchtigung beim Kind. Einerseits erfährt es Fürsorge, andererseits hat es Angst, bedroht und vernichtet zu werden. Dieses Nebeneinander so vieler Emotionen kann eine Erklärung für das weitverbreitete Phänomen sein, das fälschlicherweise als Frühreife aufgefasst wird. Das Kind ist gegenüber den Personen seiner Umgebung, besonders seinen Misshandlern, in einem Maße hellhörig und empfindsam, dass es sogar ihre Leidenschaften und Bedürfnisse erkennt und mitfühlt und so in vielen Fällen zu einem »Eltern-Kind« wird, sicher ein bekanntes Phänomen, das häufiger bei sexuell missbrauchten Kindern auftritt, da ihre innere Verwirrung eine Verwischung der Generationenschranke bewirkt. Das erinnert an Chasseguet-Smirgels Definition des Wesens der Perversion (1986), in deren Zentrum die Aufhebung des Generations- sowie des Geschlechtsunterschieds steht – alles ist gleich und gleichwertig, jeder kann alles tun. Hypersensibilität ist also auch Selbstschutz, aber ebenso das Ergebnis abnormaler Entwicklung. Mohaczy (1988) etwa beschreibt den Fall einer Zwölfjährigen, die zu ihm in Behandlung kam, nachdem sie und ihre Schwester vom Vater misshandelt worden waren. Sie sollte zunächst nur wegen ihres sonderbaren Verhaltens behandelt werden. Erst im Verlauf der Therapie wurde klar, dass sie Opfer schwerer Misshandlungen des Vaters war. Dieses Mädchen, das seine Schwester versorgt und sich um seine Mutter gekümmert hatte, die ihrer Aufgabe nicht gewachsen war, war also das kleine, missbrauchte Objekt und zugleich die große Schwester und der reife, erwachsene Mensch, der als Mutter fungierte. Gabbard und Twemlow (1994) bezeichnen diese Hypersensibilität bei sexuell missbrauchten Kindern als *hypervigilant*, das heißt, sie beobachten bei diesen Kindern eine übergroße Wachsamkeit gegenüber ihrer Umgebung, die Außenstehende in Staunen versetzt, tatsächlich jedoch nichts anderes als ein Schutz vor möglichen Angriffen ist.

Wie bereits erwähnt, bedeutet Misshandlung die Benutzung und Ausbeutung des Körpers des Säuglings oder Kindes, ein Umstand, der die normale Entwicklung aus zwei weiteren Gründen verzögern kann, die ich mit dem Begriffssystem von Ogden und Fast erklären möchte.

Ogden (1992) unterscheidet zwischen der Empfindung des Ich (im Sinne von »*I*«) und des »Selbst« (im Sinne von »*Me*«). Die Fähigkeit zur Selbstreflexion und zur Selbstbetrachtung weise auf eine Entwicklung der Persönlichkeit hin, die durch den Gebrauch von Metaphern bedingt ist. Der *potential space*, der Möglichkeitsraum, ist der zwischen dem Säugling und der Mutter entstehende exklusive Bereich, dessen Einzigartigkeit unter anderem durch die Sprache gekennzeichnet ist. Denn im Verlauf der Entwicklung ist dieses Medium der metaphorischen Sprache nicht nur Produkt des *potential space*, sondern hilft auch bei der Entstehung neuer *potential spaces*. Das Wesen des Verständnisses liegt nach Ogden darin, dass es die Verwandlung eines beliebigen Elements des Selbst in ein von außen betrachtetes Objekt zulässt. Der Begriff *Einsicht* ist also mit dem des Sehens verknüpft, des Sehens eines Elements des Selbst als Objekt. Das heißt, dass das Verständnis nicht nur das Verstehen des Selbst bedeutet, sondern einen Prozess darstellt, in dem das »Ich« (im Sinne von »*I*«) sich gegenüber einem Selbst (im Sinne von »*Me*«) entwickelt. Dieses Selbstbewusstsein wird hauptsächlich durch den Gebrauch von Metaphern und Symbolen erworben, mit deren Hilfe das Individuum sich selbst repräsentiert.

Offensichtlich helfen Eltern, deren Verhältnis zu ihrem Kind auf der Benutzung und Ausbeutung seines Körpers gründet, ihm nicht bei der Differenzierung zwischen »Ich« und »Selbst« – das heißt, das Individuum begreift sich nicht als Zentrum eigenen Handelns gegenüber dem Objekt. *Alles* wird als Handlung angesehen, als von verschiedenen Faktoren losgelöste Tat – wie bei dem Patienten im Beispiel von Ogden, für den die Annullierung einer Therapiestunde eben nichts als die Annullierung einer Stunde bedeutet. Er hat nicht die metaphorischen Mittel zur Einsicht in deren weitere symbolische Bedeutungen, alles geschieht zusammenhangslos, das heißt, nicht das Individuum ist Zentrum seines Handelns, sondern die Tat.

Die innere Welt des misshandelten Kindes

Im Lichte des Gesagten wollen wir uns die innere Welt eines solchen Kindes vorstellen. Zunächst wird es sich wie eine Sache, ein Gegenstand fühlen, der ziellos umhertreibt, ohne sich Rechenschaft darüber geben zu können, was ihm Gutes oder Schlechtes widerfährt, auf welche Weise es handelt oder zu welchen Ergebnissen seine Handlungen führen. Es befindet sich in einem Zustand dauernder Angst vor allem und allen und verwendet daher seine ganze Aufmerksamkeit darauf, sich vor Schaden zu bewahren und zu überleben: Es sieht alles, hört alles, riecht alles, unterscheidet aber nicht zwischen all diesen Dingen, zwischen Wichtigem und Unwichtigem, zwischen Sachen und Menschen, alles widerfährt ihm auf die eine oder andere Weise ohne ersichtliche Gesetzmäßigkeit, ohne Ordnung von Ursache und Wirkung, bar jeder Logik. Seine Gefühlswelt basiert auf extremen Emotionsschwankungen – dem Verlangen nach Bindung gegenüber totaler Loslösung, dem Gefühl, dass es von allen ganz und gar geliebt und zugleich ganz und gar abgelehnt und gehasst wird, dem Gefühl, ein Nichts und zugleich omnipotent zu sein, ohne jegliche Differenzierung. Diese furchtbare emotionale und nicht nur kognitive Verwirrung und das Gefühl, ständig bedroht zu sein, wecken seine schwachen Kräfte zum Überleben, die sich aus einzelnen Schutzmechanismen zusammensetzen. Ich weise auf die schon erwähnten Abspaltungen hin, die es vollzieht, auf die Identifikation mit dem Aggressor und mit jedem in seiner näheren Umgebung (auch dies ohne jegliche Differenzierung), auf seine Grandiosität oder säuglingshafte Passivität.

Zwei Fallbeispiele

Im Folgenden möchte ich zwei Kinder vorstellen, die uns beim Verständnis einiger Prozesse helfen können, sowohl was die psychopathologische Entwicklung als auch die Prognose im Hinblick auf die Behandlungsweise betrifft. Beim ersten Beispiel handelt es sich um ein Kind, bei dem die Therapie versagt hat: Amir war acht Jahre lang bei uns in Behandlung und veranlasst mich zu der Feststellung, dass es Kinder gibt, deren psychopathologischen Kreislauf wir nicht zu durchbrechen vermögen, was wir jedoch nicht voraussagen können.

Danach werde ich ein Kind vorstellen, Samuel, das wir trotz seiner schweren Missbrauchserlebnisse behandeln und dem wir zu einem gewissen Maß an Gesundheit verhelfen konnten. Am Beispiel dieser beiden Kinder möchte ich zudem versuchen, zwischen dem rein sexuellen Missbrauch und der körperlichen Misshandlung zu differenzieren.

Amir

Amir wurde mit siebzehn Jahren durch ein Gericht wegen Drogenhandels und tätlichen Angriffs verurteilt. Seine Vorgeschichte: Er war fünf Jahre im B'nai B'rith Zentrum und später für drei Jahre in unserer weiterführenden Institution Beit Hanna, also acht Jahre lang bei uns in Behandlung. Davor war er in zwei verschiedenen Heimen, lebte also insgesamt zehn Jahre lang außerhalb seines Elternhauses. Man könnte nun argumentieren, dass die Behandlungsverfahren falsch gewesen sind; dieses Beispiel soll hier aber der Konkretisierung der bedauerlichen Feststellung dienen, dass dieses Kind im Kleinkindalter so schweren Schaden genommen hatte, dass uns sein Zustand irreversibel erscheint, zumindest mit den uns heute zur Verfügung stehenden Möglichkeiten.

Biografischer Hintergrund

Amirs Vater ist drogenabhängig, war in zahlreiche Diebstähle verwickelt und hat oft im Gefängnis gesessen. Seine Mutter ist ebenfalls drogensüchtig und prostituiert sich. Nach Amirs Geburt verschlimmerte sich ihre Abhängigkeit und sie begann mit der Prostitution. Die Wohnung wurde zu einem Treffpunkt für Drogen-

süchtige, und alle ihre sexuellen Betätigungen spielten sich dort ab, sodass Amir ihnen von Geburt an ausgesetzt war.

Außer der Tatsache, dass er diesem Lebensstil mit all seinen Konsequenzen ausgeliefert war und sehr vernachlässigt wurde, was seine primären Bedürfnisse als Säugling betraf, wurde er von seiner Mutter als ein von ihr untrennbarer Teil aufgefasst, so als hätte er keine eigene Existenz, besonders in seinen ersten Lebensjahren, als sein Vater im Gefängnis saß. Amir war also zwei extremen und widersprüchlichen Traumen ausgesetzt: Einerseits wurde er total vernachlässigt, andererseits als sexueller Partner, als Ersatz für einen schützenden Lebensgefährten benutzt. Dreieinhalb Jahre vor Amir wurde sein Bruder geboren, der ebenfalls im Kindesalter in ein Heim eingewiesen wurde, dessen Entwicklung jedoch normal verlief. Ein Jahr lang waren beide Brüder im selben Heim für normale Kinder, Amir konnte jedoch wegen seines problematischen Verhaltens – Diebstähle, gewalttätige Ausbrüche, Selbstgefährdung, Ablehnung jeglicher Autorität – nicht dort bleiben.

Aufgrund der schwierigen Situation der Eltern konnten sie die Kinder in den Ferien und an Feiertagen nicht zu sich nehmen, und so übernahmen Großmutter und Tante diese Aufgabe. Aber auch hier machte Amir stets die gleiche Erfahrung wie im Heim: Sowohl die Großmutter als auch die Tante hatten seinen großen Bruder gern und oft bei sich, lehnten jedoch Amir offen und manchmal brutal ab. Diese harte Zurücksetzung begleitet ihn nunmehr seit zehn Jahren. Trotzdem ist er stolz auf seinen Bruder, spricht oft von ihm und ist glücklich, wenn dieser sich um ihn kümmert oder ihm irgendein Geschenk kauft.

Während seines Aufenthalts in unseren beiden Institutionen machten wir viele Versuche, ihn in eine Familie einzugliedern, die als ständige Pflegefamilie für die Ferien oder auch kürzere Aufenthalte fungieren sollte. Jede dieser Familien wird gründlich vorbereitet und bei den ersten Besuchen von Amir ein bis zwei Stunden lang begleitet.

Bevor ein Kind zum ersten Mal dorthin geschickt wird, finden Besuche der Familien im Zentrum statt. Wir fanden auch Familien, die uns durch ihre Fähigkeit, mit schwierigen Kindern umzugehen, bekannt waren.

Amir freute sich über jedes Arrangement dieser Art und schürte große Erwartungen sowohl bei den Familien als auch bei seinen Therapeuten, aber jeder dieser Versuche scheiterte nur zu bald. Bei seiner Einweisung in unser Zentrum wurde seine Betreuerin aus dem vorigen Internat zu seiner Pflegemutter während der Ferien bestimmt, da er an ihr hing und sie ihn sehr gern hatte und daran interessiert war, ihn großzuziehen. Nach zwei Urlauben ersuchte sie jedoch um ihre Entbindung von dieser Pflicht.

Die psychologischen Untersuchungen

Auszüge aus dem Bericht über die erste psychologische Untersuchung im Alter von zehn Jahren wegen der krassen Schwankungen in Amirs Bereitschaft zur Kooperation mit der Therapeutin belegen einen langen und ermüdenden Untersuchungsprozess:

Diese Schwankungen unterschieden sich nicht von denen allen anderen Erwachsenen gegenüber – das heißt ein plötzlicher, extremer Übergang von einem Verhalten, das als schnelle Kontaktaufnahme und Bindungsbereitschaft begriffen wurde (wenn auch immer in der Sprache des Liebhabers), hin zu aggressivem, gewalttätigem und demütigendem Widerstand. Im Bereich der Intelligenz fällt auf, dass Amir sehr auf Kleinigkeiten achtet und höchst wachsam ist. In Planung und Organisation weist er aber große Unzulänglichkeiten auf und hat Angst, zu versagen. Immer wenn er Schwierigkeiten hat, flüchtet er sich in grandiose Ausdrücke. Er sehnt sich sehr nach Kontakt und Wärme. Die Realität erlebt er als räuberisch, rücksichtslos und aggressiv. Sein Vater erscheint als Raubvogel, seine Mutter dagegen als misshandelt und Aggressionen schürend – sie wird aber einfach ignoriert. In den Geschichten, die er zu seinen Zeichnungen erzählt, setzt er sich mit der Frage auseinander, was eine Mutter sei, und es besteht tatsächlich eine Verwirrung zwischen dem säuglingshaft erotischen Kontakt und dem der Erwachsenen, der als Ersatz für den Mangel gesehen wird, den er bereits als Baby erlitten hatte. Über seine Zeichnung eines Baumes bemerkt die Therapeutin, sie zeige sein Bedürfnis, zu fliegen, sich loszulösen und von oben zu bestimmen, dies alles jedoch auf sehr dünner, instabiler Basis, ohne Verankerung, Stamm, Blätter oder Früchte. Als er sich selbst malt, entsteht eine Gestalt mit weiblichen Attributen, und als die Zeichnung fertig ist, sagt er, dass er am liebsten ein Mädchen wäre. Die Therapeutin weist auf ein primitives und starres Über-Ich mit einer niedrigen Selbsteinschätzung hin, die zum Beispiel in Äußerungen wie »Ich bin blöd«, »Ich bringe mich um« zum Ausdruck kommt.

Sechs Jahre später wurde Amir erneut einer gründlichen psychologischen Untersuchung unterzogen, aus der ich wiederum Auszüge vorstelle. Auch hier berichtet die Therapeutin über anfängliche Schwierigkeiten bei der Untersuchung aufgrund von Amirs schwankender Kooperationsbereitschaft.

»Das allgemeine Intelligenzniveau ist gleichgeblieben, die Diskrepanz zwischen dem sprachlichen und dem ausführenden Teil ist jedoch gewachsen, da bei den sprachlichen Aufgabenstellungen zwar Spärlichkeit und Gegenständlichkeit dominieren, während sich die Ergebnisse bei den praktischen Tests durch Detailbewusstsein und gutes räumliches Verständnis auszeichnen.

Seine Innenwelt ist durch ein ausgeprägtes Gefühl des Mangels, der Einsamkeit und Leere gekennzeichnet. Er hat keine positiven Gestalten verinnerlicht und niemanden, auf den er sich stützen könnte. Er sehnt sich immer noch nach einem positiven Objekt, jedoch überwiegen Verzweiflung und Enttäuschung. Aus seinen Zeichnungen ist erkennbar, dass er keinen Zusammenhang zwischen den Familienangehörigen sieht und keinen Unterschied zwischen der Erwachsenen- und der Kindergeneration macht. Bei dem Versuch, sich vor den in ihm aufsteigenden Gefühlen zu schützen, schiebt er den Reiz auf grandiose Weise von sich. Er zeichnet ein prachtvolles Haus, aber es ist erkennbar, dass diese Schutzmaßnahmen nicht wirksam sind, und in seinen Ausführungen dazu ist die Verwirrung von Gestalt und Hintergrund, Durchsichtigkeit und Verlust der Perspektive zu erkennen. Seine Selbsteinschätzung ist gering, er sieht sich als jemand, der nichts besitzt, der um Almosen bettelt, der nichts zu essen und keinen Platz zum Schlafen hat.

Amir hat deutliche Schwierigkeiten mit seiner männlichen Identität und tendiert zur Identifikation mit einer weiblichen Gestalt. Verglichen mit der Beschreibung der männlichen Gestalt als hohl und stereotyp ist die der weiblichen Gestalt voller und vitaler und die Identifikation mit ihren Gefühlen deutlich erkennbar sowie sein Versuch, sich durch die Flucht in die Grandiosität und durch magische, kindische Lösungen zu entschädigen, die keine aktive Bewältigung erfordern und nicht von anderen Menschen abhängen.«

Diese Zusammenfassung der Untersuchungsergebnisse reicht aus, um festzustellen, dass kein qualitativer Unterschied zwischen den inneren Erfahrungen des Kindes von zehn und des Jugendlichen von 16 Jahren besteht.

Die Behandlungsversuche

Amir war vier Jahre lang in individueller psychotherapeutischer Behandlung im B'nai B'rith Institut und von seinem 13. Lebensjahr an zwei Jahre in Beit Hanna, im dritten Jahr dort lehnte er jedoch die individuelle Behandlung ab. Im folgenden Auszüge aus dem Bericht seiner Psychotherapeutin:

»Schon bei der ersten Begegnung stellt Amir unsere Beziehung in den Mittelpunkt. Er weckt den Wunsch, mit ihm zusammen zu sein und sich um ihn zu kümmern; er spielt mit Leichtigkeit mit mir ein Spiel, wenn er auch große Vorsicht dabei walten lässt und sich sofort als der Beste präsentiert und auch von verschiedenen Leuten erzählt, die er kennt, die Verbrennungen erlitten haben oder ermordet wurden. Herausragend ist seine Sehnsucht nach einem Zuhause und nach etwas ganz Primärem, das die Fantasie weckt, ihn zu sich zu nehmen und zu adoptieren.

Im Laufe der Zeit wurde immer deutlicher, wie stark Amirs Bedürfnis nach Nähe, wie schwierig und fast unmöglich jedoch dessen Befriedigung ist. Er möchte, dass ich einschätze, was er malt, wen er vorstellt, welche Schauspielerin er am meisten mag, aber selbst wenn ich mir sicher bin, dass ich es weiß, rate ich immer falsch, und dann sind wir beide enttäuscht, er darüber, dass ich ihn nicht so genau kenne, wie er es sich wünscht, und ich ob des Gefühls, dass ich trotz der offensichtlich angenehmen, stundenlangen Kommunikation zwischen uns nicht das sein kann, was er von mir erwartet.«

Die Therapeutin berichtet überdies von schweren Problemen mit der Sexualität:

»Amir unterscheidet nicht zwischen Kind und Erwachsenem und wendet sich an sie mit Äußerungen kindlich-primärer Inhalte, gefärbt von erwachsener Sexualität, aber auch mit Fragen, die der Überzeugung Ausdruck geben, dass man ihn sicher nicht verlassen hätte, wenn er besser wäre. In jeder Trennungssituation sagt Amir, dass er wie sein Vater sein und drogenabhängig werden wird.«

Viele Therapiesitzungen verbringt die Therapeutin in einer Rolle als Bewunderin, sie wird in Amirs Augen zu einer Erniedrigten, der er Anweisungen gibt wie: »Räum den Tisch auf, und ich helfe dir, indem ich zuschaue, wie du das machst.«

Im Bericht über die individuelle Therapie in Beit Hanna wird Amirs narzisstische innere Struktur erwähnt und die Häufigkeit hervorgehoben, mit der er etwas in der Absicht tut, in seinen positiven Aussagen über sich selbst bestätigt zu werden. Der Therapeut weist auf den von Amir so dringend benötigten äußeren Widerhall hin – gekoppelt mit dem Bedürfnis, den Therapeuten kleinzumachen und zu erniedrigen.

In all den Jahren ist erkennbar, dass es Amir nicht gelingt, sich auf sich selbst zu stützen, und im Grunde hängt seine ganze Existenz von äußeren Ereignissen ab, sodass er sicher ist, nach dem endgültigen Abschied vom Zentrum den Drogen zu verfallen – eine Art Prophezeiung, die sich am Ende auch bewahrheitet, zunächst aber hauptsächlich auf sein inneres Gefühl hinweist, dass die Dinge mit ihm geschehen; sie geschehen irgendwie von selbst, ohne dass er sie von sich aus lenken oder beeinflussen könnte.

Wiewohl ich nur relativ wenige Auszüge aus den über Amir gesammelten Informationen zitiert habe, ist das Gesamtbild nur allzu klar. Der ihm zugefügte Schaden ist so primär und so tiefgehend, dass es scheinbar keine Möglichkeit gibt, das zu durchbrechen, was im Fehlen einer strukturierten Persönlichkeit besteht und darin, dass er sich nicht der Realität gegenüberzustellen vermag, sondern immer nur ein Teil von ihr sein und sich nicht von ihr lösen und für sich selbst stehen kann. Wir sind somit Zeugen einer offenkundig irreversiblen Schädigung, und alle »Nahrung«, die man ihm in den vergangenen zehn Jahren zukommen ließ, konnte die in früher Kindheit entstandenen Störungen nicht korrigieren.

An dieser Stelle möchte ich auf die Auffassung Chasseguet-Smirgels (1986) zur inzestuösen Mutter-Sohn-Beziehung zurückkommen. Es sei, so schreibt sie, das ewige Bedürfnis des Menschen, zu jener primären narzisstischen Stufe zurückzukehren, auf der das Ich mit dem idealen Ich identisch ist, also auf das Bedürfnis nach Verschmelzung mit der Mutter. Solange diese Verschmelzung durch das Inzesttabu versagt bleibt, werde die Entwicklung durch die Hoffnung vorangetrieben, dass es irgendwann in der Zukunft, wenn das Kind kein Kind mehr, sondern erwachsen wie der Vater sein wird, das Bedürfnis nach unbegrenzter Omnipotenz verwirklichen kann. Mache das Kind aber die Erfahrung des inzestuösen Übergriffs, dann brächen alle Geschlechts- und Generationsunterschiede zusammen, und daher bestehe keinerlei Antrieb zur Weiterentwicklung. Das Kind bleibe im Grunde in seiner Infantilität gefangen und lebe in der Schale eines Erwachsenen. Das in der normalen Entwicklung erworbene Über-Ich sei nicht mehr notwendig, sobald die Verschmelzung auf direktem Weg erlangt werde, schnell und ohne den für die Entwicklung charakteristischen stufenweisen Übergang – das Über-Ich werde zum Hindernis.

Bei Amir dominiert die Behinderung der Entwicklung im kognitiven Bereich, wie wir aus den Ergebnissen der Tests ersehen konnten, wie auch die aggressive und gewalttätige Aktivität, die nichts anderes als ein scheinbares Erwachsensein ist. Aggressivität, Gewalt, Kriminalität – sie alle treten bei Amir ohne Schuldgefühl, Reue oder Scham auf, die alle Merkmale des Über-Ich sind. Die fatale Illusion der Verschmelzung scheint sich also während seiner ersten Lebensjahre so fest in ihm verankert zu haben, dass jeder Versuch einer Intervention auf seinen massiven Widerstand stößt. Im Zusammenspiel mit der Verschmelzung wirkt sich auch die Identifikation aus: Das Kind identifiziert sich mit dem, was geschieht und was es erlebt, und mit dem, der es ihm zufügt. Daher ist verständlich, dass Amirs Identifikation mit seinem gewalttätigen und drogenabhängigen Vater so eindeutig ist, dass er selbst sagt, dass er wie sein Vater sein wird. Offenbar waren all diese psychopathogenen Mächte stärker als die Wirkung all unserer Interventionen.

Samuel

Im Gegensatz zu der zerstörerischen Kraft der Verschmelzung, die den sexuellen Missbrauch kennzeichnet, gibt es andere Faktoren, die im Falle von körperlicher Misshandlung wirken, und dies soll am folgenden Beispiel untersucht werden.

Samuel ist der älteste gemeinsame Sohn von Eltern, die beide zum zweiten Mal verheiratet sind und Kinder aus ihren ersten Ehen haben. Das Paar bekam ein Jahr nach Samuels Geburt noch eine Tochter. Als er etwa eineinhalb Jahre alt war, verließ seine Mutter wegen der Gewalttätigkeit ihres Mannes mit ihrer Tochter das Haus, zog zu ihrer Mutter, ließ Samuel bei seinem Vater und hatte zu beiden seitdem fast keinen Kontakt.

Bevor er Samuels Mutter kennenlernte, verbrachte der Vater einige Zeit in psychiatrischen Kliniken. Nach dem Weggang der Mutter wurde Samuel in einem Heim der Women's International Zionist Organization untergebracht und später in einer Pflegefamilie, aus der der Vater ihn aber wieder herausnahm. So stand er im Alter von vier Jahren unter der alleinigen Obhut des Vaters. Wegen dessen Gewalttätigkeit wurde Samuel jedoch mit fünf Jahren erneut von zu Hause weggeholt, in einem Heim und in den Ferien in einer Pflegefamilie untergebracht, denn er musste zuvor einige Male mit eindeutigen Anzeichen von Schlägen ins Krankenhaus eingewiesen werden. Vor dieser Einweisung wurde von extremen Symptomen wie schweren Schlafstörungen, Selbstzüchtigung und Selbstisolierung berichtet sowie von zwei Vorkommnissen – ein Sprung vor ein Auto und ein Versuch, aus dem Fenster zu springen –, die als Selbstmordversuche gewertet wurden. Im Krankenhaus wurde er medikamentös sowie psychotherapeutisch behandelt. Das Verhältnis des Vaters zu Samuel war allerdings sehr ambivalent: Einerseits schlug er ihn und zwang ihn bis an den Rand des Erstickens zum Essen, andererseits war er fürsorglich, wie die regelmäßigen Besuche in allen Institutionen, in denen Samuel sich aufhielt, zeigen, sowie auch sein unermüdlicher Kampf um das Recht, den Jungen großzuziehen.

Nach etwa neunmonatigem Aufenthalt in jenem Heim wurde entschieden, Samuel in eine psychiatrische Klinik einzuweisen, wo er fast zwei Jahre blieb. Mit sieben Jahren kam er in unser Zentrum, wo er sechs Jahre lang behandelt wurde. Bereits am Ende des fünften Jahres dort entschied das Gericht, der Bitte des Vaters zu entsprechen, dass der Junge seine Ferien mit ihm verbringen durfte.

Nach sechs Jahren im B'nai B'rith wurde er im Alter von 13 Jahren in ein Internat überwiesen, und heute, kurz vor dem Wehrdienstalter, verhält er sich völlig normal. Er wohnt in einem Wohnheim, hat das Friseurhandwerk erlernt und arbeitet regelmäßig als Friseur.

Alle Berichte über Samuel beginnen zunächst mit der Beschreibung seines Charmes und seiner Ausstrahlung, so auch die Berichte des Heims und des Krankenhauses. Dies ruft die oben erwähnten Aussagen über Amir in Erinnerung: Offenbar investieren solche Kinder viel in die Erfüllung des Bedürfnisse, anderen zu gefallen, ein Merkmal, das auch den misshandelnden Eltern gilt und das Judith L. Herman in ihrem Buch (1992) erwähnt:

> Das Ergebnis besteht in dem paradoxen Phänomen, das bei mißhandelten Kindern wiederholt zu beobachten ist: sie binden sich schnell an Fremde und hängen hartnäckig an ihren Eltern, die sie doch mißhandeln. (S. 107)

Während des ersten Jahres im Zentrum fällt auf, dass Samuel Erwachsene und Kinder nachahmt, und zwar so übertrieben, als habe er selbst nichts Eigenes. In diesem Verhalten wird er durch seinen Vater bestärkt, der bestimmte Verhaltensweisen von ihm fordert. So soll er zum Beispiel beim Abschied von ihm weinen.

Samuels Annäherungen wurden von den Betreuern zu rasch als »Klebrigkeit« und gekünsteltes Verhalten gedeutet. Zwei Jahre später ist eine Veränderung sei-

nes Verhaltens gegenüber dem Personal erkennbar: Es ist nicht mehr undifferenziert verallgemeinernd, sondern es treten deutlich Spaltungen auf, indem er zum Beispiel die eine Betreuerin als undankbar, die andere als »Xanthippe« empfindet. So unterscheidet er zwischen allen ihn betreuenden Angehörigen des Teams und projiziert damit sein verwirrtes Verhältnis zu sich selbst auf sie. Ein weiteres Beispiel dafür sind seine aufgespaltenen Gefühle für seinen Vater: Einerseits bittet er seine Betreuer inständig, ihn nicht in den Ferien zu ihm nach Hause zu schicken, denn er habe Angst vor ihm, um nur kurz darauf an die Sozialarbeiterin zu appellieren, bei seinem Vater bleiben zu dürfen.

Zu Beginn des dritten Jahres entspann sich eine einzigartige Beziehung zwischen Samuel und seinem Betreuer – eine Beziehung, die schon als echte Bindung bezeichnet werden kann, wozu die Beständigkeit aller Samuel betreuenden Mitglieder des Personals beigetragen hat.

Im sechsten Jahr ist Samuel zu größerer Aufrichtigkeit fähig, seine Bindungen werden sehr differenziert, seine Appelle an das Pflegepersonal passen sich sowohl quantitativ als auch qualitativ der Realität an, das Nachahmen bleibt in verfeinerter Form für Vorführungen und Auftritte reserviert. So heißt es in dem Bericht über die psychologischen Untersuchungen, die während dieses sechsten Jahres durchgeführt wurden, verglichen mit denen aus dem ersten Jahr:

»Im Bereich der ihm für die Erfüllung von Aufgaben zur Verfügung stehenden Kräfte ist im Vergleich zu den früheren Tests zwar ein Rückgang zu verzeichnen: Es besteht eine Neigung, sich bei der Ausführung seiner Aufgaben zu sehr auszubreiten zu Ungunsten von Qualität und Konzentration. Der intellektuelle Bereich ist unverändert. Der deutlichste Unterschied im Vergleich zu den vorigen Tests liegt aber in seiner inneren Gefühlswelt. Obwohl er das Bedürfnis hat, sie zu verbergen, wird gleichwohl deutlich, dass er näher zu sich selbst und seinen Gefühlen gefunden hat und sich mit den schmerzhaften Aspekten seiner Welt beschäftigt. Trotzdem gibt er dem Bedürfnis Ausdruck, eines Tages aufzuwachen und festzustellen, dass all die schlechten Dinge nur ein Traum waren. Im Vergleich zu den früheren Tests gibt es jetzt keine impulsiven Reaktionen mehr, die Erzählungen zu den TAT-Tafeln weisen darauf hin, dass er an sich arbeitet und daran glaubt, dass es positive Gestalten gibt, denen er trauen kann.«

Im Folgenden möchte ich einige Auszüge aus der Zusammenfassung der vierjährigen Psychotherapie vorstellen:

Die Behandlung beginnt nach oben erwähntem Muster, sodass Samuel sofort sagt: »Die Therapiesitzung macht viel mehr Spaß, als mit den Betreuern im Wohntrakt zu sein.« Zu den nächsten Sitzungen bringt er der Therapeutin bereits einige seiner Sachen zur Aufbewahrung und gibt ihr das gute Gefühl, dass sie ihn aus seinen seelischen Nöten befreien können wird. In den Sitzungen führt er viel vor: Er imitiert Sänger, Helden aus Erzählungen etc. In der Folge macht sich *jedoch bei der Therapeutin ein Gefühl der Leere breit – so bringt er zum Beispiel einen Kassettenrecorder mit in die Sitzung und lässt ihn die ganze Zeit mit voller Lautstärke laufen, er erscheint zu den Sitzungen im Superman-Dress als eine Art Schutz vor der »Hexe« Therapeutin.*

Nach etwa neun Monaten tritt nach und nach eine Wende in der Therapie ein, als Samuel gemeinsame Aktivitäten mit der Therapeutin beginnt. In dieser Zeit beklagt er sich häufig, dass sie seine wahren Bedürfnisse nicht erkenne, zum Beispiel nicht von alleine die richtige Farbe und nicht die passenden Nägel für seine Kiste, die er gerade mit ihr baut, besorge. Darüber hinaus spielt er verschiedene Spiele, wie etwa den Arzt, der ein Mädchen behandelt und eine Menge Geld für die Behandlung verlangt, nur um am Ende zu sagen, dass es unheilbar sei, da die Eltern mit dem Mädchen erst im Alter von sechs Jahren zur Behandlung gekommen seien. Wären sie früher erschienen, dann hätte man es noch retten können.

In der nächsten Phase bricht sich die Aggressivität mit aller Wucht Bahn. Er tobt, zerstört Gegenstände im Raum, versucht, die Therapeutin zu verletzen, stürmt in andere Behandlungsräume und in die Therapiestunden anderer Kinder. Die Therapeutin fühlt sich erniedrigt und sammelt die Scherben ein. Auf diese zerstörerischen Phasen folgen ruhige Perioden, und bei Samuel werden Schuldgefühle erkennbar, die sich in Fragen ausdrücken wie: »Wer hat das zerbrochen?« – eine Art Erklärung seinerseits, dass er seine Destruktivität nicht mehr ertragen kann und nach einem Objekt sucht, auf das er die Aggressivität schieben kann. Er baut eine andere Kiste, die er mit lauter Möbeln, einer Decke und drei Pferdchen füllt, die ihm die Therapeutin geschenkt hat. Von Zeit zu Zeit füttert und versorgt er sie. Als er ein Bild malt und sich mit der Therapeutin über die Farben berät, verkündet er, dass er das Bild in seinen Wohntrakt mitnehmen wolle. Als die Therapeutin ihm zu erklären versucht, dass dies nicht üblich sei, fängt er fürchterlich an zu toben. Er nimmt das große Pferd, das er »Papa« nennt, zerlegt es, blendet es, bohrt Nägel hinein und schneidet seine Beine ab. Danach nimmt er das kleine Pferd, das seinen Namen trägt, und unterzieht es einer ähnlichen »Behandlung«, obgleich er überhaupt nicht begreift, was mit ihm geschieht. Als er in der nächsten Sitzung die Pferdeteile in seinem Fach findet, versucht er, sie aus dem Fenster zu werfen, und sagt zur Therapeutin: »Du willst mir sagen, dass du weggehst. Das war's. Du gehst weg. Ich habe dir alles kaputt gemacht und du gehst weg. Geh doch, hau ab! Wer braucht dich überhaupt? Ich brauche überhaupt keine Mutter. Nur einen Vater brauche ich. Geh schon, geh!« Die Therapeutin lässt die Pferdeteile in der Schublade, bis er sie wieder ansehen und über seine Gefühle sprechen kann.

Vor den Sommerferien gibt ihm die Therapeutin einen Stoffhund, den er überall hin mitnimmt. Nach den Ferien behauptet er, dass sie nicht seine richtige Therapeutin sei, da sie mit anderen Schuhen und einer anderen Tasche erschie-

nen ist. Es entsteht somit der Eindruck, dass er ein ganz bestimmtes Bild von ihr in sich trägt, und wahrscheinlich richten sich die Fragen nach der Authentizität auch an ihn selbst, und es kommt schließlich die Zeit, in der er sich für seine eigene Geschichte zu interessieren beginnt. Er vertraut der Therapeutin an, dass er seine Mutter gern fragen würde, wie es war, als er geboren wurde; wann sie weggegangen ist, ob am Morgen oder am Abend, über den Grund ihres Weggangs und weshalb sie seine Schwester, nicht aber ihn mitgenommen habe etc. Er kann viel eher Trauer und Schmerz zulassen, besonders in den Tagen um seinen Geburtstag. Er lädt die Therapeutin zu seiner Feier im Wohntrakt ein, ist jedoch am nächsten Tag enttäuscht, dass sie keinen Kuchen und kein Geschenk für ihn zur Sitzung mitgebracht hat. Zwar ist er voller Wut, aber es ist auch erkennbar, dass er traurig und offener für Wiedergutmachung ist, denn am nächsten Tag, als die Therapeutin ihm ein Geschenk mitbringt mit einem Zettel, auf dem sie seine Erwartung beschreibt, dass sie beim nächsten Mal an ihn denken und ihm eine Geburtstagsfeier vorbereiten soll, ohne dass er sie darum bitten muss, liest er dies mit Interesse und nimmt es in sich auf. Er beginnt zu spüren, dass er nicht so destruktiv ist – denn schließlich bleibt die Therapeutin nach wie vor bei ihm –, dass das Schlechte wiedergutzumachen ist und dass, wer schlecht ist und etwas vergisst, trotzdem auch gut sein kann.

Während seines letzten Jahres ist er hauptsächlich mit dem bevorstehenden Abschied beschäftigt. Er baut oft Häuser: ein Familienhaus für Puppen, ein Kartenhaus, er korrespondiert mit Leuten außerhalb des Zentrums. Als er sich am Ende einer Therapiesitzung nur schwer von einem Turm trennen kann, den er gebaut hat, sagt er zum Thema Abschied: »Ich habe Angst, dass er zusammenbricht und stirbt.« Er nimmt an einer Gruppe außerhalb des Zentrums teil und erzählt der Therapeutin von seinen verschiedenen Erlebnissen mit den Kindern von »draußen«, und zugleich versucht er, in der Therapie zurückzublicken und seine Lebensgeschichte zu rekonstruieren. Dies geht so weit, dass er einmal in den Ferien ein offenes Gespräch mit seinem Vater initiiert, in dem er sich nach dem Weggang seiner Mutter erkundigt, seinen Vater aber auch mit den schweren Misshandlungen konfrontiert, und dieser zum ersten Mal in Tränen ausbricht und die Misshandlungen nicht abstreitet. Samuel sagt zur Therapeutin: »Ich und Papa müssen wie zwei Lehrer sein, die einander beibringen, wie man zusammenlebt.«

Mit den Pferden befasst er sich noch drei Mal während seiner Behandlung. Einmal fragt er ganz unschuldig, wer sie getötet habe, sagt aber gleich darauf: »Das habe ich bloß so gesagt, ich weiß, dass ich das war.« Beim zweiten Mal bittet er darum, sie in der Schublade betrachten zu dürfen, da er sehen wolle, was er mit ihnen gemacht hatte, und beim dritten Mal will er sie reparieren. Als ihm klar wird, dass das unmöglich ist, sagt er, man müsse sie begraben. Er findet sich nun mit seiner Aggressivität ab und sieht darin, aber auch im Schmerz und im Mangel, einen Teil von sich. Gegen Ende der Therapie schreiben Samuel und seine Therapeutin gemeinsam seine Lebensgeschichte und die Geschichte seiner Therapie auf, und zum Abschied schenkt ihm seine Therapeutin das Buch zusammen mit dem Pferdchen, das »am Leben geblieben« war.

Diskussion der beiden Beispiele

Ich bin mir der Schwierigkeit durchaus bewusst, eindeutige Schlüsse aus den vielen verschiedenen konstitutionellen und kurativen Faktoren, den Erfahrungen mit Therapeuten mit unterschiedlicher Persönlichkeit und Hintergrund etc. zu ziehen, die bei den beiden Jungen eine Rolle spielten, dennoch möchte ich versuchen, einige allgemeine Feststellungen zu treffen. Es geht hier um zwei Opfer von Missbrauch bzw. Misshandlungen, die bei allen vorhandenen Gemeinsamkeiten auch Unterschiede aufweisen.

Amir war Opfer von Vernachlässigung und sexuellem Missbrauch, er machte von Geburt an die Erfahrung einer pathogenen Verschmelzung mit der Mutter, das heißt, die individuellen, differenzierenden Muster, die seine persönliche Identität bestimmen, wurden nicht gefördert. Im Gegensatz zu ihm wurde Samuel zwar im Alter von eineinhalb Jahren von seiner Mutter verlassen, aber vielleicht ermöglichte sie ihm in der ersten Zeit seines Lebens, sich als ein individuelles, getrenntes Wesen zu erleben, was ihm später in seiner Entwicklung half. Wir dürfen auch nicht vergessen, dass der gewalttätige Vater sich um den Jungen auch sorgte und dieser die positive Bindung des Vaters zu ihm spürte. Wir haben hier ein Phänomen vor uns, das etwas paradox erscheint: Der misshandelnde Vater behandelt den Jungen in gewisser Weise auch als individuelles Wesen im Gegensatz zu Amirs Mutter, die die Verschmelzung, die Unterschiedslosigkeit vermittelte. Wir haben es also mit einer Unterscheidung zwischen der für sexuellen Missbrauch charakteristischen Verschmelzung und der Wahrung der Differenzierung, die die körperliche Misshandlung kennzeichnet, zu tun. Diese Unterscheidung kann eine Erklärung für die Verschiedenheit der Prognosen liefern: Wenn der Säugling von Anfang an zu Verschmelzung und Behinderung der Entwicklung seiner Individualität verurteilt ist, so ist die Möglichkeit, ihn zu behandeln und ein individuelles und fest gefügtes Selbst aufzubauen, geringer als bei einem Kind, dem ein gewisses Maß an Getrenntheit von Beginn seines Lebens an bewahrt wurde.

Samuel wurde schon vor seiner Geburt eine Rolle zugewiesen. Seine Eltern, insbesondere die Mutter, wollten in ihm die Kraft sehen, welche sie zu einen vermag, die Kraft, die die Eltern, die beide noch vor ihrer Hochzeit Verlassensein, Trennungen und Enttäuschungen erlebt hatten, endlich zur Ruhe bringen kann. Er sollte als »Bindemittel« zwischen ihnen fungieren. Er identifizierte sich mit dieser Rolle und nahm sie gezwungenermaßen auf sich. Erst später wurde ihm klar, dass er enttäuscht war, dass er die ihm gestellte Aufgabe nicht erfüllt hatte und dass er zu nichts tauge.

Im Gegensatz zu Samuel wurde Amir zwar die Rolle des Partners zugewiesen, aber eines Partners nicht um seiner selbst willen, sondern als »etwas«, das bei Bedarf benutzt werden kann, das keine Macht und keine eigene Persönlichkeit und Individualität hat.

Samuel dagegen hatte einen für ihn bedeutungsvollen Vater. Man mag argumentieren, dass es besser sei, lieber ohne einen Vater aufzuwachsen als mit einem gewalttätigen und misshandelnden Vater. Aber zuweilen ist der Schaden, den die seelische Entwicklung eines Kindes nimmt, das Opfer von Vernachlässigung und Verlassenheit war, ungleich größer als der, der einem Kind zugefügt wird, das mit einem gewalttätigen Elternteil zusammenlebt. Es scheint mir, dass Amirs Vater der Existenz seines Sohnes keinerlei Bedeutung beimaß, er hatte keinen Platz im Leben seines Vaters, wohingegen Samuel bei seinem Vater einen sehr zentralen und bedeutsamen Platz innehatte.

Was die psychotherapeutische Behandlung betrifft, scheint mir, dass bei manchen Kindern – selbstverständlich auch Erwachsenen – keinerlei Möglichkeit besteht, der Weitergabe des Missbrauchs an die nächste Generation Einhalt zu gebieten; aber wie bereits erwähnt, kann man diese negative Prognose nicht voraussagen. Eine Therapie, die die Fehlentwicklung aufzuhalten vermag, muss sich auf die Entwicklung der individuellen Persönlichkeit konzentrieren. Dabei geht es nicht um Anpassung, das heißt, es ist nicht zu erwarten, dass diese Kinder den Weg in die Normalität finden, indem wir sie an eine normale Umgebung anpassen, da das Problem in der unterentwickelten, noch nicht fest gefügten Persönlichkeit liegt. Wir müssen dem Kind helfen, seine besondere Individualität zu entfalten, und dies kann nur im *potential space* zwischen ihm und seinem Therapeuten geschehen, in dem das Kind spalten und projizieren kann, ohne sich bedroht zu fühlen oder zu befürchten, dass es zerbricht. Im Grunde findet hier ein der normalen Entwicklung entgegengesetzter Vorgang statt, denn die normale Entwicklung verläuft von der noch undifferenzierten Wahrnehmung zur Differenzierung, während bei der hier vorgestellten integrierten Therapieform der Prozess von einer nur scheinbaren Differenzierung zur tatsächlichen Differenzierungsunfähigkeit und von dort zu wirklicher Differenzierung verläuft.

IX. Suizidale Handlungen bei Latenzkindern als Ausdruck ihrer inneren Objektbeziehungen

Bei Kindern in der Latenzperiode treten selbstverletzende Handlungen hauptsächlich in zwei Formen auf: Entweder fügen sie ihrem Körper direkt Schaden zu, indem sie sich etwa Stich- und Schnittwunden beibringen, oder sie begeben sich in riskante Situationen, indem sie zum Beispiel absichtlich auf eine stark befahrene Straße laufen oder in gefährliche Höhen klettern. Diese wohlbekannten Phänomene werden aber nicht immer als suizidale Handlungen angesehen und gewöhnlich auf der Grundlage eines Entwicklungsstillstandes oder einer kognitiven Beeinträchtigung, die zu einer unzulänglichen Realitätskontrolle führt, erklärt. Die Vertreter dieser Sichtweise interpretieren solche gefährlichen Handlungen als Resultat der mangelhaft ausgebildeten Fähigkeit, die Realität richtig zu beurteilen, Ergebnisse vorherzusagen und den Zusammenhang von Ursache und Wirkung korrekt einzuschätzen.

Ich versuche in diesem Kapitel zu zeigen, dass allen diesen Handlungen in bestimmten Fällen *Selbstmordabsichten* zugrunde liegen können. Wenn dies zutreffen sollte, muss man in einem zweiten Schritt die verschiedenartigen Motive hinter diesen Absichten gegeneinander abgrenzen. Natürlich bin ich mir bewusst, dass es Fälle gibt, in denen der Wunsch, das eigene Leben zu beenden, klar erkennbar ist, geboren aus Verzweiflung, Hoffnungslosigkeit oder anderen emotionalen Zuständen, die einem Individuum – und sogar einem Kind – auszuhalten nicht mehr länger möglich sind. Dieser Kategorie würde ich auch jene quasi-suizidalen Handlungen von Kindern zurechnen, die auf diesem Wege die Aufmerksamkeit ihrer wichtigsten Bezugspersonen auf sich lenken wollen, Handlungen, die unglücklicherweise tödlich ausgehen können. Diese Standpunkte werden in vielen Untersuchungen gut begründet, so zum Beispiel in der von Pfeffer (1986), der heftige Gefühle von Verzweiflung und Hilflosigkeit als Hauptfaktoren erachtet, wenn Kinder sich exzessiv mit dem Tod beschäftigen oder Selbstmordversuche begehen:

> Untersuchungen haben in spezifizierter Weise belegt, daß Depressionen und suizidales Verhalten bei Kindern miteinander verknüpft sind und daß in dem Maße, in dem sich die Depression verschlimmert, das Risiko für das suizidale Verhalten stärker vom Grad der Hilflosigkeit denn von der Schwere der Depression beeinflußt wird. Letzten Endes lassen sich die selbstmordgefährdeten Kinder zwei Typen zuordnen: Zum ersten gehören Kinder mit einem zuverlässig funktionierenden Ich und einer schweren Depressi-

on, zum zweiten solche, deren Ich defizitär funktioniert und deren Eltern eine extreme Psychopathologie aufweisen. Die zweite Gruppe scheint weniger depressiv, dafür aber aggressiver zu sein. (a. a. O., S. 72)

Einer Studie von Cohen-Sandler et al. (1982) zufolge ist das Vorliegen einer Depression für die meisten, aber nicht alle Kinder, die einen Selbstmordversuch unternehmen, bezeichnend: So wie einerseits depressive Kinder sich nicht immer unbedingt zerstören oder umbringen wollen, so gehören andererseits nicht alle Kinder mit selbstverletzenden oder suizidalen Neigungen zur Kategorie der psychisch depressiv Erkrankten.

Im Folgenden versuche ich, jene suizidalen Handlungen einem Verständnis näherzubringen, die möglicherweise Pfeffers zweiter Kategorie zuzurechnen sind, das heißt von denjenigen Kindern verübt werden, »deren Ich defizitär funktioniert und deren Eltern eine extreme Psychopathologie aufweisen«, oder zur Gruppe suizidgefährdeter Kinder gehören, die sich nach Cohen-Sandler et al. (a. a. O.) nicht der Rubrik der psychisch depressiven zuordnen lassen. Ich versuche, diesen Typ von Kindern ausführlicher darzustellen und zu erklären, dass die Beweggründe für ihre gefährlichen Handlungen in einer tieferen unbewussten Persönlichkeitsschicht liegen, und zudem plausibel zu machen, dass wir in diesen Fällen weder auf den Wunsch, aus dem Leben zu scheiden, noch auf den Antrieb, Aufmerksamkeit auf sich zu lenken, stoßen, sondern dass die selbstverletzenden Akte dieser Kinder vielmehr unter dem Einfluss unkontrollierter Motive und Triebe zustande kommen, die nicht selten zum Wunsch, zu sterben, in Gegensatz stehen. Ich hoffe, dass die drei folgenden klinischen Fallvignetten diese Annahmen deutlich machen.

Drei Fallvignetten

In der kurzen ersten Vignette komme ich nochmals auf Avikam zurück, den ich in Kapitel V vorgestellt habe, und greife nur die im jetzigen Zusammenhang relevanten Fakten auf.

Avikam

Viele der dort geschilderten Verhaltensweisen von Avikam enthielten ein Element der Gefährdung von Leib und Leben, hier und da sogar ein extremes Gefahrenmoment. Manchmal führten sie zu direkten Verletzungen, etwas als er mit bloßer Hand eine Fensterscheibe einschlug und sein Arm dabei schlimm verwundet wurde. Bei anderen Gelegenheiten war der Schaden indirekt, etwa als er sich einmal derart verwegen über ein Balkongeländer lehnte, dass nur wenige Zentimeter fehlten, und er wäre aus beträchtlicher Höhe auf das Trottoir herabgestürzt. Er ist mehrmals aus dem Zentrum weggelaufen, hat aber jedes Mal nicht etwa zu Hause

Unterschlupf gesucht, sondern an unsicheren Orten, zum Beispiel in potenziell feindlichen arabischen Dörfern, in denen er spät nachts ankam.

Avikams Selbstverletzungen fielen meist in eine Zeit, in der er sich von allen verlassen und aufgegeben fühlte. Ganz besonders deutlich wurde dies bei der bevorstehenden Abreise einer Betreuerin, die zwei Jahre lang mit ihm gearbeitet hatte, aber auch zu Beginn der Sommerferien, oder wenn er erfuhr, dass seine Psychotherapiestunden vorübergehend ausfallen mussten, weil sein Therapeut nicht da sein konnte. Zweifellos lösen derartige Situationen in Avikam tief verwurzelte Gefühle der persönlichen Instabilität aus, und deshalb sucht er den Schutz bedeutsamer primärer Objekte, das heißt seiner Eltern. Man kann seine selbstverletzenden Akte als Ausdruck der Verzweiflung, wenn er sich im Stich gelassen fühlte, erklären, oder als einen Hilferuf, wenn er diese Gefühle durchlebte. Wir haben uns aber auch gefragt, warum er gerade zu solch extremen Handlungen griff, mit denen er sich in große Gefahr brachte. Ist er etwa nicht imstande, deren Ausgang zu antizipieren? Und falls er zutreffend einschätzen kann, was er da tut, was treibt ihn dann zu solch extremen Schritten?

Diskussion

Avikams Fähigkeit, die Realität korrekt zu beurteilen, waren wir uns sicher, aber wir waren nicht davon überzeugt, dass seine Gefühle des Verlassenseins und der Hoffnungslosigkeit so schwer wogen, dass er seinem Leben ein Ende setzen würde. Wir haben uns seine Handlungen vor dem Hintergrund seiner inneren Objektbeziehungen erklärt und dabei herausgefunden, dass er sich in Zuständen des Verlassenseins an seine Eltern zu wenden versuchte. Dies gelang ihm mithilfe der einzigartigen Beziehungen, die er unbewusst internalisiert hatte: Aus den Reaktionen seiner Mutter auf das Sterben und den Tod ihres Vaters schuf er eine Repräsentanz von ihr als jemand Fürsorglichem, doch nur was das Sterben betraf. Komplizierter verhält es sich dagegen mit den seinen Vater betreffenden inneren Objektbeziehungen. Hier nahm Avikam – wenn auch unbewusst – wahr, dass er der Rolle gerecht werden musste, die ihm sein Vater zugewiesen hatte. Wenn er dessen Nähe und Sicherheit wollte, dann musste er sich selbst zerstören. Sein Vater hat den Tod seines eigenen Vaters nicht durchgearbeitet, und in diesem Sinne haben wir es hier mit einem Phänomen zu tun, das Volkan (1981) als »verbindendes Objekt« definiert. Avikam ist das verbindende Objekt zu seinem Großvater väterlicherseits. Volkan schreibt:

> Indem sie sich eines verbindenden Objekts oder Phänomens bedient, hat die hinterbliebene Person die Illusion, mit der Repräsentanz des Verstorbenen in Kontakt zu stehen, und, was noch wichtiger ist, die Illusion der Kontrolle über seine Existenz: Sie behält die Fähigkeit, die Repräsentanz zu »töten« oder »nicht zu töten«, bei. In diese Illusion gehen sowohl ihre aggressiven Antriebe als auch ihre Schuldgefühle ein. Es ist, als ob

> der Trauernde sagte: »Ich stehe mit dem, den ich verloren habe, in Kontakt, und ich kann ihn ins Leben zurückholen; ich brauche also keine Schuld zu empfinden, denn meine Aggression hat ihn nicht zerstört; deshalb brauche ich auch nicht den Sadismus meines Überichs gegen mich selbst zu entfesseln.« Der aggressiv gefärbte Kontakt mit dem Toten ist sozusagen in einer Schublade weggeschlossen, genau so, wie das verbindende Objekt gewöhnlich weggeschlossen – oder vom Trauernden selbst wenigstens »auf Distanz gehalten« wird. (S. 121)

Und in der Tat, Avikams Vater zog sich von seinem Sohn für drei Jahre zurück, seit dieser zur Behandlung eingewiesen worden war. Doch überrascht es nicht, dass er von dem Augenblick an, da Avikam einen Verkehrsunfall hatte und sich einen Monat später in suizidaler Absicht Schnittwunden zufügte, das Band zwischen sich und seinem Sohn erneuerte und sogar mit einem Gesuch vor Gericht ging, um die Vormundschaft über ihn doch noch zurückzuerhalten. Wir haben also Avikams suizidale Handlungen auf der Grundlage von Volkans Konzept des »verbindenden Objekts« zu verstehen versucht, haben dann aber den Eindruck gewonnen, dass Sandlers (1976) Konzept der »Rollenübernahme« auf seinen Fall besser zutrifft. Sandler und Sandler haben diesen Typ von Objektbeziehung wie folgt weiter ausgearbeitet:

> Jeder der beiden Beteiligten hat in jedem gegebenen Augenblick gegenüber dem anderen eine Rolle inne, und jeder verhandelt mit dem anderen, um zu erreichen, daß dieser in einer bestimmten Weise auf ihn eingeht. Ein ganzer Fächer von Gefühlen, Wünschen, Gedanken und Erwartungen hat Anteil an der Interaktion, die die fortbestehende Beziehung zwischen zwei Menschen charakterisiert, und das gilt nicht nur für die Beziehung zwischen zweie realen Personen. Auch Objektbeziehungen, die *in der Phantasie* bestehen, sind durch eine solche Art der Interaktion zwischen der Selbst- und der Objektrepräsentanz gekennzeichnet. (1978, S. 85)

Die Autoren fügen hinzu, dass die Neigung, auf frühere Objektbeziehungen zurückzugreifen, insbesondere in solchen Situationen auftrete, in denen das Individuum seinen Seelenfrieden verloren hat und nach Mitteln und Wegen sucht, sein persönliches Sicherheitsgefühl wiederherzustellen. Selbst wenn sein Rückgriff auf frühere Objektbeziehungsmuster wieder schmerzliche Gefühle heraufbeschwört (etwa wenn es sich selbst Leid zufügt), dient die Übernahme früherer Rollen paradoxerweise dazu, das Selbstvertrauen wiederherzustellen. Die Schmerzgefühle werden als das Opfer empfunden, das das Individuum bereitwillig darbringt, um sich noch einmal denjenigen Figuren eng verbunden zu fühlen, die einst auf die eine oder andere Weise ein »Sicherheitsgefühl« (vgl. Sandler, 1960) in ihm geweckt haben. Dieses Gefühl kann nur dann entstehen, wenn das Kind die Rolle, die man ihm zuschreibt oder von ihm erwartet, tatsächlich übernimmt. Selbst wenn sie dem Selbstbild des Kindes widerspricht, wird es dennoch die ihm aufgezwungene Rolle unbewusst übernehmen, auch weil sie ihm die Sicherheit und Stabilität garantiert, die die Elternfigur, die eine solch bedeutsame Rolle in seiner Welt spielt, doch zu geben vermag. Auch wenn solche Kinder scheinbar nach Autonomie streben, drücken sie unbewusst ein Bedürfnis nach Abhängigkeit und Passivität aus und reagieren damit auf die Rollenerwartungen, die die bedeutsamen anderen in der Vergangenheit an sie herangetragen haben.

Selbstverletzungen, die mitunter bis hin zum Selbstmordversuch reichen, können sich nun auf eine ähnliche Weise als Reaktion auf eine frühere, unbewusst aufgezwungene Rollenübernahme entwickeln. Den unbewussten Rollenerwartungen der Eltern liegt oft der Wunsch zugrunde, Schuldgefühle bzw. die Schuld, die sie anderen bedeutsamen Objekten gegenüber empfinden, wiedergutzumachen, oder – auf dem Wege der Projektion – seinem Leben ein Ende zu setzen, auch wenn er die Beweggründe für seine suizidalen Tendenzen nicht bewusst artikuliert. Auf diese Weise verstehen wir, dass Avikam unbewusst »klar« ist, dass er, wenn er sich verlassen fühlt und den Schutz seiner Eltern sucht, dem gerecht werden muss, was er als die Rolle introjiziert hat, die sie unbewusst von ihm erwarteten: Will er seinem Vater gerecht werden, so muss er als das »verbindende Objekt« zu seinem Großvater sterben; und sehnt er sich nach der Fürsorge seiner Mutter, so muss er ebenfalls sterben.

Meine bisherigen Ausführungen weisen darauf hin, dass Avikam nur mithilfe der Interpretation seiner unbewussten Motive von seinen suizidalen Handlungen ablassen kann. Genau dies geschah auch recht erfolgreich während seiner dreijährigen Psychotherapie.

Hai

Der achtjährige Hai ist ein Selbstverletzer, der per Gerichtsbeschluss von seinen Eltern getrennt wurde, da seine Mutter ihn unablässig misshandelte: ihn ans Bett fesselte, mit Gegenständen auf ihn einschlug und sogar in die Toilettenschüssel drückte. Nach seiner Trennung von zu Hause dachte man zunächst, Hai sei ein Kandidat für eine Adoption; doch er verhielt sich gegen jeden in seiner unmittelbaren Umgebung aggressiv und versuchte ständig, sich selbst zu verletzen, sodass man entschied, er solle einen Platz in unserem Zentrum erhalten. Zu seinen Selbstverletzungen gehörte, dass er sich seine beiden vorderen Schneidezähne abbrach, Gegenstände in seine Ohren einführte, was ärztliche Behandlung erforderte, zahlreiche Stürze hinter sich hatte und sich an verschiedenen Körperstellen Verletzungen beibrachte. Jedes Mal, wenn er auf schnellstem Wege ins Krankenhaus gebracht wurde, ließ er die Bemerkung fallen: »Wie ich Krankenhäuser liebe!« Bei Hai sind direkt und offen ausgedrückte Todeswünsche gang und gäbe.

Hais Vater ist der jüngste Sohn aus Nordafrika stammender Eltern. Er droht pausenlos, er werde Selbstmord begehen, falls seiner Mutter etwas zustoßen sollte. Er hat also eine Abhängigkeitsbeziehung zu seinen Eltern, verbringt all seine

Zeit bei ihnen, »weil sie chronisch krank sind und mich brauchen«, und drückt sich so vor seiner Verantwortung seiner Frau und seinen Kindern gegenüber. Er sagt, er habe das Haus stets verlassen, wenn seine Frau Hai misshandelte, »weil ich sowas nicht mit ansehen konnte«, zudem hätte jedwedes Eingreifen seinerseits das Verhalten seiner Frau nur noch schlimmer gemacht.

Die Eltern von Hais Mutter wurden in Osteuropa geboren und sind Überlebende des Holocaust, die im Konzentrationslager gewesen waren. Hais Mutter heiratete sehr jung und beschrieb ihre drei Schwangerschaften als schwierig, insbesondere diejenige vor Hai, bei der sie ein Frühchen zur Welt brachte, das anfangs Intensivpflege benötigte. Während des Kaiserschnitts, mit dem sie von Hai entbunden wurde, habe sie eine doppelte Dosis Morphin erhalten, wodurch sowohl ihr Nervensystem als auch ihr linkes Auge Schaden erlitten hätten. Hai, so behauptete sie, sei einfach »schon von Geburt an böse« gewesen und habe ununterbrochen nach Nahrung verlangt. Sie beschwert sich erbittert über sein Verhalten: Er habe ihr keinen einzigen Augenblick lang Freude bereitet, habe immer seine Spielsachen kaputtgemacht und zu Hause ständig für eine angespannte Atmosphäre gesorgt. Anders als Hai habe sie seine Brüder niemals geschlagen, diese »bringen mich nicht so zur Verzweiflung«. Sie habe Hai überallhin auf Schritt und Tritt folgen müssen, selbst ins Bad, »weil er alles zerstört«. Sie erlaubte ihm nie, nach draußen zu gehen, aus Angst, dass er sich selbst verletzen würde. Einmal sagte sie in einem Gespräch sogar, es wäre besser, wenn Hai tot wäre.

Diskussion

Man könnte nun die Anschuldigungen, die diese Mutter gegen ihren Sohn erhebt, als Erklärungsgrundlage für dessen häufige Selbstverletzungsversuche heranziehen. Vielleicht verletzt sich Hai, um diese Anschuldigungen, die er von klein auf zu hören bekam, wiedergutzumachen – vermutlich fühlt er sich tatsächlich an all dem schuldig, was seine Mutter ihm vorhält: dass er schon »böse zur Welt gekommen« sei und ihr von Geburt an »nichts als Ärger« bereite. Einige werden Hais selbstverletzende Handlungen vielleicht für einen Ausdruck der Schuldgefühle seiner Mutter gegenüber halten oder seines Gefühls, im Stich gelassen, abgelehnt und vernachlässigt worden zu sein. Doch mir scheint, dass solche Gefühle einen bestimmten Entwicklungsstand voraussetzen, den Hai noch gar nicht erreicht hat. Ich gehe davon aus, dass auch hier innere Objektbeziehungen eine Rolle spielen, die ihm diese Verhaltensweisen aufzwingen. Lassen Sie mich in diesem Zusammenhang zunächst einmal auf die inneren Objektbeziehungen eingehen, die ursprünglich Melanie Klein, Fairbairn und Winnicott theoretisch ausgearbeitet haben, für die Ogden jedoch 1983 eine integrierende Konzeptualisierung formuliert hat:

Ich würde vorschlagen, daß man sich die Internalisierung einer Objektbeziehung so vorstellen sollte, als involviere sie notwendigerweise eine doppelte Unterteilung des Ich. Solch eine doppelte Spaltung hätte die Bildung zweier neuer Suborganisationen des Ich zur Folge, deren eine mit dem Selbst in der äußeren Objektbeziehung und deren andere durch und durch mit dem Objekt identifiziert ist. Diese Formulierung trägt der dynamischen Natur des inneren Objekts Rechnung und definiert auch die Beziehung zwischen dem Konzept des Ich und dem Konzept der inneren Objekte. Kurz gesagt, bei den inneren Objekten handelt es sich um Unterabteilungen des Ich, die stark mit einer Objektrepräsentanz identifiziert sind und dabei die Fähigkeiten des Denkens, Wahrnehmens und Fühlens etc. des gesamten Ich beibehalten. (S. 234)

Hai hat sich seit seiner frühen Kindheit selbst verletzt, was bedeutet, dass es problematisch, wenn nicht gar verkehrt wäre, in seinen Handlungen den Ausdruck von Schuldgefühlen sehen zu wollen. Ich nehme an, dass sich diese Handlungen einer bestimmten inneren Objektbeziehung verdanken, wobei Teile des Ichs mit mehreren Repräsentanzen des Objekts identifiziert sind. Für mich ist es klar, dass Hai bei Eltern aufwuchs, die unfähig waren, ihr Kind mit denjenigen Ressourcen auszustatten, die ein integriertes und autonomes Selbst entstehen lassen. Sein Selbst setzt sich immer noch aus mehreren, nicht miteinander integrierten Teilen zusammen, die jeweils unabhängig voneinander agieren. So stoßen wir auf verschiedene Formen der Ich-Spaltung, bei der ein Teil des Ichs mit der misshandelnden Repräsentanz der Mutter identifiziert ist, ein anderer Teil hingegen mit der passiven Repräsentanz des Vaters. Die selbstverletzenden Handlungen sind eine Fortsetzung der Objektbeziehungen, aber der »Schauplatz« wurde von der äußeren in die innere Welt verlegt. Nicht er – im Sinne des Selbst – zerstört sich selbst mit diesen suizidalen Handlungen, es ist seine innere Mutterrepräsentanz, die danach trachtet; nicht Hais Selbst steht diesen Akten gleichgültig gegenüber – vielmehr tut dies seine innere Vaterrepräsentanz. Wir sehen also, dass sich seine Persönlichkeit immer noch aus Teilen eines gespaltenen Ich zusammensetzt. Wir haben es hier nicht mit einer »Rollenübernahme« zu tun, der wir bei Avikam begegnet sind, sondern mit einer anderen Art von inneren Objektbeziehungen. Zweifellos ist Hais Störung gravierender als die Avikams, da sein Entwicklungsstand weit hinter dem Avikams zurückliegt. Dieser sehnt sich nach der verlorenen Nähe und hat mit einem inneren Konflikt mit seinen Eltern zu kämpfen, während Hai den Prozess, ein unabhängiges Selbst aufzubauen, noch nicht abgeschlossen hat.

Gabriel

Gabriel kam im Alter von acht Jahren in unser Zentrum. Als er drei Jahre alt war, wurde seine Mutter bei einem Verkehrsunfall schwer verletzt und blieb bis zu ihrem Tod drei Jahre später bettlägerig. Er kam nach dem Unfall in eine Pflege-

familie, von der er bald darauf wieder getrennt wurde, weil seine Pflegeeltern sich außerstande fühlten, mit seinem extremen Starrsinn und seinem aggressiven Verhalten umzugehen. Als seine Mutter starb, wurde er in eine zweite Pflegefamilie gegeben, danach aber in einer psychiatrischen Anstalt hospitalisiert, weil sein Zustand sich verschlechterte und er anfing, sich selbst zu verletzen. In dieser Einrichtung, in der er auch therapiert wurde, blieb er ungefähr anderthalb Jahre. Bevor seine Mutter verunglückte, hatte sie ihn schwer misshandelt, ihn unter anderem mit glühenden Messern versengt. Nach Aussagen des Vaters war sie auch in kriminelle Geschichten verwickelt. Dieser Vater, der sich an der Kindererziehung nicht beteiligte und keiner festen Arbeit nachging, erscheint als passive Figur. Doch obwohl er seine Frau als dominant beschreibt, hat er sie einmal aus dem Haus geworfen. Zurzeit lebt er mit einer Frau zusammen, die eine Tochter hat und nicht willens ist, Gabriel mit großzuziehen oder ihm auch nur zu helfen.

Zu den Symptomen, die Gabriels Verhalten charakterisieren, zählen chronisches Bettnässen, Einkoten, motorische Probleme und Handlungen, die man normalerweise als sadomasochistisch bezeichnen würde, die aber eher eine Neigung zur Selbstverletzung widerzuspiegeln scheinen. Zu diesen Handlungen gehört zum Beispiel, dass er nach verschiedenen Gegenständen (Stäbchen, Stiften, Essensabfällen etc.) in Mülleimern herumwühlt und sie verschluckt. Häufig beschmiert er sich mit seinen Exkrementen und bekommt Abszesse, an denen er unentwegt herumkratzt und sie so auch auf andere Körperstellen verteilt. Zudem schneidet er sich oft mit scharfen Gegenständen. Sein selbstverletzendes Verhalten kommt besonders in seinen Beziehungen zum Vorschein: Er lässt so lange nicht locker, andere Kinder zu plagen, bis es ihm schließlich »gelingt«, sie dazu zu zwingen, dass sie ihre Schläge auf ihn niederprasseln lassen. Er wählt seine »Opfer« blind aus, hegt aber eine Vorliebe für Kinder, die stärker sind als er und deren Schläge ganz besonders hart sind. Jedes Mal wenn ein Mitarbeiter ein Kind, das ihn geschlagen hat, zur Rede stellen will, kommt Gabriel daher, verteidigt es und setzt sich dafür ein, dass ihm die Strafe erlassen wird.

Obwohl er sich öfter bei den Mitarbeitern über Kinder, die ihn schlagen, beschwert, sind seine Klagen stets von einem Lächeln begleitet, das die Befriedigung verrät, die ihm das Geschlagen- oder Gequältwerden durch andere verschafft. Einmal weigerte er sich nach einem kurzen Aufenthalt zu Hause drei Tage lang, zu essen. Bei einer anderen Gelegenheit, der ebenfalls ein kurzer Aufenthalt zu Hause vorausging, tat er so, als sei einer seiner Arme gelähmt, und kurze Zeit danach schnitt er sich die eigenen Wimpern ab. Es hat sich ganz deutlich gezeigt, dass sich diese Symptome immer dann verschlimmerten, wenn man ihm Vorhaltungen wegen eines Fehlverhaltens machte oder ihm die Schuld für irgendein Versagen oder einen Fehler gab. In solchen Fällen trat noch ein weiteres Verhaltensmuster zutage: Er heftete sich dann einer seiner Lieblingsbetreuerinnen an die Fersen, ärgerte sie in einer Tour mit nervtötenden Fragen und ließ dabei so gut wie nie ihre Hand los. Man konnte in diesen Situationen den Eindruck gewinnen, er wolle die Betreuerin am Leben erhalten, indem er verhinderte, dass sie von ihm wegging. All dies ging mit selbstdestruktiven Handlungen einher, mit denen er seinem Körper erheblichen Schaden zufügte. Auch spazierte er halbnackt im Freien vor dem Gebäude mit den Schlafräumen umher, auch dann, wenn es draußen gefror. Er nahm auch Faezes in den Mund, verschluckte Eierschalen und andere Abfälle, die er draußen auflas.

Diskussion

In diesem Beispiel haben wir es mit wieder einer anderen Art von inneren Objektbeziehungen zu tun. Wir stoßen hier auf etwas, das man »Reinszenierung« internalisierter Objektbeziehungen nennen kann. Die Gründe dafür können verschieden sein, doch der in diesem Kontext relevante Grund hat mit den Bedürfnissen des Kindes zu tun, die früheren, internalisierten Beziehungen noch einmal zu durchleben. Die innere Objektbeziehung konzentriert sich hauptsächlich auf die Beziehung, die einmal zwischen den beiden inneren Repräsentanzen bestanden hatte: derjenigen des Selbst und derjenigen des Objekts. In der Reinszenierung wendet sich das Individuum auf eine alle Aspekte der Beziehung umfassende Weise an das internalisierte Objekt und das heißt, dass die Art der Beziehung, die von und mit diesem Objekt ausgebildet worden ist, auch Teil der Repräsentanz dieses Objekts sei. Auf diese Weise werden alle Facetten der Beziehung – Kontrolle, Unterwerfung, Eifersucht, Abhängigkeit, Vertrauen, Schutzsuche, Idealisierung, Verachtung etc. – zu integralen Bestandteilen der internalisierten Objektbeziehung. Sandlers Erklärung ist für unser Thema relevant:

> Man kann die inneren Objekte als strukturelle Basis für die Phantasien ansehen, die überaus notwendige, mit dem Erlebnis der Anwesenheit des Objekts verbundene Gefühle vermittelten. [...] Auch wenn dessen Anwesenheit in der Phantasie verfolgender, schulderregender Natur ist, erfüllen sie nichtsdestotrotz die Funktion eines Trägers für die eigene projizierte Aggression des Individuums, während sie gleichzeitig ein Hintergrundgefühl der Sicherheit zur Verfügung stellen. Es lohnt sich, uns hier an die Art und Weise zu erinnern, wie mißhandelte Kinder sich gegen die Trennung von ihren Eltern sträuben: auf dieselbe Weise befriedigen das Vorhandensein »mißhandelnder« innerer Objekte und ihre Widerspiegelungen in der unbewußten Phantasie ein Bedürfnis. (1990, S. 859)

Gabriels Fall scheint diese Prinzipien gut zu veranschaulichen, obschon man sein sadomasochistisches Verhalten auch auf andere Weisen erklären könnte, zum Beispiel als Ausdruck seines generalisierten Gefühls der Unsicherheit und Hilflosigkeit oder als Ausdruck seiner Identifizierung mit dem passiven Verhaltensmuster seines Vaters. Wieder eine andere Interpretation würde sich auf die Triebtheorie berufen und besagen, dass Gabriel eine starke anale Fixierung zeige: mit anderen Worten, dass er auf der Entwicklungsstufe stehengeblieben sei, auf der er sich vor dem Tod seiner Mutter befand. Dieser Interpretation zufolge manifestiert sich die anale Fixierung in Gabriels Bettnässen und Herumschmieren, in seiner ausgesprochen ungepflegten Erscheinung und in seinem passiven Verhalten, wie es sich beobachten lässt, wenn er andere Kinder nur deshalb plagt, damit sie ihm Schläge verpassen. Ich meine jedoch, dass die Konzepte der Objektbeziehungstheorie das selbstverletzende Verhalten dieses Kindes besser erklären und so seinen Behandlungsprozess fördern können. Gabriels zahlreiche Selbstverletzungen stellen in der Tat eine Reinszenierung früherer Objektbeziehungen dar, die zwischen ihm und seiner Mutter existierten und die das Kind internalisiert hat. Es ist ziemlich offenkundig, dass sich die internalisierte Repräsentanz der Mutter in erster Linie aus Elementen wie Vernachlässigung und körperlicher Misshandlung zusammensetzt, während die internalisierte Repräsentanz des Selbst um solche Elemente wie Viktimisierung und die passive Reaktion auf emotionale und körperliche Misshandlungen kreist. Allem Anschein nach stellt das ununterbrochene Reinszenieren dieser internalisierten Objektbeziehungen eine Reinszenierung der verstorbenen Mutter dar, die zuerst bei einem Verkehrsunfall verletzt wurde und mit ihrem Tod dann ganz aus Gabriels Leben verschwand. Man kann davon ausgehen, dass bestimmte Angstgefühle – wie sie in Situationen heraufbeschworen werden, in denen Gabriel Vorwürfe zu hören bekommt – ihn dazu veranlassen, seine Mutter »wiederzubeleben«, und dass diese Reinszenierung dadurch begünstigt wird, dass er die Objektbeziehungen in Übereinstimmung mit den Repräsentanzen, die in diesen Beziehungen enthalten sind, sozusagen wiederherstellt: Repräsentanzen sowohl des Objekts als auch des Selbst. Auf diese Weise, das heißt mit seinen charakteristischen Methoden des Selbstverletzens, gelingt es ihm, in seinen unbewussten Fantasien diese frühere Objektbeziehung wiederzubeleben, so als ob seine Mutter, deren Repräsentanz hauptsächlich die eines misshandelnden Objekts ist, noch am Leben wäre. So kann er sich angesichts von Vorhaltungen ein wenig sicherer fühlen und sich vielleicht auch von allen Anschuldigungen, er sei die Ursache ihres Todes gewesen, befreien.

Schlussfolgerungen

Meiner Ansicht nach hat die auf internalisierten Objektbeziehungen beruhende Verstehensweise von selbstverletzenden Impulsen bedeutende und entscheidende Implikationen nicht nur für die Behandlungskonzepte, sondern auch für die Therapiestrategien. Wenn wir die suizidalen und selbstverletzenden Akte als unbewusste Rollenübernahmen oder als Resultat einer reinszenierten inneren Objektbeziehung auffassen, können wir Instrumente schaffen, die wirksam an der nonverbalen Mitteilung des Kindes ansetzen, wie sie sich in jenen Akten artikuliert. Um solchen Kindern zu helfen, müssen wir geschickter darin werden, die Inhalte der Botschaft, die sie uns übermitteln, zu lesen und zu verstehen. Wenn wir die selbstverletzenden Handlungen lediglich unter dem Blickwinkel des Risikos oder der Risikogruppen betrachten, verpassen wir die Gelegenheit, die persönlichen Dilemmata und Probleme des Kindes direkt anzugehen. Alle anderen Methoden zur Prävention von Selbstmordversuchen beschäftigen sich mit dem Akt selbst und nicht mit den zugrunde liegenden Motiven. Der Objektbeziehungsansatz ermöglicht es dem Therapeuten hingegen, sich direkt mit den subjektiven Beweggründen hinter den Selbstverletzungen oder Suizidversuchen auseinanderzusetzen. Nur wenn wir uns auf die persönlichen Motive konzentrieren, können wir jemals hoffen, das Kind zur Einsicht zu bewegen, dass es auf dieses Verhalten verzichten muss.

X. Traumatisierung in der frühen Kindheit und ihr Einfluss auf die Geschlechtsidentität in der Adoleszenz

Dieses Kapitel verfolgt den Zweck, die Probleme von Adoleszenten mit der Geschlechtsidentität zu beleuchten. Seine Stoßkraft besteht in der Behauptung, dass diese Schwierigkeiten auf verschiedenartige traumatische Erlebnisse in der frühen Kindheit zurückgehen. Obgleich viele Beiträge (zum Beispiel Chasseguet-Smirgel, 1985) beschreiben, wie sich gravierende Traumata auf die Ausbildung der normalen Geschlechtsidentität auswirken, beabsichtige ich hier, den Einfluss geringfügiger oder gar unauffindbarer Traumata auf die Charakteristika der Geschlechtsidentität zu erklären.

In seinem berühmten *Brief an den Vater* räumt Kafka zwar ein, dass sein Vater ihn niemals schlug, aber, so beschreibt er seinen Vater, »das eilige Losmachen der Hosenträger, ihr Bereitliegen auf der Stuhllehne, war für mich fast ärger«. Niemand könnte also behaupten, Kafka sei einer körperlichen Misshandlung zum Opfer gefallen; und dennoch enthüllt dieser Satz das wirkliche emotionale Leiden des Sohnes Franz Kafka. Sicherlich unterscheiden sich traumatische Ereignisse davon in hohem Maße, und es ist weder leicht vorherzusagen, ob ein bestimmtes Ereignis sich einmal als traumatisch herausstellen wird, noch können wir vorhersagen, unter welchen Folgen traumatischen Erlebens das Opfer einmal leidet.

Obwohl ich Coates und Moores (1998) Traumadefinition grundsätzlich zustimme, finde ich die Anwendung ihrer Definition – außer in sehr extremen Fällen – recht schwierig. Die Autoren sagen, das Trauma sei »eine überwältigende, mit Vernichtungsangst einhergehende Bedrohung des Überlebens oder der Integrität des Selbst« (S. 40). Ich glaube, hier wird eher die Folge des Traumas als das Trauma selbst definiert. Aber das Problem ist überaus kompliziert, weil wir erst später im Leben des Individuums die Schlussfolgerung ziehen können, ob ein spezifisches Erlebnis traumatische Auswirkungen hatte. Jedwedes Ereignis kann für einen Menschen traumatisch sein, muss es aber nicht, und deshalb ist es meiner Meinung nach sinnlos, traumatische Ereignisse beschreiben und definieren zu wollen. Dennoch stimme ich mit E. Cohen (1999) überein, die versichert, dass man an der Wurzel des Traumas auf panische Angst stoße. Mir geht es nicht darum, die exakte historische Wahrheit der potenziell traumatischen Vorfälle herauszufinden, aber wir müssen empfänglich für die Nachwirkungen vergangener subjektiver Erlebnisse auf die emotionale und funktionale Verfassung des Individuums in der Gegenwart sein.

Das führt jedoch auch zur Frage, was Normalität sei. Man kann psychische Gesundheit nicht losgelöst vom Kontext der jeweiligen Gesellschaft, Kultur und Epoche definieren, und dementsprechend verändern sich auch die Therapieziele. Ich denke, dass in unserer westlichen Kultur heute das Individuum und sein Selbst den eigentlichen Kern der psychischen Gesundheit ausmachen. Psychische Gesundheit bedeutet, über ein integriertes, kohäsives und organisiertes Selbst zu verfügen. Ein integraler Aspekt ist dabei unsere Fähigkeit, mit anderen aus einem Gefühl der Freude, der Zufriedenheit und Wertschätzung heraus intime Beziehungen einzugehen, ohne dass wir dabei unsere Identität verlieren. Die Formulierung der psychischen Gesundheit ergibt sich aus dem Wandel der Stellung des Individuums in der westlichen Gesellschaft. Im Lebensmittelpunkt einer Person steht heute das eigene Selbst und nicht Familie, Status, Gemeinschaft oder Nation. Diese Feststellung negiert aber keineswegs die Dualität von Paaren, die Bedeutung von Familie, Gemeinschaft etc.; es ist vielmehr eine Feststellung, die das Selbst ins Zentrum rückt: Der Mensch ist sein eigener Herr.

Doch enthält dieses Ziel der Selbstautonomie – jenseits der Tatsache, dass es ein Gefühl der Befriedigung zu wecken vermag – auch Probleme und Schwierigkeiten. Einerseits ist es richtig, dass einem autonomen Individuum alle Facetten des Lebens – soziale Bindungen, Berufstätigkeit, Kreativität – offenstehen; andererseits bedürfen alle diese Optionen der Entschlossenheit, der Auswahl und Entscheidung des Individuums, und zwar im Hinblick auf jeden Aspekt und jedes Detail seiner Lebensgestaltung. Die niemals endende Notwendigkeit, zu bestimmen, zu wählen und zu entscheiden, schmälert das zufriedene Gefühl ein wenig, das das Individuum aus seinem Selbstsein beziehen kann. Zusätzlich zu diesem Paradoxon möchte ich noch zwei weitere hervorheben, die auf andere für die Entwicklung des Selbst verantwortliche Faktoren hinweisen, aber auch ihr genaues Gegenteil, das heißt den potenziellen Schaden für die Entwicklung des Selbst mit erfassen.

Das erste Paradoxon ist die unbestreitbare Tatsache, dass jede Person andere braucht, um sich körperlich und emotional zu entwickeln, das heißt, unsere Abhängigkeit von anderen ist eine Vorbedingung für Identität und Unabhängigkeit. Kann es denn ein größeres Paradoxon geben, als dass Unabhängigkeit Abhängigkeit zur Voraussetzung hat? Daher überrascht es nicht, dass die Entwicklung des Selbst darunter leiden kann, wenn Abhängigkeit nicht subjektiv angemessen ermöglicht wird.

Das zweite Paradoxon hängt mit der Dynamik des Lebens in unserer Gesellschaft zusammen. Der ständige Wandel der Lebensstile, der verfügbaren Technologien, die plötzlichen, rapiden Veränderungen in allen Lebensbereichen – sei es die gesprochene oder geschriebene Sprache, seien es die Kontaktaufnahme- und

Kommunikationskanäle –, all das bietet dem Individuum vermehrt Gelegenheit, seinem Selbst Ausdruck zu verleihen. Doch gleichzeitig bergen diese Bereiche die Gefahr der Desorientierung, des Veraltens, des nicht mehr Schritthalten-Könnens und Zurückfallens in sich, die das Gefühl für die eigene Identität und des Selbstwerts beeinträchtigt. Die Geschlechtsidentität ist integraler Bestandteil des Selbst. Ist letzteres einmal beschädigt und problematisch geworden, so beobachten wir, dass auch die Geschlechtsidentität in Mitleidenschaft gezogen wird.

Dem Thema der Entwicklung der Geschlechtsidentität ist in der psychoanalytischen Literatur große Aufmerksamkeit zuteil geworden, wie etwa in den Arbeiten von Roiphe und Galenson (1981), Tyson (1989), Fast (1984), Chasseguet-Smirgel (1985) und vielen anderen. Diese Autoren haben sich mit der Entwicklung der Geschlechtsidentität beschäftigt, ihre Forschung aber meistens auf die Bildung der männlichen und weiblichen Identität und die Einstellung gegenüber Angehörigen des eigenen und des anderen Geschlechts konzentriert. Andere Untersuchungen, die sich mit dem Problem des Traumas in der Kindheit, insbesondere infolge sexuellen Missbrauchs, beschäftigten, haben die Frage der sexuellen Identitätsbildung ebenfalls erforscht. Die Arbeit von Arthur H. Green (1994) beschreibt den Einfluss des sexuellen Missbrauchs auf die Entwicklung des Adoleszenten und des Erwachsenen und kommt zu dem Ergebnis, dass ein solches Trauma nicht nur im Sexualverhalten Probleme hervorruft, sondern auch bei der sexuellen Identität und Orientierung Verwirrung stiftet. M. Laufer hat die zentrale Rolle des Körpers in der Adoleszenz sehr gut beschrieben:

> Anders als das Kind oder der erwachsene Patient erlebt der adoleszente Patient seinen Körper als den ständigen Repräsentanten dessen, was ihn mit schmerzlichen und ängstigenden Phantasien und Affekten überschwemmt. (1978, S. 307)

Mir scheint jedoch, dass die raschen, plötzlichen Veränderungen, die sich im Körper des Adoleszenten abspielen, vor allen Dingen im Hinblick auf die Organisation und Stabilität des Selbst bedeutsam sind. Das Gefühl der Selbst-Identität und des Selbstwerts ist eng mit der Frage der sexuellen Identität verknüpft, wie dies McDougall treffend formuliert und die – wie Fast (1984) – die Entwicklung des Selbst mit der der Sexualität wie folgt verknüpft hat:

> Aber im Anschluß an die Entdeckung des anatomischen Geschlechtsunterschieds wird das Genitale plötzlich zu einem Objekt, auf das man zeigen und das man benennen kann, das einen kennzeichnet und unvermeidlich nur einer Klasse angehören läßt und einen von der anderen für immer ausschließt. (1989, S. 205)

Später werde ich auf das Thema der sexuellen Identität eingehen, aber nicht unter dem Gesichtspunkt schwerer Traumata, die aus irgendeiner Art von Missbrauch hervorgehen. Die Frage, die ich hier aufwerfen möchte, ist eine, die Adoleszente und junge Erwachsene, die eine Behandlung wünschen, häufig stellen. Sie ist mit der eigenen ständigen Sorge um das Selbst aufs engste verknüpft und hängt viel stärker mit einer narzisstischen Beschäftigung – einem der Kennzeichen unserer Zeit und Kultur – zusammen.

Was die Frage der Geschlechtsidentität betrifft, herrscht ein gewisser Mangel an Klarheit. Sie betrifft weder das Geschlecht noch die Präferenz hinsichtlich des sexuellen Objekts. Nicht selten begegnen wir Menschen, bei deren Problemen die sexuelle Frage und nicht die des Geschlechts zentral ist. Mit anderen Worten, diese Personen haben kein Problem mit ihrer Sexualität unter dem Aspekt des Geschlechts; die Themen, die sie beunruhigen, haben mit der *Qualität* dessen zu tun, was sie sind: Was für eine *Art* Mann bin ich? Was für eine *Art* Frau bin ich? Sie machen den Kern der Probleme aus, mit denen sich viele, die sich an uns wenden, konfrontiert sehen. Sie gewinnen in dem Maß an Macht, in dem das Individuum stärker gewahr wird, dass es einsam, zunehmend mit sich selbst allein ist. Früher wurde man dieser Zweifel mithilfe sozialer Normen und Sitten Herr; das Individuum fühlte sich – anders als heute – nicht so verantwortlich für sich selbst und daher weniger isoliert. Diese Fragen tauchen insbesondere in der Adoleszenz auf, wenn bei den Jungen oder Mädchen rapide, bedeutsame physiologische Wandlungsprozesse – zusammen mit emotionalen Veränderungen und einer Krise der Selbstidentität – im Gange sind. Sie spüren, dass sie für ihre Selbstidentität allein und abgetrennt von jedwedem sozialen Kontext verantwortlich sind. Das Individuum ist allein derjenige, der sein Selbst formt; seine gesamte Identität gründet in Eigenschaften, die es für sich selbst definiert. Deshalb sollte man den Prozess, den die Adoleszenten durchlaufen, als etwas für die Selbstwahrnehmung Entscheidendes ansehen. Es sind nämlich die Antworten auf obige Fragen – was für eine Art Mann bin ich, was für eine Art Frau bin ich –, die die volle Selbstidentität des Individuums herstellen; sie sind jedoch nicht von der Selbstwahrnehmung vor der Adoleszenz losgelöst. Mit anderen Worten, für die Antwort auf diese Fragen ist das Endresultat der physiologischen Veränderungen nicht allein verantwortlich, denn das Individuum lehnt sich bei seiner Selbstorganisation angesichts dieser physiologischen Wandlungsprozesse an seine frühe Entwicklung an.

Klinische Fallskizzen

Anhand dreier Beispiele möchte ich meine Ausführungen illustrieren und erörtern.

Yael

Die 13-jährige Yael, das jüngste von vier Kindern, wurde auf Veranlassung ihrer Eltern zur Konsultation an uns überwiesen, nachdem diese geklagt hatten, dass sie von einem Jungen arabischer Herkunft sexuell angegriffen worden war. Der Zwischenfall ereignete sich, als sie mit einer Freundin unterwegs war und eine Gruppe arabischer Jungen die beiden mit Pfiffen und Buhrufen sowie sexuellen Schimpfwörtern bedachte. Die beiden Mädchen gingen weiter, aber die Jungen folgten ihnen, bis einer von ihnen schließlich ganz dicht an Yael herankam, ihre Brust und ihr Gesäß berührte und sie anmachte: »Ich will dich unbedingt bumsen!« Yael stieß ihn von sich und rannte weg. Erst tags darauf und ermutigt durch eine Freundin berichtete sie ihrer Mutter davon. Der Vater reagierte mit Stolz, dass seine Tochter den arabischen Jungen weggestoßen hatte, aber beide Eltern waren sehr beunruhigt und wandten sich an die Polizei, die Schulberatungsstelle und den Hausarzt. Yael war nicht in der Lage, der Polizei das Gesicht des Jungen zu beschreiben, deshalb schlug der Beamte vor, der Vater möge mit ihr an den Ort des Geschehens zurückkehren und versuchen, den Jungen ausfindig zu machen. Zu diesem Zweck suchte er mit Yaels Bruder mehrmals dieselbe Stelle auf, während sich Yael etwas entfernt davon aufhielt, um auf den Übeltäter zeigen zu können.

Die Eltern befürchteten, Yael habe ein schweres Trauma erlitten, und obwohl sie keine besonderen Veränderungen an ihr bemerkten, fügten sie hinzu, dass sie seit diesem Vorfall Angst habe: Einmal, als Yael im Auto saß, bekam sie einen Riesenschreck, als ein Junge an sie herantrat; wenn sie spät abends ausgehe, bitte sie um Begleitung. Sie versicherten, ihre Tochter habe weder zwischenmenschliche noch schulische Probleme. Sie sei beliebt und gut in der Schule.

Beim ersten Treffen mit Yael fällt sofort ihre reife Erscheinung ins Auge. Sie ist ein attraktives Mädchen und ein wenig aufreizend gekleidet. Sie berichtet dem Therapeuten von dem Angriff und drückt Angst und Besorgnis aus, kann aber zugleich in aller Ruhe die Aufmerksamkeit beschreiben, die ihr seit dem Vorfall zuteil wird. Bei diesem ersten Gespräch standen besonders Yaels Klagen im Vordergrund, dass ihre Mutter keine Zeit für sie habe und ihr Vater ständig mit seiner Arbeit beschäftigt sei.

In einer Stunde mit den Eltern sprechen diese über mehrere bei Terroranschlägen verwundete Familienmitglieder; sie selbst waren mit Steinen beworfen worden. Der Vater fügt hinzu: »Überall lauert Gefahr, jeden Tag kann ein Unglück passieren, und es gibt keinen, der dich rettet.« Dann beschreibt er ein schweres Trauma, das er im Yom-Kippur-Krieg und später während des Kriegs im Libanon erlitten hatte und dass er drei Jahre lang in psychiatrischer Behandlung war. Er litt unter Wutanfällen, Ängsten und Schlaflosigkeit. Die Eltern erzählen ferner, dass ihre beiden älteren Töchter während einer Auslandsreise darüber geklagt hätten, dass ihnen bei einem Spaziergang ein Araber gefolgt war. Und der Sohn berichtet, dass er einmal in einem Taxi mit einem arabischen Fahrer gesessen hatte, der versuchte, ihn woandershin als zum angegebenen Ziel zu fahren. Seit diesem Vorfall versucht die Mutter, ihre Kinder selbst überallhin zu chauffieren.

Beide Elternteile beschreiben ihre eigene schwere Kindheit. Die Eltern der Mutter waren geschieden; ihre Mutter verließ das gemeinsame Zuhause, als sie selbst in Yaels Alter war. Sie und ihr Bruder blieben beim Vater, der schwierig und verletzend war.

Yaels Vater kommt auf den aktuellen Vorfall zurück: »Yael ist kein Kind. Sie ist gut entwickelt und hat den Busen einer Neunzehnjährigen. Etwas an diesem Vorfall hat auch mit ihr zu tun. Sie trägt eng anliegende Oberteile, sie ist hübsch und körperlich attraktiv. Selbst der Wachmann im Einkaufszentrum versucht, mit ihr zu flirten. Ich habe auch über Mittel und Wege der Selbstverteidigung mit ihr geredet. Wir sind ja keine verschlossenen Leute und für jedes Thema offen. Aber ich bin stolz, wie sie reagierte, sie hat sich diesen Typ geschickt vom Hals gehalten – es hätte ja auch mit einer Vergewaltigung oder einem Mord enden können! Yael wollte erstmal keine Beratungsstelle aufsuchen, aber ich sagte ihr, das ist wichtig, weil sie sonst später vielleicht Symptome wie Stottern, Bettnässen oder Alpträume entwickelt.« Die Mutter fügt hinzu: »Wenn sie mal achtzehn ist, wird sie es mit ihrem Freund schwer haben. Ich möchte beruhigt schlafen können.« Außerdem sei Yaels Freundin auch mit auf der Polizeiwache gewesen und habe dort gefragt, wie es komme, dass der Junge Yael und nicht sie angefasst habe. Yael habe geantwortet, weil sie hinter ihr gegangen sei, aber ihre Freundin erwiderte: »Nein, sie berührten dich, weil du dieses Oberteil anhattest, das fällt auf.« Darauf habe Yael gesagt: »Kann ich was dafür, dass ich so entwickelt bin?« Worauf der Vater sagte: »Sie ist sich ihres Aussehens sehr wohl bewusst. Sie ahmt mit ihrer Kleidung ihre Schwestern nach und ist eine großartige Tänzerin und schon wie eine Frau; alle Typen schauen sie an.«

Anat

Anat ist die 16-jährige Tochter von Eltern um die fünfzig. Die Eltern haben noch eine bereits verheiratete Tochter mit einem Baby. Die Familie wanderte 1991 aus der früheren Sowjetunion nach Israel ein. Die Mutter verlor ihre Mutter im Alter von acht Jahren und ihren Vater, als sie elf war. Sie wurde von ihrer Großmutter großgezogen. Die Mutter ist eine sehr unabhängige Frau und arbeitet als Akademikerin in einer höheren Position. Der Vater, Ingenieur von Beruf, verlor seine Mutter in sehr jungen Jahren, und sein Vater beging Selbstmord in der Zeit, als die Familie ihre Einwanderung nach Israel plante. Während sich die Mutter erfolgreich integrierte, in ihrem Beruf eine Stelle fand und Hebräisch lernte, arbeitet der Vater nicht in seinem erlernten Beruf und hat Probleme mit der neuen Sprache.

Nach der Ankunft in Israel begann ihre ältere Tochter zu studieren, heiratete einen eben erst eingewanderten Mann aus Deutschland und zog von ihrer Familie weg. Anat, die ihren russischen gegen einen typisch israelischen Namen eintauschte, kleidet sich nach der Mode der jungen Israelis; Russisch spricht sie nicht, obwohl sie alles, was ihre Eltern ihr sagen, versteht. Sie zog sich von ihrem achten Lebensjahr an mehr oder weniger selbst groß, da ihre Eltern alle Hände voll zu tun hatten, um in der fremden Umgebung zurechtzukommen. Nach und nach übernahm sie eine Elternrolle. Ihr oblag in jeder Hinsicht die Außendarstellung der Familie, da sie als Erste Hebräisch lernte. Sie gestand, dass sie sich wegen ihres Elternhauses und des »Russischen« ihrer Eltern schäme.

Die Mutter wandte sich aus Sorge um Anat, die auffallend an Körpergewicht zulegte, an eine Klinik. Ihrer Aussage nach ist ihre Tochter nervös, hat Wutanfälle und unlängst ganz offenkundig in ihren schulischen Leistungen nachgelassen. Anat lehnt ihren Vater wütend und verächtlich ab. Zuweilen schließt sie sich stundenlang in ihrem Zimmer ein, und die Eltern können sich keinen Reim darauf machen, was gerade mit ihr los ist.

Die Therapeutin, auch eine Russin, traf sich mehrmals mit Anat und ihren Eltern und entdeckte, dass letztere überhaupt kein Vertrauen in ihre Tochter haben. So berichtet Anat, dass sie dem Mathematikunterricht aufgrund ihrer Schwierigkeiten mit dem Lehrer fernblieb. Sie sagte ihrer Mutter aber nichts davon, weil sie wusste, dass sie sie nicht unterstützen würde. Wenn Anat verspricht, in den Sommerferien den gesamten Unterrichtsstoff aufzuarbeiten, spotten die Eltern misstrauisch über sie; der Vater sagt, er wisse zwar, dass Anat dies könne, es fehle ihr aber an der Motivation dazu. Nach diesem Gespräch weigerte sich Anat, an weiteren Gesprächen teilzunehmen, und ihre Eltern gaben als Erklärung dafür an, dass sie sich schäme, in ihrer Begleitung in die Klinik zu kommen. Deshalb hat man dort gesonderte Termine für Anat und ihre Eltern beschlossen – die Eltern sollten sich mit einer in Russland, Anat hingegen mit einer in Israel gebürtigen Therapeutin treffen.

In einer dieser Stunden mit den Eltern machte der Vater seiner Frustration Luft: Wo er auch hinkomme, fühle er sich überhaupt nicht geschätzt, auch in den Augen seiner Tochter nicht. Die Therapeutin zeigte einfühlsames Verständnis, insbesondere für die vielen Härten, die auch sie bei ihrer Aufnahme in Israel erlebt hatte.

Anat fühlt sich mit ihrer israelischen Therapeutin recht sicher, die – selbst Tochter von Einwanderern – sich sehr auf die Scham und Distanz einstimmt, die Anat ihren Eltern gegenüber empfindet. Vertrauensvoll spricht Anat mit ihr über ihre Bulimie, über ihr Leid, da sie mit diesem Geheimnis ganz allein leben müsse; auch an anderen Geheimnissen lässt sie sie teilhaben, etwa an kurzen Episoden der Verliebtheit, die damit endeten, dass der Junge sie wieder verließ. Die Therapeutin interpretierte den Ausbruch der Bulimie vor dem Hintergrund der Einwanderung nach Israel und sagte zu Anat, es sehe so aus, als ob sie alles »Israelische« verschlingen und alles »Russische« auskotzen wolle.

Zur selben Zeit spricht Anat auch über ihre Sehnsucht nach Nähe zu ihrer Mutter und wie andere Mädchen sie erleben. Nach diesen Stunden traf sich Anats

Therapeutin mit der Mutter und ermutigte sie zur Nähe mit ihrer Tochter, und tatsächlich kam es zu einem sehr vertrauten Gespräch, in dem die Mutter Anat, die zwölf Jahre nach ihrer Schwester zur Welt gekommen war, verriet, dass sie ein »Unfall« gewesen war. Anat gerät daraufhin in eine depressive Phase, bleibt häufig der Schule fern und kommt auch nicht mehr zu ihren Therapiestunden. Als ihre Therapeutin anrief und sie umwarb, sagte Anat: »Es fällt mir schwer, nach der Schule zu den Stunden zu kommen, auch wenn es nicht weit ist. Können Sie mich bitte fünfzehn Minuten, bevor unsere Stunde anfängt, anrufen und nachfragen, ob ich mich auch auf den Weg mache?«

Diskussion zu Yael und Anat

Die Berichte über die beiden Mädchen heben die gesellschaftlichen, kulturellen und religiösen Faktoren hervor, die für den Lebensstil in Israel typisch sind – seien es nun die anhaltenden Konflikte zwischen Arabern und Juden oder die Härten, die mit einer Einwanderung verbunden sind und etwas für Israel Charakteristisches darstellen, dessen überwiegender Bevölkerungsteil aus anderen Nationen in dieses Land gekommen ist. Es ist richtig, dass die gesellschaftlichen, nationalen und politischen Ereignisse in Israel an sich schon in persönliches Leid verursachende Extreme ausarten können – ich spreche hier von den Opfern von Terroranschlägen; von Familien, die Angehörige in den vielen Kriegen verloren haben, in denen jeder getötete Soldat ein Gefühl der kollektiven Trauer hervorrief; von kulturellen und sozialen Konflikten, etwa zwischen den Juden Nordafrikas und den aus der westlichen Welt stammenden, wie sie in den ersten Jahren der Existenz Israels vorherrschten und deren Auswirkungen bis zum heutigen Tag spürbar sind; oder von solchen Konflikten, die – in der jüngeren Vergangenheit – mit der massiven Einwanderungswelle aus der früheren Sowjetunion nach Israel oder äthiopischer Juden ausgebrochen sind. Außerdem dürfen wir die Angehörigen der arabischen Minderheit, die als Bürger des Landes in Israel leben und zehn Prozent der Bevölkerung ausmachen, nicht vergessen, ganz zu schweigen von denjenigen, die zur zweiten Generation der Überlebenden des Holocaust zählen. In beiden Fällen jedoch wäre es in meinen Augen irrig, wollte man diese Phänomene als Ursachen der emotionalen Probleme heranziehen. Ich meine vielmehr, dass Yael und Anat in den für ihre Entwicklungsphase typischen leidvollen Konflikten und Turbulenzen stecken, auch wenn ich überzeugt bin, dass deren Ursprung in einem viel früheren Alter liegt, als wir es sonst bei den meisten Adoleszenten beobachten, die der therapeutischen Intervention bedürfen.

Was die Adoleszenz grundlegend auszeichnet, ist die nahezu plötzlich einsetzende, intensive, rapide Veränderung, die in erster Linie am adoleszenten Körper auffällt. Wie bereits erwähnt, stellen diese mächtigen Vorgänge die Adoleszenten vor schwierige existenzielle Fragen, die mit tiefsitzender Angst vor einem möglichen totalen Zusammenbruch einhergehen, Fragen, bei denen es um Wesentliches geht und die der Adoleszente an sich selbst richtet, wenn er sein Bild im Spiegel betrachtet: »Wer ist dieser Jemand, den ich hier im Spiegel sehe?« Fehlt es ihm in seiner Umgebung an Objekten, die angesichts der Gefahr eines Zusammenbruchs Kontinuität und Permanenz gewährleisten können, so verstärkt dieses Fehlen die Erwartung, zusammenzubrechen. Ich glaube, dass genau dies den beiden Fällen – ätiologisch gesehen – zuinnerst zugrunde liegt. Im Folgenden versuche ich, das anhand des Materials der beiden Mädchen und ihrer Familien zu erläutern.

Was Yael betrifft, so ist sie für ihr Alter – auch körperlich – schon sehr weit entwickelt. Was bedeutet diese Feststellung? Ich bin überzeugt, dass diese vergleichsweise frühreife Entwicklung nicht nur für den Beobachter, den Zuschauer, bedeutsam ist, sie ist es vor allen Dingen für das Mädchen selbst. Der Vater sagte ja selbst: »Sie ist kein Kind, sie ist eine Frau, sie hat den Busen einer Neunzehnjährigen.« Wir tun also gut daran, zu fragen, was es bedeutet, wenn eine solche Äußerung von ihrem Vater stammt. Aus den uns zur Verfügung stehenden Berichten geht zwar nicht hervor, welchen Stellenwert sie für Yael hatte, doch können wir so tun, als steckten wir ein wenig in ihrer Haut, um zu verstehen, was diese Tatsache für sie bedeutet. Ihre frühe körperliche Entwicklung dürfte sie wohl selbst überrascht haben: Weder hatte sie genügend Zeit noch die Mittel, sich daran zu gewöhnen, dass die adoleszente Yael und das Kind Yael ein und dieselbe Person sind. Wir können überdies fragen, was ihr wohl die Reaktionen von Menschen aus ihrer Umgebung vermittelt haben, denn wir können davon ausgehen, dass dieses Phänomen in der Adoleszenz viele Reaktionen hervorruft. Der Vater kritisiert ja die Art, wie Yael sich kleidet: »Etwas an diesem Vorfall hat auch mit ihr zu tun. Sie trägt eng anliegende Oberteile, sie ist hübsch, gut entwickelt und körperlich attraktiv.« Welche Bedeutung haben diese Worte für Yael, was spürt sie hinter der Kritik ihres Vaters? Versuchung? Provokation? Was brachte sie dazu, sich so zu kleiden?

Es wäre vorschnell, wollten wir das Phänomen an einem bestimmten Zeitpunkt festmachen, ohne uns auf das Ganze zu beziehen, das heißt, nur den Angriff auf das Mädchen als Ausgangspunkt zu sehen. Auf diese Weise blieben uns Yaels emotionale und psychische Bedürfnisse unzugänglich. Wir müssen in die Situation, in der sie sich gegenwärtig befindet, auch ihre Vergangenheit mit einbeziehen.

Mir scheint, dass Yael in jener Stunde, in der sowohl sie als auch ihre Eltern zugegen waren, etwas Wichtiges geäußert hat, das uns etwas über die Bedürfnisse Adoleszenter verraten kann. Sie drückt deutlich ihren Wunsch nach Intimität aus, nach einem gemeinsamen Erleben mit ihrer Mutter, das andere Personen ausschließt; etwas, das einzig ihnen beiden gehört. Es liegt auf der Hand, dass sie ein primäres Bedürfnis nach einer Beziehung zu ihrer Mutter, die Ausschließlichkeitscharakter hat, zum Ausdruck bringt. »Aber wieso?«, könnte man fragen, »immerhin haben wir es hier doch mit einer Adoleszenten zu tun.« In Wirklichkeit aber bedeutet Adoleszenz, wie Winnicott (1971) feststellt, Unreife, und dieses unreife Stadium muss sich *allmählich* entfalten dürfen. Einige mögen einen solchen Wunsch infantil nennen, aber ich denke, dass das Nebeneinander von infantilen Wünschen und solchen nach absoluter Unabhängigkeit für die Adoleszenz charakteristisch ist.

Yael ist in Gegenwart eines Vaters herangewachsen, der unter posttraumatischen Störungen litt, die sich in Form von Zornesausbrüchen, Ängsten und Schlaflosigkeit manifestierten. Die Mutter sehnt sich bis zum heutigen Tag selbst nach der Fürsorge ihrer Mutter, und deshalb fällt es ihr schwer, ihren Kindern als stabiles und genügend starkes Objekt zur Verfügung zu stehen, an das sie sich anlehnen können, insbesondere in Zeiten voller Anspannung und Instabilität, wie es für die Phase zutrifft, in der sich Yael befindet. So scheint mir die Intimität, nach der Yael jetzt sucht, ihr auch zuvor schon gefehlt zu haben. Nun, angesichts der raschen Veränderungen in ihrer körperlichen Erscheinung und Selbstwahrnehmung, braucht sie die mit dieser Intimität verbundene Unterstützung, um dieses Stadium der Neuorganisation – gleichsam eine Wiederholung ihrer Geburt und Kindheit – durchzustehen.

Anat entdeckt im Laufe ihrer Therapie, dass sie zwölf Jahre nach ihrer Schwester sozusagen als »Unfall« zur Welt gekommen war. Danach weigert sie sich, zu ihren Stunden zu kommen, aber für den Fall, dass sie eines Tages den Wunsch haben sollte, wieder hinzugehen, bittet sie ihre Therapeutin, bei ihr anzurufen und nachzufragen, ob sie sich auf den Weg mache.

Für mich tritt hier der Wunsch des Mädchens, in ihrer Therapeutin das Verlangen zu wecken, sie zur Welt zu bringen, sie schon vor ihrer Ankunft auf dieser Welt willkommen zu heißen, offen zutage. Dass sie ein »Unfall« war, das war eine Enthüllung auf einer bewussten, kognitiven Ebene. Mir scheint, Anat spürte schon immer, dass sie nicht erwünscht war und womöglich sogar als Last empfunden wurde. Vielleicht kommen genau an dieser Stelle die mit der Einwanderung der Familie nach Israel verbundenen kulturellen Faktoren ins Spiel, aber den Ursprung bildet mit Sicherheit dieses Gefühl der Unerwünschtheit.

Die Therapeutin versuchte, eine Beziehung zwischen Anat und ihrer Mutter anzubahnen, nach der sich Anat so sehr sehnt. Offenkundig spürte sie das Beschädigte in dieser Beziehung.

Ich glaube, dass das Sprachproblem – die Tatsache, dass sich Anat an das, was wir als das »Israelische« bezeichnet haben, klammert, dass sie Hebräisch spricht und die russische Sprache ad acta gelegt hat – nichts anderes ist als das Resultat ihres unbewussten Gefühls, ein ungewolltes, lästiges Kind zu sein, das gar nicht auf der Welt sein sollte. Es scheint, dass Anat ihre Fremdheit und Unähnlichkeit mit ihrer Familie betont, indem sie das »Israelische« an ihrer Person hervorhebt. Doch zugleich ringt sie mit den Veränderungen in ihrem Inneren und an ihrem Körper, verursacht durch ihre Bulimie, die sehr wahrscheinlich auf bedeutungsvolle Weise mit ihrem Gefühl zusammenhängt, dass ihre Mutter sie niemals wirklich akzeptiert hat.

Man darf annehmen, dass noch weitere Faktoren ihre Probleme erschwert haben, etwa der Verlust der bedeutsamen Vaterfigur, der nach der Einwanderung seinen früheren Status und sein Selbstwertgefühl verloren hatte. Natürlich kennen wir nicht alle Aspekte seiner Persönlichkeit, die seine Integration und die Wahrung seines Selbstwertgefühls behinderten. Wir müssen deshalb davon ausgehen, dass er ohne die Einwanderung nach Israel für Anat weiterhin als wichtige Figur hätte zur Verfügung stehen können, besonders in dieser Phase ihres Lebens. Denn die Familie hat ja in der Tat eine erwachsene Tochter, die selbstständig, verheiratet und Mutter eines Kindes ist und ihre Pubertät normal durchlaufen zu haben scheint, vielleicht deshalb, weil der Vater, so wie er vor ihrer Einwanderung nach Israel war, für sie eine kontinuierliche und stabile Figur hatte sein können. Aber dies sind, so meine ich, lediglich sekundäre Faktoren, die zum primären und ausschlaggebenden Faktor hinzukommen, nämlich Anats Gefühl, von Anfang an nicht angenommen worden zu sein.

Shlomo

Shlomo ist 16 Jahre alt und wurde, weil er unentwegt die Schule schwänzte und seine Familie damit wie auch mit seinen wirren Gedanken nicht zu Rande kam, im Heim untergebracht. An seiner früheren Schule stieß er auf Ablehnung, hauptsächlich weil er in schlampigen und schmutzigen, stark nach Urin riechenden Klamotten zum Unterricht erschien. Einerseits war er introvertiert und der Sündenbock der anderen, andererseits jedoch aggressiv und gewalttätig.

Sein Vater ist ein Überlebender des Holocaust, der einen vernachlässigten, verschlossenen und sehr nervösen Eindruck macht. Er geht keiner Arbeit nach und verbringt die meiste Zeit im Bett. Die anderen Familienmitglieder schämen sich seiner äußeren Erscheinung und seiner Art, zu sprechen.

Die Mutter kam ebenfalls in Europa zur Welt. Sie ist klein, extrem mager und sieht aus, als brauche sie umgehend Hilfe. Sie kränkelt und funktioniert nur mit Mühe zu Hause. Sie konzentriert sich auf ihre Bedürfnisse und klagt pausenlos über Schmerzen, Qualen und körperliches Leiden. Sobald man mit ihr über Shlomo zu sprechen versucht, fängt sie mit ihren eigenen Schmerzen und Leiden an. Shlomo hat einen fünf Jahre älteren Bruder, der als gewalttätig, die anderen Familienmitglieder kontrollierend beschrieben wird und Shlomo oft schlägt.

Als Shlomo noch jünger war, gab es verschiedene Anläufe, ihn in ein Internat zu schicken, aber alle Versuche scheiterten, sodass er wieder nach Hause zu-

rückkehrte. *In unserem Institut Beit Hanna wurde bald deutlich, dass er zwischen zwei Extremen lebt: Zum einen sucht er sich Situationen aus, in denen er Schläge und Verletzungen einstecken muss und oft irgendwo heulend, verwundet und Schmerzen leidend aufgefunden wird. Zum anderen führt er sein Wissen, seine Sprach- und Fantasiebegabung vor; nachts erzählt er den anderen Jungen Horrorgeschichten, sodass sie Angst vor ihm bekommen.*

In der Psychotherapie sagt er ohne zu zögern, sein Vater habe einen Knacks weg, die Nazis hätten seinen Kopf »total verkorkst«, seine Mutter sei als Kind viel geschlagen worden und er habe keinen Menschen, an den er sich mal anlehnen könne. Fortwährend spricht er über seine Kleinheit und Schwäche und erzählt dem Therapeuten seltsame Geschichten über das Weltende, über Außerirdische und die Nazis. Einige seiner Gedanken kreisen um Schuldgefühle: Ihm sei schleierhaft, wie er von zu Hause weggehen konnte, da sein Vater doch krank und seine Mutter hilflos sei. Er finde es nicht in Ordnung, dass er sein Leben neu aufbaue, während sie so elend seien. Doch gleichzeitig beschuldigt er andere, ihn von zu Hause weggenommen zu haben, und sagt, er möchte nach Hause, weil er eine gute Mutter hat. Mit Leichtigkeit bewegt er sich dabei durch zwei dichotome Situationen: Er ist das Opfer und *der Misshandelnde, und es wird deutlich, dass er beides so erlebt. In Shlomos Selbstwahrnehmung kommt häufig die innere Repräsentanz seines Vaters zum Tragen: das Opfer des Holocaust; er stellt sich dann vor den Spiegel im Therapieraum und sagt zu seinem Therapeuten: »Ich wachse nicht; sieh mal, wie dünn und klein ich bin. Meine Haut ist ganz durchscheinend und so zart. Auf dieser Welt halte ich gar nichts aus.« Von seiner Geburt spricht er, als handle es sich um ein Ereignis vor seiner Zeit. Sie sei zu früh und er selbst noch nicht so weit gewesen: »Ich hatte kaum Haut um mich.« Über seine frühe Kindheit sagt er, er habe immer nur Milch bekommen, die nicht warm genug gewesen sei.*

Nach ungefähr sechs Monaten ist Shlomo sehr um sein körperliches Wohlergehen besorgt, er klagt, er sei müde, habe aber Schlafprobleme und befürchte deshalb, dass er keinerlei Chance bekomme, sich zu entwickeln, klagt zudem über ständige Gedanken, die ihm keine Ruhe ließen, und darüber, dass sein Körper unablässig Schaden erleide. Später stellt er dann direkte Fragen zur Sexualität und lässt seinen Therapeuten wissen, dass ihn die Masturbation der anderen Jungen anekle, zumal dann, wenn er wegen seiner eigenen sichtlich verwirrt ist. Je mehr er über die Sexualität spricht, desto mehr wird die Gewalt thematisiert, die er in seiner Kindheit erdulden musste – und auch, dass seine Mutter ihn nicht beschützt hatte. In einer späteren Therapiestunde sagt er plötzlich zu seinem Therapeuten, er fürchte, homosexuell zu sein. Er sei sich sicher, dass kein Mädchen etwas von ihm wissen wolle, und habe Angst, sich von Jungen statt von Mädchen angezogen zu fühlen. Wiederholt fragt er den Therapeuten, ob er denn normal sei, er sei sicher, dass sich andere Adoleszente nicht mit der Frage herumplagten, ob sie sich zu Jungen oder zu Mädchen hingezogen fühlen, nur er habe solche Zweifel, die ihm die Angst einflößen, mit ihm stimme etwas nicht. Er beschließt die Stunde mit den Worten: »Ich habe etwas Schreckliches von mir preisgegeben. Wahrscheinlich denkst du jetzt, ich sei zurückgeblieben und verrückt.«

Diskussion

Shlomos sexuelle Entwicklung und Selbstwahrnehmung scheinen integrale Bestandteile der allgemeinen Selbstwahrnehmung des Jungen zu sein. So wie es schon am Anfang des Lebens eine Wahrnehmung des Selbst gibt, so setzt auch die Wahrnehmung in sexueller Hinsicht bei Jungen und Mädchen bereits zu Beginn des Lebens ein.

In diesem Sinne können wir uns der Konzepte von Ruth Stein (1998) bedienen, die davon spricht, dass die Mutter, die einen Jungen oder ein Mädchen großzieht, dabei die Sexualität implantiert. Allem Anschein nach ist die Sexualität in Shlomo nicht richtig »eingepflanzt« worden; er zweifelt an sich und nimmt sich als unvollständiges Wesen ohne inneren Zusammenhalt wahr, als ein Objekt, das Schläge abbekommt und über keine Fähigkeiten verfügt, um die Realität zu bewältigen. Sexualität ist für ihn wie ein Fremdkörper statt ein Teil seiner selbst. Dafür ist seine frühe Entwicklung verantwortlich zu machen. Beim Stillen und Füttern, sagt Laplanche (1987), gebe die Mutter ihrem Säugling nicht nur Milch, denn sie berühre und errege auch seinen Körper. Da auch sie ein sexuelles Wesen ist, signalisiere und übermittele sie dem Baby etwas von ihrer eigenen Sexualität, was Laplanche die »rätselhafte Botschaft« nennt, wohingegen Stein vom Implantieren der Sexualität spricht. Es scheint, dass Shlomo zwar die materiellen Objekte, etwa Nahrung, erhalten hat, aber nicht das emotional-sexuelle Kompositum, und so blieb er mit dem Gefühl zurück, eine zerbrechliche, unstabile Einheit zu sein, Jetzt, da er sich in der Adoleszenz befindet, prägt dies seine Vorstellung von sich selbst als Ganzes – als Mensch wie als Mann.

Eine ausführliche Falldarstellung

Zum Schluss möchte ich einen Fall ausführlich beschreiben, der meiner Meinung sehr gut illustriert, wie Sexual- und Selbstentwicklung ineinandergreifen.

Hila

Hila ist 23 Jahre alt und studiert im zweiten Jahr Sozialwissenschaften. Sie ist ein wenig mollig, hat braune Haare, braune Augen und trägt eine Brille. Gut gepflegt ist sie nicht, scheint aber sehr intelligent zu sein. Ihre Eltern sind beide

Wissenschaftler. Sie beschreibt ihren Vater als schwierig; man streite sich besser erst gar nicht mit ihm, weil er doch alles besser wisse, selbst ihre Mutter habe es nicht leicht mit ihm, obwohl sie ihn hoch achte.

Hila hat drei ältere Brüder, und alle drei schildert sie als Genies. Sie haben mit Computern zu tun und sind auf diesem Gebiet sehr erfolgreich. In dem Bild, das sie von sich selbst zeichnet, steht sie – trotz ihres Studienerfolgs – in deren Schatten: »Ich war nicht so vielversprechend wie meine Brüder.« In der Grundschule und später in der weiterführenden Schule galt sie als extrem gescheit, aber seitdem sie studiert, glaubt sie, im Vergleich mit den anderen Studenten ziemlich mittelmäßig zu sein.

Sie hatte noch nie einen Freund. Zwar gab es sporadische Beziehungen, aber keinen eigentlichen Freund, und darin sieht sie ein Problem – sie sei schließlich schon 23 Jahre alt, und es sei höchste Zeit dafür. Dass sie nach J. zog, hat auch mit dieser bisher ergebnislosen Suche zu tun. Die beiden jungen Männer, mit denen sie studiert, sind bereits liiert. Sie habe kein einziges Mal gesehen, dass sich ihre Eltern auf die Lippen küssen, und als sie einmal andere Eltern dabei beobachtete, war sie schockiert, glaubte sie doch, so etwas gebe es nur im Film. Ihre Überzeugung, dass ihre Eltern keinen Sex miteinander haben, teilt sie mir im Flüsterton mit. Sie denkt, ihr Vater habe etwas gegen sie und habe sie von Anfang an nicht akzeptiert. Man hielt sie stets für untüchtig, unausgeglichen – entweder schien sie zu glücklich oder zu traurig – und gestattete ihr nicht, einfach nur ein kleines Mädchen zu sein. Sie erinnert sich an einen Vorfall mit einer Mitschülerin in der sechsten Klasse, Vered, die andere Kinder schlug und misshandelte. Eines Tages verprügelte sie auch Hila und beschuldigte sie, in den Schultaschen der anderen Kinder herumgestöbert zu haben. Hila kam heulend nach Hause und erzählte davon, aber ihre Mutter hatte nichts als Spott für sie übrig. »Vered schlug mich« wurde damals zu einem geflügelten Wort – und blieb es bis heute –, was ihr das Gefühl gab, nicht weinen zu dürfen. Ihre Mutter sagt, sie habe Hila damit zu trösten versucht, dass Weinen sich nicht lohne, da Vered ihre Tränen gar nicht wert sei, aber Hila fasste es anders auf: dass man ihr kein Verständnis entgegenbrachte. Sie begreift nicht, warum ihr Vater so gegen sie ist. Er ist in der Tat ein problematischer, therapiebedürftiger Mann – verschlossen, unnachgiebig, ohne Freunde. Eigentlich schätze er sie ja, aber alles in allem glaube sie, er sei gegen sie. Sie habe die Ruhe der Eltern gestört, bis zu ihrer Geburt sei alles prima gewesen mit den drei pflegeleichten Söhnen, »und dann kam ich dazu und war das Problemkind«.

Man kann nun auf die um Schuld – das Über-Ich – kreisenden inneren Konflikte und die ödipalen Fragen, die sich auftun, eingehen, doch im Sinne dessen, was ich hier darstellen möchte, konzentriere ich mich auf die Tatsache, dass Hila zu Hause nie Anzeichen von Liebe feststellen konnte, auch nicht ihr gegenüber. Sie spürte, dass Liebe an Bedingungen geknüpft wurde, das heißt, für sie waren die

Unterstützung und die Liebe ihrer Eltern, was auch immer passierte, nicht selbstverständlich, vielmehr musste Hila sie sich verdienen. Keiner habe ihren Kummer als Kind wirklich verstanden, und selbst wenn sie heulte und schrie, wandten die Eltern immer die gleiche Methode an und hießen sie bis zehn zählen, bevor sie reagiere. Heute kümmere sich ihre Mutter um die kleinen Kinder ihres Bruders und erzähle, wie schön es sei, einen Säugling im Arm zu halten. Hila nimmt dies so wahr, als entdecke ihre Mutter gerade etwas Neues, das sie nicht so empfand, als sie, Hila, ein Baby und ein kleines Mädchen war.

Tatsächlich erinnert sich Hila an sich selbst als ein nervöses, rastloses Kind, um das sich ihre Mutter ständig Sorgen machte. Sie erlaube bereitwillig alles, solange es ihrer Meinung nach gut für ihre Tochter sei. Obwohl sie und ihre Mutter gute Freunde seien – worauf letztere stolz ist –, stört sie sich an der Beunruhigung ihrer Mutter, sobald sie, Hila, sich selbst anklagt oder ärgert und schreit. Früher wurde ihre Mutter dann deprimiert und war ihr folglich keine wirkliche Hilfe. Anstatt in Hilas episodischer Nervosität etwas Vorübergehendes zu sehen, wurde sie übermäßig besorgt und brachte Hila damit ganz durcheinander. Es schmerzt, zu sehen, wie Hila als kleines Mädchen ihren Kummer auszudrücken versuchte, um bei ihren Eltern Einfühlung in ihre Bedürfnisse zu wecken, damit aber das Gegenteil bewirkte und ihr Jammern und ihre Traurigkeit ihre Eltern, die gegen jeglichen Gefühlsausdruck, insbesondere aber Leid, eine Abneigung hegen, bloß auf Distanz gehen ließen. Als ich nachfrage, wie ihre Familie auf ihre Selbstvorwürfe reagierte, als sie noch in den Kindergarten ging, sagt Hila, so weit sie zurückdenken könne, habe sie sich selbst als dick und unwürdig empfunden und selbst die anderen Kinder hänselten sie und nannten sie Pummelchen. Zu Hause hatte sie den Ruf eines problematischen Schreihalses, und man hielt ihr ihre Freundin Ora als lobenswertes Beispiel vor, die sich ruhig und still benahm. In Oras Elternhaus ging es ruhig zu, ihr Vater war Polizist, ihre Mutter unterwürfig, passiv und nicht berufstätig, in Hilas Familie dagegen waren Lärm und Karriereorientierung an der Tagesordnung. Heute sehen ihre Eltern, wie problematisch das alles war, aber damals dachten sie anders.

»Meine Mutter hat mich auf die Adoleszenz ganz und gar nicht vorbereitet.« Damals, als alle anderen Mädchen sich um ihr Äußeres Gedanken machten, habe sie einen scheußlichen Anblick geboten. Jetzt spüre sie, dass sie wirklich vernachlässigt und auf Sexualität und Weiblichkeit überhaupt nicht vorbereitet worden sei, und daraus mache sie ihrer Mutter einen schweren Vorwurf. Diese kümmere sich indes auch nicht um sich selbst. Hila schildert ausführlich die katastrophale Beziehung ihrer Eltern; manchmal habe sie gedacht, dass sie sich besser scheiden lassen sollten.

Hila spürt, dass ihre bloße Existenz gänzlich von ihrer Mutter abhängt: Sie habe einen gottähnlichen Status. Sie sehe alles mit ihrer Mutter, die ihr das Leben schenkte, beginnen. Sich selbst spricht sie das Recht ab, Kinder zu haben, obwohl sie Lust dazu hätte und beim Sex tatsächlich etwas derartiges in ihrem Körper spürt, aber »wer ein Kind in die Welt setzt, gebiert ein Wesen, über das umgehend die Todesstrafe verhängt wird«. Hila fürchtet sich sehr vor dem Tod und mehr noch vor dem Tod ihrer Mutter, denn wenn diese stirbt, stirbt auch sie, die sie doch nur durch die Mutter existiere. Aber diese liebe sie umgekehrt auch und würde nicht weiterleben, wenn es sie, Hila, nicht mehr gebe.

Hila glaubt, dass sie viele dieser Rollen von ihrer Mutter auf mich übertrage. Ich erwidere: »Ja, so ist es. Ich habe vom ersten Augenblick an, als Sie zu mir kamen, bestimmte Rollen übernommen und glaube, dass Sie alles Recht der Welt haben, zu aktualisieren, was Sie in sich fühlen.«

Sie erinnert sich, wie sie als kleines Mädchen immer den Wandschrank mit den Kleidern ihrer Mutter betrat und welche herausnahm, wie sie sich Orangen als Brüste ins Oberteil steckte, Make-up auflegte und sich dabei sehnlichst wünschte, erwachsen zu sein. Sie war lebhaft und kreativ, aber ihre Mutter schalt sie jedesmal wegen der Unordnung in ihrem Kleiderschrank, und Hila bekam nie etwas Ermunterndes oder ein Lob zu hören. »Auch damals«, sagte ich, »hat sich Ihre Mutter über Ihre Sexualität nicht gefreut, als ob sie sagen wollte, sie sei nicht damit einverstanden, dass Sie eine Frau werden, ein sexuelles Wesen, eine Mutter – als sei das allein ihr Vorrecht.« Hila fügte hinzu, dass sie es sich heute selbst als etwas Negatives ankreide, wenn sich ein Mann, dem sie sich voller Lebensfreude zeige, von ihrem Überschwang nicht mitreißen lässt und zurückhaltend bleibt. An ihrem elften Geburtstag, so erinnert sie sich, saß sie, lauthals ihr stolzes Alter verkündend, in der Badewanne, bis einer ihrer Brüder die Eltern aufforderte, dafür zu sorgen, dass sie den Mund hielt. So sei jeder Ausdruck von Lebensfreude umgehend abgebremst worden. Heute müsse sie ständig daran denken, dass Leute über sie reden könnten – abfällig, versteht sich. Aber einmal habe ein Mann sehr freundlich zu ihr gesagt, dass gerade ihre Nervosität ihr Charme und Energie verleihe. Sie erzählt von einem jungen Mann, den sie zuvor in einem Tanzlokal kennengelernt und mit dem sie geschlafen und eine tolle Nacht verbrachte hatte, der sie aber sonst nicht weiter interessierte. Sie schämt sich, dass sie nur um des Sex willen mit ihm schlief, ohne Liebe. Er ruft sie oft zu Hause an, doch sie will überhaupt nichts von ihm wissen. Sie fühle sich oft gar nicht wie eine Frau, eher wie ein Kind, und mitunter sei ihr zumute, als sei sie ein Mann in einem Frauenkörper; meistens aber habe sie kein Gefühl für ihre Weiblichkeit.

Über ihre sexuelle Entwicklung zu Beginn der Adoleszenz erfuhr ich, dass sie die letzte in der Klasse war, die einen Busen bekam, und sich deshalb schämte. Ihre Mutter habe mit ihr über die Menstruation und »alles andere« auf eine sehr technische, wissenschaftlich zergliedernde, fast medizinische Weise gesprochen: »Da gibt es die Eizelle und dort...« Sie wusste schon ziemlich früh über alles Bescheid. Ich wies sie daraufhin, dass man ihr alles zwar höchst objektiv vermittelt habe, dass diesem Umgang mit ihrer sexuellen Entwicklung aber etwas fehle, nämlich der emotionale Aspekt; dass zwar große Offenheit bestand und man ohne Hemmungen über sexuelle Themen sprechen konnte, dass es aber keinen Raum für Intimität gab. Hila stimmte zu: Sie spüre überhaupt nicht, dass sie sich in eine Frau verwandele, es habe für sie keinen Reiz. Sie erinnerte mich daran, dass sie keine Hinweise auf die Sexualität zwischen ihren Eltern entdeckt habe, als ob sie vom Vergnügen am Sex nichts wüssten. Und ihre Mutter wisse einfach nicht, was Liebe sei. Ihr sei klar, dass ihr das Weibliche fehle, sie komme sich plump vor, rede zu laut, sei zwar schlau, aber nicht liebenswürdig. Ich sagte, dass ich all dies anders sähe, worauf sie antwortete, sie sei weder hübsch noch weiblich und könne sich ausmalen, was Männer bei Frauen suchen, etwas, das ihrer Natur möglicherweise widerspreche. Ich sagte, das höre sich ja so an, als wäre sie lieber als Junge auf die Welt gekommen. Sie müsse von ihren Eltern das Gefühl aufgeschnappt haben, dass sie lieber noch einen Jungen gehabt hätten. Genau so sei es, sagte sie, bei ihnen gäbe es nur eine reine Männerwirtschaft, die keinen Raum für eine Frau und ihre Weiblichkeit vorsieht. Sie sei sich ihrer Klugheit, Stärke und Unabhängigkeit bewusst, aber danach suchten die Männer in der Regel nicht. Deshalb fürchte sie, allein zu bleiben, ohne jemals eine Beziehung zu haben. Wir sprachen über die scharfe Trennung, die sie zwischen ihrem Körper und anderen Teilen ihrer selbst vornimmt, und ich wies darauf hin, dass sie ihre Intelligenz, ihre Unabhängigkeit etc., nicht jedoch ihren Körper schätze und all die einzelnen Teile, die zusammen genommen Hila ausmachen, nicht miteinander verknüpfe, sie getrennt halte. Dem liege die Dichotomie zwischen ihrem Körper und ihrer übrigen Person zugrunde. Ich versuchte, ihr zu vermitteln, dass ich in ihr jemanden sehe, der all diese Anteile hat, die zu ein und derselben Person gehören.

Diskussion

In der Vergangenheit hätte ich mir sicherlich viel mehr Gedanken um Hilas Schwierigkeiten mit ihrem Körper gemacht und zu Trieb, Struktur und Bedeutung Fragen gestellt und mich stärker am Konflikt zwischen dem Sexualtrieb, den ödipalen Wünschen und dem Über-Ich orientiert. Ich hätte sicherlich die Position eines Beobachters eingenommen und die unbewussten Kräfte zu finden versucht, die Hila zur Ablehnung ihres Körpers veranlassten. Heute jedoch bin ich überzeugt, dass die zentralen, diese Patientin bewegenden Fragen um Probleme wie die Anerkennung durch andere, das »Holding« und die Verschmelzung ihrer Persönlichkeitsanteile zu einem kohäsiven und integrierten Wesen kreisen.

Hilas Fall zeigt uns die ungünstige Entwicklung ihres Selbst, einschließlich ihrer Geschlechtsidentität, aufgrund, wie mir scheint, kumulativer traumatischer Erfahrungen, die sich völlig undramatisch – ohne scharfe Ablehnung, Trennung, körperliche oder sexuelle Misshandlung – ausnimmt. Dennoch bin ich von der traumatischen Qualität überzeugt, haben wir doch das ganze Ausmaß von Hilas Unfähigkeit, sich als ganz und gar weiblich wahrzunehmen, sehen können. Die Beziehung ihrer Eltern zu ihr war völlig an der äußeren Realität, an Pflichterfüllung, an Hilas kognitiver Entwicklung und Bildung orientiert. Alles Rätselhafte, Dunkle oder Ambivalente schien wertlos zu sein, und deshalb gab es für Wünsche, Fantasien und Vorstellungen keinen Raum. Hila musste sich an eine auf wissenschaftlichen Erkenntnissen und empirischen Beweisen beruhende Realität anpassen. Es blieb völlig außer acht, dass Liebe, Hass und Abhängigkeit bei der Definition der Wirklichkeit und im Verhalten ihr gegenüber eine Rolle spielen. Hila litt unter dem Fehlen von intimen, in emotionalen Bindungen und grundsätzlicher Abhängigkeit gründenden Beziehungen. Ich möchte nachdrücklich nochmals hervorheben, wie wichtig es ist, dass die sexuelle Entwicklung auf einer kontinuierlichen emotionalen Beziehung basiert, die sich auf vielerlei Weise vom ersten Lebenstag des Babys an äußert. Ich beziehe mich hier auf Steins Konzept der Implantation, die für die Entwicklung der Geschlechtsidentität und der Selbstwerdung unverzichtbar ist. Bleibt eine solche Implantation aus, kommt dies einem wirklichen Trauma gleich.

XI. Konflikte mit der Geschlechtsidentität als Suizidmotiv bei Adoleszenten

Viele Disziplinen – von der Belletristik und Dichtkunst über die Psychologie, Psychiatrie, Soziologie bis hin zur Kriminologie –, die sich mit dem Thema der Adoleszenz befassen, versuchen, mit der Besonderheit dieses Lebensabschnitts klarzukommen. Frankenstein (1966) hat ihn als »doppelte Negation« bezeichnet: Der Adoleszente sei nicht länger Kind, aber auch noch kein Erwachsener.

Auch dem Thema dieses Kapitels wurde sowohl in der Forschung als auch in der klinischen Praxis große Aufmerksamkeit zuteil. Wir sind heute möglicherweise Zeugen, wie ein neues Forschungsgebiet entsteht, nämlich die psychologische Autopsie. Gleichwohl bin ich davon überzeugt, dass die Erforschung der Motive und hochrelevanten Risikofaktoren für Selbstmorde in der Adoleszenz weder zu einem besseren Verständnis des Problems noch zu seiner Prävention beiträgt. Wenn zum Beispiel Pfeffer (1988) feststellt, als Risikofaktoren für den Suizid kämen hauptsächlich »schwere Depression, antisoziale Symptome, Erfahrungen mit anderen suizidalen Personen, frühere suizidale Episoden, Alkohol- und Drogenmißbrauch sowie zerrüttete Familienverhältnisse aufgrund von Eheschwierigkeiten zwischen Vater und Mutter und psychopathologische Züge der Eltern« (S. 399) infrage, dann liegt es auf der Hand, dass eine solch allgemeine Auflistung weder denjenigen, die stark gefährdete Adoleszente behandeln, noch den Betroffenen selbst, die einen Selbstmordversuch verübt haben, weiterhelfen kann.

Ich beschäftige mich hier mit nur einem der zahlreichen mit diesem Thema zusammenhängenden Probleme, nämlich mit den Schwierigkeiten bei der Bildung einer kohäsiven Geschlechtsidentität und der Frage, wie diese Schwierigkeiten sich auf das Motiv, Selbstmord zu begehen, auswirken können. Zu diesem Zweck bediene ich mich Fasts (1984) Unterscheidung zwischen »ereigniszentriertem« und »selbst- (bzw. kategorien-)zentriertem« Erleben sowie Volkans (1981) Konzept der »verbindenden Objekte«. Ich vertrete die These, dass eine bestimmte Art von Suiziden oder Suizidversuchen in der Adoleszenz durch Faktoren motiviert wird, die mit Problemen bei der *Bildung der Geschlechtsidentität* zu tun haben und mit einer *Regression auf frühere Entwicklungsstufen einhergehen*, in denen die Geschlechtertrennung noch keine Rolle spielt. Ein Selbstmord, der mit der Frage der Geschlechtsidentität zusammenhängt, hat in der Psyche des Adoleszenten in kategorieller Hinsicht keine wesentliche Bedeutung und deshalb auch keine Endgültigkeit und Unwiderruflichkeit.

Die Bildung der Geschlechtsidentität in der Adoleszenz

Die Fragen der Geschlechtsidentität, die in der frühen Kindheit im Vordergrund standen, machen sich in der Adoleszenz erneut geltend. So wie Blos (1979) die Adoleszenz eine zweite Individuation genannt hat, könnten wir von einer zweiten Bildung der Geschlechtsidentität sprechen. Letztere beginnt sich in der frühen Kindheit, im Anschluss an die Phase des primären Narzissmus, parallel zur Anerkennung der Trennung zwischen Selbst und Objekt auszubilden. Mit den weiteren Ausdifferenzierungen enden dann »die Illusion der Omnipotenz« und die »primäre Kreativität«, wie Fast (a. a. O.) sie nennt. Die Trennung zwischen dem Selbst und einem von ihm unabhängigen Objekt anzuerkennen, bedeutet, dass nicht alles der Initiative, dem Handeln, der Macht und dem Willen des Selbst entspringt, gibt es doch noch andere »Selbste«, die über identische, ähnliche, unterschiedliche oder gegensätzliche Eigenschaften verfügen.

Fast bezeichnet die erste, narzisstische Phase als »ereigniszentriert«: Im Zentrum von Bestimmung und Dasein steht das Ereignis, insofern seine Komponenten keinerlei Beziehung zu den Komponenten anderer Ereignisse aufweisen, auch dann nicht, wenn es sich beide Male eigentlich um ein und dieselben Elemente handelt. Das einmalige Ereignis kann ein Saugen sein, das Halten oder Berühren eines Gegenstandes oder irgendeiner Körperstelle des Babys oder einer anderen Person. Diese Handlungen gehen charakteristischerweise mit dem Gefühl der Omnipotenz und Kreativität einher; das heißt, jedes Ereignis steht als ein unabhängiges Resultat für sich allein. Das begleitende Gefühl ist das der totalen Kontrolle über das Ereignis und seine Bestandteile. Das Baby nimmt alles als direkten Ausfluss seiner unbewussten Wünsche und Handlungen wahr. So gehört zum Beispiel die Brust in seinen Augen nicht zur Mutter, dem Objekt, sondern erscheint als etwas von ihm selbst Erschaffenes und deshalb seiner Kontrolle Unterworfenes. Begegnet ihm dieselbe Brust ein weiteres Mal, so erlebt das Baby sie wie ein neues Ereignis, eine neue Schöpfung.

Mit dem Übergang zur zweiten Phase rückt die »Kategorie« ins Zentrum des Daseins, das heißt, jedem Objekt kommt eine gesonderte Bedeutung zu. Die Kategorie ersetzt das Ereignis als Fokus von Wahrnehmung, Empfindung und Denken. Von nun an wird sich das Kleinkind des Vorhandenseins von Dingen, Personen, Handlungen zunehmend bewusst – die alle eine eigene unabhängige und autonome Existenz besitzen und von Kräften jenseits seiner Kontrolle erschaffen, verändert und in Gang gesetzt werden. Jetzt nimmt es die Brust als etwas wahr, das zu einem vielgestaltigeren und komplizierteren Objekt gehört: der Mutter. Die Mutter handelt und empfindet als eine getrennte Einheit, unabhängig von den Wünschen, Aktivitäten oder der Initiative des Kleinkindes. Zur Erklärung dieses Phänomens sind verschiedene Möglichkeiten vorgeschlagen worden, etwa Frankensteins Konzept des Erlebens von Nähe (1966) oder Margaret S. Mahlers Theorie der Entwicklung von Separation und Individuation (Mahler et al., 1975). Was nun unser Thema betrifft, so halte ich die Akzentuierung des isolierten Ereignisses als ein Element in der menschlichen Entwicklung für ganz besonders hilfreich.

Das Individuum gibt die Ereigniszentriertheit in seinem späteren Leben keineswegs auf, es modifiziert sie vielmehr. Dies ähnelt der Art und Weise, wie auch andere Prozesse aus früheren Entwicklungsphasen fortwirken, die ebenfalls in der normalen Adoleszenz nicht einfach verschwinden, sondern lediglich ihre Richtung und ihren Ansatzpunkt ändern. Fast sagt:

> Eine bimodale Identitätsorganisation entwickelt sich, in der ereigniszentrierte und kategorienzentrierte Identitätsmodi auf gleichem Entwicklungsniveau auftreten können. Sie verleihen der Identitätserfahrung einen autozentrischen und einen allozentrischen Aspekt. Die autozentrische Identitätserfahrung ist eine partikuläre Erfahrung; allozentrisch ist dagegen die Erfahrung des Selbst im Kontext des Allgemeinen. Autozentrisch ist die Wahrnehmung des Selbst als Zentrum des Denkens und Wollens; allozentrisch ist die Wahrnehmung eines Selbst, das einem objektiven Kategoriensystem unterliegt. Unter autozentrischen Gesichtspunkten wird das Selbst als Zentrum der Erfahrung erlebt; unter allozentrischen Gesichtspunkten erscheint es als eines unter vielen. Sind dem autozentrischen Erfahrungsmodus Emotionalität, Intuition und evokative Darstellung bestimmter Ereignisse ohne weiteres zugänglich, so dem allozentrischen Erfahrungsmodus die rationale Analyse. Wird eine Erfahrung im autozentrischen Kontext eher in Form von Metapher, Lyrik oder Drama artikuliert, so findet sie im allozentrischen Erfahrungsmodus ihren Ausdruck in Prosa und methodischer Argumentation. (a. a. O., S. 96)

Das heißt, die normale Entwicklung verläuft entlang der beiden Achsen des ereignis- und des kategorienzentrierten Modus oder, anders ausgedrückt, entlang der Achse des Selbst und der Achse des Objekts.

Das Problem der Geschlechtsidentität findet Eingang in diese verschiedenen Kategorien. Nun, in dieser zweiten Entwicklungsphase, vermag sich das Kleinkind nicht mehr länger so wahrzunehmen, als besäße es beide Geschlechtszugehörigkeiten. Seine Omnipotenz ist dahin, und es betrachtet sich gegenwärtig und künftig nicht mehr als den alleinigen Urheber eines jeden Ereignisses und Zwischenfalls. Jetzt bricht nicht nur die Zeit der Anerkennung des wesentlichen Unterschieds an, sondern auch von Myriaden anderer Differenzierungen. So beginnt das Kleinkind, die Verschiedenheit der Geschlechter zu erkennen und dass es eine gesonderte Kategorie namens »Junge« und eine namens »Mädchen« gibt und es selbst zu einer der beiden – und wirklich nur einer – gehört. Mit diesen Kategorien sind jeweils äußere körperliche Merkmale, etwa das Vorhandensein oder Fehlen eines Penis, die potenziellen Umgestaltungen in der Zukunft, das heißt ein Mann oder eine Frau zu werden, assoziiert. Chasseguet-Smirgel (1985) hat die Perversion als Resultat der Unfähigkeit gesehen, die Geschlechts- und Generationenunterschiede wahrzunehmen oder zu akzeptieren. Demnach sei der Junge oder das Mädchen nicht imstande zu begreifen, dass der Junge über das Potenzial einmal ein Mann und das Mädchen über das Potenzial, einmal eine Frau zu werden, verfügt. Hinzu kommen aber auch solche Momente wie Kleidung, Beschäftigungen, sozialer Kontext und Sprachunterschiede.

Das kognitive und emotionale Verständnis dieser Geschlechterkategorien schließt im Wesentlichen den Geschlechtsidentitätsbildung genannten Prozess mit ein, der entweder reibungslos oder mit Erschwernissen vonstatten geht, die wir an dieser Stelle aber nicht im Detail erörtern wollen. Ein Beispiel sollte jedoch nicht unerwähnt bleiben: der Widerspruch, der zwischen den Erwartungen eines oder beider Elternteile an ihr Kind und dessen Geschlechtszugehörigkeit besteht, ein Widerspruch, der dafür verantwortlich ist, dass in der Kategorie der Geschlechtsidentität Disharmonien auftreten. Die Erwartungen des Objekts können mit der ursprünglichen Geschlechtsidentität zusammenprallen und sie schließlich überwältigen. Fragen wie »Wer bin ich?«, »Was für ein Junge bin ich?« oder »Was für ein Mädchen bin ich?« halten sich dann hartnäckig, komplizieren die allgemeine Selbstidentität und können das Funktionieren erschweren.

Die Geschlechtsidentität hängt mit biologischen, sozialen und psychologischen Unterschieden zusammen. Im Bereich des Psychologischen lauten die Fragen nicht nur »Bin ich ein Mann?« oder »Bin ich eine Frau?« und »Mit welchem Sexualobjekt gehe ich eine Beziehung ein?«, die zentrale Frage lautet vielmehr: »Was für ein Mann bin ich?« oder »Was für eine Frau bin ich?«. Das sind in der Tat Fragen, mit denen sich Adoleszente herumplagen. In der Adoleszenz tritt das Thema der Geschlechtsidentität erneut – und diesmal viel intensiver – auf den Plan. Die in dieser Zeit stattfindenden körperlichen Veränderungen – die sexuelle Reifung – fordern es geradezu heraus. Aber auch die Regression auf frühere Entwicklungsstufen und die neuerliche Konfrontation mit diesen grundsätzlichen Fragen tragen dazu bei.

Es gibt keine Untersuchung zur Adoleszenz, die die Sexualentwicklung nicht als deren zentrale Komponente hervorhebt. Gleichzeitig hat man die Geschlechtsidentität als bedeutsames Thema in diesem Lebensabschnitt nur unzureichend berücksichtigt. Man hat sich zwar mit der Frage der Selbstidentität als einem allgemeinen und komplexen Problem befasst, sich aber selten auf die Geschlechtsidentität – Männlichkeit oder Weiblichkeit – konzentriert, die meiner Überzeugung nach das zentrale Thema in der Adoleszenz ausmacht.

Giovacchini zählt in seiner Untersuchung über den Drang, zu sterben, Folgendes zu den typischen in der Adoleszenz anstehenden Aufgaben:

> Die Begründung einer individuellen gesonderten Identität; die Fähigkeit, gesunde intime Liebesbeziehungen anzuknüpfen; die Fähigkeit, unabhängig zu funktionieren; die

Fähigkeit, sich selbst zu vertrauen und gut von sich zu denken; ein Verlangen nach Wachstum und neuen Erfahrungen und nach einer Arbeit, die sowohl lohnend als auch sinnvoll ist. (1983, S. 21)

In dieser Liste spielt die Entwicklung der männlichen oder weiblichen Geschlechtsidentität, die doch im Ringen des Adoleszenten um Integrität und Identität so im Mittelpunkt steht, keine einmalige Rolle. Bevor der Adoleszente diese ersehnte Identität erreicht, durchlebt er verschiedene Schwierigkeiten und Schwankungen. Eines der typischen Merkmale der Adoleszenz sind vorübergehende und häufige Phasen der Regression. Blos bemerkt hierzu:

> Die Wiederherstellung infantiler Trieb- und Ich-Positionen ist ein wesentlicher Bestandteil des adoleszenten Ablösungsprozesses. Doch darf man die adoleszente Regression nicht lediglich als Abwehr auffassen; es handelt sich vielmehr um eine Anziehungskraft. [...] Die Aufgabe der psychischen Neustrukturierung auf dem Wege der Regression stellt die hervorragendste seelische Arbeit in der Adoleszenz dar. (a. a. O., S. 150ff.)

Solange der selbstbeobachtende Teil des Ichs normal funktioniert, ist diese Regression für die Entwicklung vorteilhaft und unverzichtbar. In der neuen Entwicklung wird der Adoleszente noch einmal mit dem Problem Geschlechtsidentität konfrontiert und stellt dabei die frühen Themen seiner Kindheit neben seine derzeitige körperliche Entwicklung, seine Triebwünsche und Zwänge sowie die Anforderungen aus seinem sozialen Umfeld. Jetzt betreten Konflikte, die um Abhängigkeit, das Körperbild, um Stärke und Schwäche und anderes mehr kreisen, wieder den Schauplatz seiner Identitätssuche und bilden einen wesentlichen Teil seiner Geschlechtsidentität. In den Fällen, in denen diese Themen den Adoleszenten überwältigen und er nicht imstande ist, mit den gleichzeitigen Zwängen aus seiner Vergangenheit und seiner Gegenwart fertigzuwerden, regrediert er stärker auf die Stufe des primären Narzissmus, auf der das Ereignis im Zentrum seines Erlebens stand. In dieser Situation verlieren die Kategorien der Männlichkeit und Weiblichkeit ihre Bedeutung.

Das Ereignis als Fokus des Erlebens in der Adoleszenz

Wie oben erwähnt, zeichnet sich die Entwicklung durch eine parallele Aktivität entlang zweier Achsen aus – einer Achse, bei der das Ereignis, und einer anderen, bei der die Kategorie den Mittelpunkt des Erlebens darstellt. Jede Entwicklungsstörung kann ein asymmetrisches Funktionieren der beiden Achsen zur Folge haben. So können Situationen entstehen, in denen die kategorienzentrierte

Tendenz überwiegt und das Denken, die Orientierung, den Willen und das Gefühl schließlich völlig lähmt, das heißt in totale Abhängigkeit vom Objekt, von der Umgebung mündet. Bei einer extremen Psychopathologie kann es andererseits zur Regression auf den ereigniszentrierten Daseinsmodus kommen und zum Wiederauftauchen der beiden Illusionen der primärnarzisstischen Periode: unumschränkte Omnipotenz und unumschränkte Kreativität.

Dieses Phänomen der Regression ist an und für sich nicht als Zeichen einer Psychopathologie zu werten, solange der Adoleszente in der Lage ist, sich dem kategorienzentrierten Erleben anzunähern. In den verbreiteten phänomenologischen Beschreibungen der Adoleszenz erscheint die Regression als eine Periode, in der rasche Verhaltensschwankungen gang und gäbe sind. Zuweilen sind Adoleszente in äußerst aggressive, ja sogar gewalttätige Handlungen verwickelt. Dann gibt es wieder Zeiten, in denen sie sich an anspruchsvollen Diskussionen beteiligen und die Gewalttaten bestimmter Gruppen oder Nationen kritisch ins Visier nehmen. Sie können in vielen Lebensbereichen für die Gleichberechtigung der Geschlechter eintreten und zugleich Männlichkeit und Weiblichkeit als etwas sehr Spezifisches und Partikulares ansehen, das im Einklang damit steht, eine Führungsposition zu bekleiden, attraktiv zu sein, auf einem bestimmten Gebiet etwas zu leisten oder damit eine bestimmte Aufgabe zu erfüllen. Wenn man sie mit diesen Paradoxa konfrontiert, sind sie in der Lage, entsprechend zu antworten, selbst dann, wenn sie das Vorhandensein eines Paradoxons gar nicht wahrhaben wollen.

Inwieweit man das adoleszente Funktionieren als psychopathologisch bezeichnen darf, hängt vom Grad der Polarisierung des ereignis- und des kategorienzentrierten Modus ab. Im Kleinkindalter verläuft die Entwicklung von der Ereignis- zur Kategorienzentriertheit linear. Später im Leben funktionieren beide, wie erwähnt, in Einklang miteinander. In der Adoleszenz können die widerstreitenden regressiven und progressiven Forderungen in eine schwere pathologische Regression münden, sodass das ereigniszentrierte Erleben, ohne dass ihm das kategorienzentrierte Erleben zur Seite gestellt ist, allein zum Tragen kommt. Irgendein bestimmtes Versagen wird dann bisweilen zu einem Faktor, der das ganze Dasein durchdringt. Das Versagen wird so zentral, dass der Adoleszente nicht mehr in der Lage ist, es mit anderen Aktivitäten in einem größeren Zusammenhang zu sehen; es wird derart zum ausschließlichen Dreh- und Angelpunkt, dass es nicht mehr als Teil eines umfassenderen Selbst – eines Selbst, das zu anderen Zeiten und auf anderen Gebieten sehr wohl etwas leistet – gesehen oder empfunden wird. Es kommt zu einer Gleichsetzung des Versagens *und* des Selbst mit jenem besonderen Ereignis. Das erinnert an die Art, wie der Säugling die Brust wahrnimmt oder auf die geringste Frustration reagiert, nämlich mit einem Gefühl totaler Hilflosigkeit und Hoffnungslosigkeit, so als stünde seine ganze Existenz auf dem Spiel.

Die ereigniszentrierte Regression ist typisch für die Art und Weise, wie der Adoleszente mit seiner Geschlechtsentwicklung und -identität umgeht. Angesichts seiner raschen und überwältigenden körperlichen Veränderungen und der Lösung von seinen frühen bedeutsamen inneren Objekten beschäftigt ihn die Frage, *wer* er in Wirklichkeit sei, das heißt die Frage der Selbstidentität, in hohem Maße. Er befindet sich in einer Phase – das sollte man beachten –, in der seine körperlichen Veränderungen in erster Linie auf die Betonung der Geschlechtsunterschiede hinauslaufen. All das richtet die Frage »Wer bin ich?« stärker auf die Geschlechtsidentität aus. Der regressive Sog und die regressive Abwehr können den Adoleszenten zum ereigniszentrierten Erlebensmodus veranlassen, der seinem Geschlecht auf der Grundlage eines spezifischen Ereignisses – sei es körperlich, sozial, geistig oder emotional – zum Ausdruck verhilft.

Meines Wissens war die Suche nach einer gefestigten Geschlechtsidentität als eines der spezifischeren Motive für einen Selbstmord oder Selbstmordversuch bislang noch nicht Untersuchungsgegenstand. Schowalter (1983) zum Beispiel ignoriert dieses Motiv gänzlich in seinem Versuch, die Bedeutung aufzudecken, die die intensive Beschäftigung mit dem Reiten und mit Pferden im Allgemeinen für seine adoleszente Patientin hat. Das Mädchen wurde nach zwei, wenn auch nicht gerade ernsten Suizidversuchen und in Anbetracht weiterer Symptome wie etwa unmäßigem Essen und sozialer Isolation zur Behandlung überwiesen. Sie klagte auch darüber, dass ihrem Leben eine klare Orientierung fehle, keiner sich um sie kümmere, und hatte angedroht, sich umzubringen, falls sich ihre Situation nicht wesentlich ändere. Das Mädchen war die jüngste von vier Töchtern – viel jünger als ihre Schwestern. Jahrelang fragte sie sich, ob sie wohl ein Wunschkind gewesen sei, und kam zu der Überzeugung, dass ihre Eltern, insbesondere ihr Vater, sich eigentlich einen Sohn gewünscht hätten. Sie leugnete, ein sexuelles Gefühl zu verspüren, behauptete aber, das Reiten ungefähr in der Zeit begonnen zu haben, als ihre Freundinnen in die Menarche kamen, die bei ihr erst sehr viel später einsetzte.

Schowalter äußert sich zum Kummer des Mädchens, den es hinsichtlich seiner Geschlechtsidentität empfand und der sich *unter anderem* in ihrer Kleidung ausdrückte: Manchmal zog sie sich wie ein Junge an und manchmal wie ein Mädchen. Er glaubt, dass ihr unmäßiges Essen mit dem Männlichkeitsthema zusammenhänge und sie Weiblichkeit mit »diätetischen« Essgewohnheiten identifiziere. Mit ihren Selbstmordversuchen oder ihrem Leid angesichts der Frage ihrer sexuellen Identität beschäftigt er sich hingegen nicht. Ihm liegt lediglich daran, zu verstehen, was ihr das Reiten und ihr Interesse an Pferden bedeuten, und er vertritt den Standpunkt, dass ihre Fürsorge für die Pferde das Gefühl kompensieren solle, von ihren Eltern verlassen worden und nicht erwünscht zu sein. Sie kümmere sich um die Pferde, so behauptet er, aus einem Gefühl der Symbiose heraus und um gleichsam zu erklären, dass sie auch ohne die Fürsorge ihrer Mutter auf sich selbst aufpassen könne. Das Reiten, so Schowalter, habe eine sexuelle Bedeutung: sowohl der Masturbation als auch der Kontrolle, der Macht und der

Meisterung. Sie erwerbe sich Maskulinität, indem sie sich mit dem Pferd identifiziere. Doch über diese allgemeine Bemerkung hinaus sieht er keinerlei Verbindung zwischen den Konflikten im Kontext der Geschlechtsidentitätsbildung und den Suizidversuchen.

Ich bin davon überzeugt, dass die Störungen des Mädchens nicht auf ihre Abhängigkeitsbeziehung zu ihren Eltern und ihre Gefühle des Verlassenseins zurückgehen; es handelt sich nicht um eine die existenzielle Dimension berührende Frage, sondern um eine der Geschlechtsidentität. Ich sehe in ihrem Selbstmordversuch das Bestreben, ihren Körper zu vernichten, ihn unwiderruflich zu verändern, damit ihre zentrale Frage »Wer bin ich, ein Junge oder ein Mädchen?« eine Antwort fände. Obwohl sie dem Therapeuten sagt, sie wolle sich das Leben nehmen, wenn sich nichts ändere, nennt sie ihm auch einen der Gründe, warum sie sich mit einer Behandlung einverstanden erklärte. In den Worten Schowalters: »Was sie sich von einer Psychoanalyse erhoffte, waren eine klare Orientierung und ein besseres Gefühl dafür, wer sie war.« Der Akt des versuchten Selbstmords stellt also eine Art isolierende Handlung dar, in die keine umfassende Wahrnehmung des Körpers und der Seele, des Lebens und des Todes, der Fantasie und der Realität eingeht.

Beobachten wir in der Adoleszenz eine starke Beschäftigung mit der Frage der Geschlechtsidentität und auch mit Selbstmordgedanken, liegt dem womöglich zuinnerst die Tatsache zugrunde, dass der Jugendliche das »Ereignis« ins Zentrum seines Daseins gerückt hat. Aber das Problem ist komplexer, da es – wie bereits erwähnt – gleichzeitig auch die Wahrnehmung der Kategorie als Fokus gibt, der durch den Einfluss der sozialen Realität des Adoleszenten bekräftigt wird. Es gibt Forschungsergebnisse, die die Neigung von Adoleszenten, einen Ersatz für die primären Figuren zu finden, von denen sie sich lösen, zu erklären versuchen – einen Ersatz wie zum Beispiel Gleichaltrige und Teenageridole. Diese Ersatzfiguren spielen auch bei der Bestimmung der Kategorie der Geschlechtsidentität eine zentrale Rolle. Bei all ihrer Neigung, zu regredieren und ihre Geschlechtsidentität in ihre verschiedenen Komponenten aufzuspalten, sehen sich die Adoleszenten auch den Zwängen einer äußeren Realität gegenüber, die ihnen Unterstützung geben. Diese Realität schiebt ihrer endgültigen Zergliederung der Geschlechtsidentität in ihre verschiedenen Bestandteile einen Riegel vor. Das soziale Umfeld, etwa Gleichaltrige, Lehrer und die Medien, betont die verschiedenen Faktoren und Elemente, die die Kategorien von »Mann«, »Frau«, »weiblich« und »männlich« in sich einschließen. Die alltäglichen Redeweisen – »das ist Männerarbeit« oder »eine Frau sollte darauf achten, dass …« – sind Teil dieser sozialen Zwänge, die auf ein allumfassendes Konzept des Geschlechts hinwirken. Dieselben Zwänge können jedoch zur geschlechtsspezifischen Selbstidentität des Adoleszenten im Widerspruch stehen – umso mehr, wenn seine Regressionsneigung ihn mit früheren geschlechtsbezogenen Themen konfrontiert.

Wenn sie diesen Widerspruch nicht auflösen können, stehen den Adoleszenten verschiedene Bewältigungsmöglichkeiten offen. Einige leben mit einer inneren und sogar äußeren Spaltung und halten diese beiden Elemente vollständig voneinander getrennt, ohne sich angesichts der inhärenten widersprüchlichen Auswirkung unbehaglich zu fühlen, wenn sie Kategorien sowohl aufspalten als auch an ihnen festhalten. So können sie sich einerseits auf sexuelle Kontakte als integralen Bestandteil solch intimer Sozialbeziehungen wie Liebes- und Freundschaftsbeziehungen einlassen, und andererseits – und in völligem Gegensatz zum kategorienzentrierten Erlebensmodus – kann ein männlicher Teenager zum Beispiel seine hohe Stimme mit einem zur Weiblichkeit gehörenden Element in Zusammenhang bringen. Bildet der ereigniszentrierte Modus das Zentrum seines Erlebens, wird dieser weibliche Bestandteil zum einzigen für seine sexuelle und Geschlechtsidentität relevanten Faktor. Unter dem Einfluss des ereigniszentrierten Erlebens kann er nicht sehen, dass seine Stimme ein dynamischer Faktor in seiner eigenen körperlichen Entwicklung ist. Er ist unfähig, sie als lediglich einen von vielen Faktoren wahrzunehmen, die das Gesamtbild seiner sexuellen und Geschlechtsidentität ausmachen. Selbst wenn er eine hohe Stimme für ein weibliches Moment hält, ist er nicht imstande zu sehen, dass es noch viele andere weibliche Elemente gibt, die bei ihm gar nicht vorliegen. Die hohe Stimme wird so zum totalen Äquivalent für Weiblichkeit.

Der Adoleszente kann dadurch jedoch in einen tiefen Konflikt stürzen und die reale Isolation wählen, das heißt die Entfremdung von seiner sozialen Umgebung. In der Tat wird Selbstmord bei Adoleszenten oft als Folge von Einsamkeit erklärt (vgl. Peck, 1981). Soziale Entfremdung – wie Alkohol- oder Drogensucht, die gleichfalls häufig als Faktoren für einen Selbstmord genannt werden – trägt, zumindest in einigen Fällen, zur Verstärkung der ereigniszentrierten Achse bei. Sofern sich der Adoleszente körperlich vereinsamt und durch keinen äußeren Faktor zur kategoriellen Achse hingezogen fühlt, kann er das Problem der Geschlechtsidentität mithilfe des charakteristischen ereigniszentrierten Erlebens zu bewältigen suchen, das auch die primärnarzisstischen Qualitäten heraufbeschwört – das Omnipotenzgefühl und die illusionäre, primäre Kreativität. Der Adoleszente fühlt sich nun wieder fähig, alles zu erschaffen, alles zu verändern, geradeso wie er auch alles zu besitzen meint. Er ist nicht länger der Eigentümer nur bestimmter Dinge – eines bestimmten Körpers, eines bestimmten anatomischen und psychischen Geschlechts –, alles liegt wieder in seinen mächtigen Händen.

Dies ist dann die Rückkehr zu den primären Illusionen der frühen Kindheit. Während diese aber im Säuglingsalter ein normales Phänomen war, das die primären Betreuungspersonen kompensiert und gemildert haben, laufen die emotionale und kognitive Isolation und die Abneigung gegen soziale Bindungen beim Adoleszenten darauf hinaus, dass er diesen schädlichen Illusionen der Omnipotenz und primären Kreativität mit Haut und Haar ausgeliefert bleibt. In diesem

Augenblick kann er eine allmächtige Fähigkeit in sich verspüren, die männliche oder weibliche Identität zu wählen, ja sogar seine Geschlechtsidentität zu ändern.

In diesem Zusammenhang wird der Selbstmord zu einem omnipotenten Akt, so paradox das angesichts der von den Selbstmordopfern so oft geäußerten Verzweiflung, dass sie »ihre Situation nicht länger ertragen« konnten, auch klingen mag. Aber unter dem Deckmantel der Hilflosigkeit und der sozialen Entfremdung lauert die Illusion der Omnipotenz. Unter dem Einfluss dieser Illusion kann sich der Adoleszente bestimmter Organe oder Körperteile entledigen, die nicht zu seiner erwünschten Geschlechtsidentität des Adoleszenten passen. Diese Art Angriffe auf den eigenen Körper wird nicht kategoriell, das heißt in ihrer kontextuellen Beziehung zu den anderen Körperteilen, zum Leben im Allgemeinen oder zum Tod, wahrgenommen. Zugleich beschränkt sich der Anschlag nicht bloß auf Teile des Körpers, sondern erstreckt sich auch auf Teile der Persönlichkeit des Adoleszenten und insbesondere auf seine internalisierten Objekte, die sozusagen von innen her der erwünschten Geschlechtsidentität im Wege stehen.

Volkan (1981) diskutiert Selbstmordhandlungen, die die Zerstörung oder Beseitigung internalisierter Objekte meinen, insbesondere nach dem Tod einer Person, für die derjenige, der einen Selbstmordversuch unternimmt, höchst ambivalente Gefühle hegte. Der Trauernde identifiziert sich mit dem Verstorbenen und internalisiert ihn (vgl. Freud, 1916-17g). Der Kampf mit der ambivalenten Figur, der äußerlich blieb, solange sie noch am Leben war, wird jetzt zu einem inneren Ringen, was mit der Vernichtung des gehassten, verfolgenden, ängstigenden und bedrohlichen internalisierten Objekts auf einen Suizid hinausläuft.

Im Allgemeinen helfen den trauernden Personen »verbindende Objekte« (Volkan, a. a. O.), mittels derer sie auch weiterhin eine Beziehung mit der verstorbenen Person aufrechterhalten können. Bei einem verbindenden Objekt kann es sich um einen Gegenstand, eine mit dem Verstorbenen verbundene Vorstellung oder eine Ersatzperson handeln. Adoleszente, die sich in einer Phase der Isolation, des Rückzugs, befinden und zu Drogen Zuflucht nehmen, verfügen über keine verbindenden Objekte. Sie haben sich voll und ganz von ihren primären Figuren gelöst, sich aber auch von Ersatzfiguren, etwa ihren Gleichaltrigen, abgekapselt. In diesen Fällen wird der Kampf mit den ambivalenten Figuren vollständig internalisiert, wie im Fall eines Trauernden, der sich keinerlei verbindende Objekte schafft. In diesem inneren Kampf und unter dem Einfluss der ereigniszentrierten Achse stellt der Selbstmord eine »Lösung« dar. Der Adoleszente, wieder den Illusionen der Omnipotenz und primären Kreativität ausgeliefert, möchte infolgedessen bestimmte sich störend einmischende und negative Aspekte aus der Welt schaffen. Er zerstört die »bösen« inneren Objekte – innere Rivalen gewissermaßen – und erkennt dabei nicht, dass sie in kategorieller Hinsicht ein integraler Bestandteil seines Gesamtselbst sind. Den einem solchen Teil zugefügten Schaden nimmt er nicht als Beschädigung seines Gesamtselbst wahr, im Gegenteil: Der ereigniszentrierte Modus versichert den Adoleszenten, er werde ein besseres Leben führen, sobald er nur erst einmal die »bösen« und gehassten inneren Teile losgeworden ist.

Die inneren Rivalen können aus all jenen Elementen bestehen, die die erwünschte Geschlechtsidentität durchkreuzen. Da die Sexualentwicklung in der Adoleszenz nicht symmetrisch verläuft, sich von Person zu Person stark unterscheiden kann und die Komponenten der Geschlechtsidentität nicht einheitlich sind, sind die Fragen zur Geschlechtsidentität so zahlreich. Bestimmte Körperpartien entwickeln sich rasch, andere hingegen nur langsam; die untereinander angestellten Vergleiche, die in der Adoleszenz gang und gäbe sind, unterstreichen, wie rasch und asymmetrisch sich diese Umgestaltungen vollziehen. Und so können viele Faktoren in den Prozess, in dem sich eine vollständige, integrierte Identität bildet, hineinspielen; daher rührt die Neigung, modifizierend einzugreifen, Störfaktoren auszuschalten und rasche Wandlungen herbeizuführen. Einige Fälle von Anorexie sind auf diese Weise zum Beispiel durch den Wunsch der jungen Frau motiviert, ihren Körper von Grund auf neu zu erschaffen.

Suizidale Adoleszente handeln deshalb oft unter dem Diktat ihres Konflikts mit der Geschlechtsidentität. Sie können noch einmal mit unannehmbaren Forderungen nach bestimmten Verhaltensmodi – Abhängigkeit und Passivität oder Neugierde und Aggressivität – konfrontiert werden, die mit ihren inneren Objekten und mit bestimmten Geschlechtsidentitäten verknüpft sind.

Zum Schluss ein Wort dazu, woran man denn erkennen könne, ob bei einem Adoleszenten künftig ein Selbstmord zu befürchten ist. Es handelt sich um Anzeichen, die sich nur schwer wahrnehmen lassen, insbesondere wenn sich der Adoleszente in einem ereigniszentrierten Erlebensmodus bewegt. In solchen Fällen wirkt seine Art, wie er über Zukunftspläne oder seine Teilnahme an Unternehmungen mit anderen spricht oder sich auf sie bezieht, sicher. Zukunftspläne, Beschäftigungen in der Gegenwart, die Möglichkeit eines Selbstmords – all das entspinnt sich vollkommen unabhängig voneinander. Es ist also denkbar, dass ein Adoleszenter am Zusammensein mit anderen inner- oder außerhalb der Familie so Anteil nimmt, dass man gar nicht auf die Idee kommt, er könne sich unter anderen Konstellationen das Leben nehmen.

Es ist notwendig und bei der Frage der diagnostischen, präventiven und therapeutischen Intervention von zentraler Bedeutung, dass wir angesichts von Hilflosigkeit oder sozialer Isolation Vorsicht walten lassen. Man muss deren wirkliche Ursachen identifizieren, denn sie können in letzter Instanz mit der Frage der Geschlechtsidentität zusammenhängen.

XII. Frühe Entwicklung und Migrationsprozesse

Die Migration besteht aus zwei Vorgängen – aus der Loslösung von einem Ort und dem Übergang zu einem anderen. In diesem Sinne ist jede Aus- bzw. Einwanderung ein Prozess mit zwei Polen: dem Ausgangs- und dem Aufnahmeort. Wenn ich über »Ort« spreche, meine ich die Gesamtheit der mit ihm zusammenhängenden Bedeutungen und Erfahrungen, das heißt nicht nur den physischen Ort – Dorf, Stadt, Berg- oder Wüstengegend, kaltes oder heißes Klima etc. –, sondern auch, oder hauptsächlich, die zugehörigen kulturbedingten und emotionalen Faktoren. Jede Migration lässt sich daher durch zwei Fragen charakterisieren: Was trägt jemand in seinem »Koffer« mit sich, was geht mit ihm an jenen Ort, an dem er sich befindet. Die zweite, nicht weniger wichtige Frage lautet: Wie wird jemand angenommen, das heißt die Frage nach dem Willkommensein und dem Aufgenommenwerden, die wirklich eine kritische ist. Hierzu einige kurze Beispiele:

Eine Therapeutin stellt mir in der Supervision eine 30-jährige Frau vor und berichtet, dass diese jedes Mal aufgeregt und begeistert reagiert, wenn sie sieht, wie Paare sich umarmen und küssen, und dass sie bedauere, dass sie selbst keine derartigen Erfahrungen mache. Sie fahre oft einfach zum Flughafen, um dort zuzuschauen, wie Menschen sich nach der Ankunft umarmen und küssen.

Dies erregte meine Aufmerksamkeit insofern, als es hier um mehr als ein bloßes Umarmen und Küssen geht, denn man kann auch an anderen Orten, die nicht so weit weg sind, Paare sich umarmen und küssen sehen. Ich äußerte die Vermutung, dass es sich hier um die Aufnahme, um das Heraustreten eines Angekommenen aus der Ankunftshalle und seine Begrüßung durch die ihn Erwartenden handelt. Dies wird besonders deutlich am Ben-Gurion-Flughafen, wo die Ankommenden aus einer Art Tunnel heraustreten, und mir scheint, dass dieser Vorgang einer Geburt und der Art gleicht, wie das Neugeborene auf der Welt empfangen wird. Die Erfahrung, nach der diese Patientin sucht, so sagte ich der Therapeutin, gelte der Art, wie jemand begrüßt und aufgenommen wird, und ich hätte keinen Zweifel, dass sie das Wie ihrer eigenen Aufnahme bei ihrer Geburt zu rekonstruieren bzw. zu korrigieren versuchte. Daraufhin erfuhr ich, dass diese Patientin tatsächlich zu Beginn einer jeden Sitzung viele Bemerkungen zum Gesichtsausdruck der Therapeutin mache, sich also vergewissere, ob und wie sie willkommen sei.

Eine Kindertherapeutin berichtet über die Art und Weise, wie ihr kleiner Patient, Daniel, zu seinen Sitzungen kommt – ein schon über Monate regelmäßig praktiziertes Ritual:

»Ich bin dabei, Daniel an seinem Klassenzimmer abzuholen. Auf dem Weg dorthin kommt er mir schon entgegen, ruft mir Schimpfworte zu, wobei er sich mir gleichzeitig nähert und mich auffordert, ihm die Hand zu geben. In dem Moment, in dem ich ihm meine Hand entgegenstrecke, läuft er in Richtung Behandlungsraum los, klopft dort an die Tür und versucht, hineinzukommen, und als ich ankomme, tut er so, als wenn er mich aussperrte. Wir lächeln uns zu, denn dieses ›Spiel‹ kennen wir beide, es wiederholt sich ständig.«

Eine andere Therapeutin berichtet über ein Borderline-Kind:

»Michael kam während der ersten drei Monate seiner Behandlung (die drei Mal in der Woche stattfindet) immer mit einer leichten Verletzung in die Sitzungen, einer Verletzung, die eine örtliche Behandlung erforderte; manchmal musste er sogar durch die Schwester auf der Krankenstation verbunden oder behandelt werden. Oft beschäftigte ich mich während der gesamten Sitzung mit Themen, die mit der Verletzung zusammenhingen, mit der er in die Sitzung gekommen war.«

Das nächste Beispiel entnehme ich der Autobiografie von Aharon Appelfeld (1999), der viele Bücher über die Shoah geschrieben hat. Im 18. Kapitel dieser Autobiografie schildert er sein erstes Jahr nach seiner Einwanderung nach Israel. Er war damals etwa 14 Jahre alt. Dieser Mann hat während des Krieges schreckliches Leid erfahren – schon mit zehn Jahren verlor er beide Eltern, seine Mutter wurde ermordet und sein Vater durch die Nazis von ihm getrennt. Mit zehn Jahren floh er in die ukrainischen Wälder, wo er Schlimmes erlitt, völlige Einsamkeit, Leben im Wald im eisigen Winter etc. Im Kontext unseres Themas möchte ich nun gerade die Aufnahme in einem neuen Land aufgreifen, die meiner Ansicht nach eine äußerst kritische Situation darstellt und dazu einige Passagen aus diesem beeindruckenden Kapitel zitieren:

> Es ist das Jahr 1946, das Jahr meiner Einwanderung nach Israel, und das Tagebuch ist ein Mosaik aus deutschen, jiddischen, hebräischen Worten. Ich sage »Worte«, nicht »Sätze«, denn in jenem Jahr war ich noch nicht imstande, aus Worten Sätze zu formen. Und die Worte waren wie die unterdrückten Schreie eines Vierzehnjährigen.
>
> Meine Muttersprache war Deutsch. Meine Mutter liebte die Sprache und pflegte sie. Die Worte aus ihrem Munde klangen klar, wie wenn sie sie aus einer exotischen Glasglocke hätte ertönen lassen. Meine Großmutter sprach jiddisch, und ihre Sprache hatte einen anderen Klang, oder richtiger, einen anderen Geschmack, der mich immer an Kompott aus getrockneten Pflaumen erinnerte.
>
> Ich kehre zurück in das Jahr 1946, das Jahr meiner Einwanderung nach Israel. Auf dem Schiff und später im Lager Atlit, wo wir von den Briten eingesperrt wurden, lern-

ten wir einige hebräische Worte. Sie klangen exotisch, aber schwierig auszusprechen. Es wohnte ihnen keinerlei Wärme inne, sie erweckten keine Assoziationen, wie wenn sie aus dem Sand geboren wären, der uns von allen Seiten umgab. Schlimmer noch, sie klangen wie Befehle: Arbeiten, Essen, Ordnung machen, Schlafen. Wie eine Sprache, die nicht leise gesprochen wird, eine Soldatensprache. In den Kibbutzim, in den Jugenddörfern wurde uns die Sprache aufgezwungen, wer in seiner Muttersprache sprach, wurde zurechtgewiesen, boykottiert und manchmal gar gebrandmarkt.

Ich war nie ein Vielredner, aber auch das wenige, das aus meinem Munde kam, schluckte ich hinunter. Wir hörten auf, miteinander zu reden, und wieder, wie in jeder kritischen Situation, war der Charakter das herausragende Element. Die Dominanten und Herrschsüchtigen wußten dies bestens auszunutzen, sie formten die Worte in ihrem Munde zu Befehlen, beherrschten rasch alle Freiräume, und ihre Stimmen tönten laut. Ich zog mich mehr und mehr in mich selbst zurück. Das erste Jahr in Israel bedeutete für mich kein Hinausgehen in die Welt, sondern eine immer stärker werdende Zurückgezogenheit in mich selbst. Im ersten Jahr arbeiteten wir auf dem Feld, lernten Hebräisch, Bibel und Gedichte von Bialik. Die Bilder der Heimat und die Klänge ihrer Sprache wurden immer schwächer, die neue Sprache schlug jedoch nicht leicht Wurzeln. Es gab, wie gesagt, Knaben, die das hebräische Klischee leicht aufnahmen, denen die Worte kamen wie den am Ort Geborenen, aber mich kostete aus irgendeinem Grunde die Aussprache der Worte große Anstrengung, von einem Satz ganz zu schweigen. Von Zeit zu Zeit kam ich nach Jaffa, oder richtiger nach Jabalijah, wo einige Verwandte von mir wohnten und Bekannte aus der Zeit vor dem Krieg. Unter ihnen entkam meine Muttersprache für einen Moment ihrem Kerker.

Um die Stummheit und das Gestammel zu überwinden, las ich viel in den beiden Sprachen, die ich zu lesen verstand: Deutsch und Jiddisch. Ich studierte ganze Sätze ein, um mich wieder der flüssigen Rede zu befähigen. Wie gesagt, bestand meine Sprache damals aus einzelnen Worten, ein vollständiger Satz kostete mich unglaubliche Mühe. Wie viele meiner Freunde stammelte ich bloß, und das Lesen in meinen beiden Muttersprachen war ein Versuch, diese sprachliche Störung zu überwinden.

Das Bemühen, an meiner Muttersprache festzuhalten in einer Umgebung, die mir eine andere Sprache aufzwang, war vergebens. Von Woche zu Woche wurde meine Muttersprache dünner, bis am Ende des ersten Jahres nur noch Überreste blieben. Dieser Schmerz war nicht eindeutig. Meine Mutter wurde zu Anfang des Krieges ermordet, und während des gesamten Krieges trug ich in mir ihr Gesicht in dem Glauben, daß ich sie nach Kriegsende wiedertreffen und unser Leben wieder wie früher werden würde. Die Sprache meiner Mutter wurde eins mit ihr, und mit dem Verlust der Sprache empfand ich, als stürbe sie ein zweites Mal. Dies war ein Schmerz, der wie eine Droge langsam in mich eindrang, nicht nur im Wachsein, sondern auch im Schlaf. Im Schlaf zog ich mit Scharen von Flüchtlingen, die alle stammelten, und nur die Tiere am Wegesrand, Pferde, Kühe und Hunde sprachen eine flüssige Sprache, als wenn die Schöpfung auf den Kopf gestellt war.

Seit meiner Einwanderung haßte ich jene, welche mir das Hebräisch-Sprechen aufgezwungen hatten. Mit dem Absterben meiner Muttersprache wuchs mein Haß gegen sie. Selbstverständlich ändert die Abneigung keinen Zustand, sondern hebt ihn noch hervor, und der Zustand war von messerscharfer Klarheit: Ich bin weder hier noch dort. Was ich hatte, die Eltern, das Zuhause und meine Muttersprache, waren für immer verloren, und diese neue Sprache, die versprach, eine Muttersprache zu sein, ist nichts als eine Stiefmutter.

Ich muß vorausschicken: Die formale Sprache lernten wir relativ schnell, auch die Zeitung konnten wir am Ende des ersten Jahres lesen, aber es lag keine Freude in diesem Erlernen. Ich hatte den Eindruck, ich befände mich in einem langen Armeedienst, der viele Jahre dauern würde, und als müßte ich für diese Zeit jene Soldatensprache annehmen, am Ende dieses Dienstes jedoch, gleich dem Ende eines Krieges, würde ich wieder zu meiner Muttersprache zurückkehren. Es gab natürlich noch ein anderes Dilemma: Meine Muttersprache war, wie gesagt, Deutsch, die Sprache der Mörder meiner Mutter; wie kann man zu einer Sprache zurückkehren, an der soviel jüdisches Blut klebt? Dieses Dilemma, in all seinem Ernst, zerstörte in mir nicht das Gefühl, daß mein Deutsch nicht die Sprache der Deutschen, sondern die Sprache meiner Mutter war, und es war sonnenklar, daß wenn wir uns begegneten, ich zu ihr in der Sprache sprechen würde, die ich seit meiner frühesten Kindheit gesprochen hatte.

Die Jahre in der Armee waren Jahre der Einsamkeit und Entfremdung, ich hatte kein Heim in Israel, und die kahlen Baracken in Zrifin, Beit Lid und Hazerim, die Tages- und Nachtwachen verstärkten nur die Entfremdung. Ich hatte keinen Ort, zu dem ich flüchten konnte, und so flüchtete ich mich in mein Tagebuch.

Das Problem der Aufnahme ins Immigrationsland Israel stellte sich insbesondere für zwei Bevölkerungsgruppen, die unterschiedlich darauf reagierten: einerseits die Überlebenden der Shoah nach dem Krieg und andererseits die Einwanderer aus den nordafrikanischen Ländern seit der Gründung des Staates Israel.

Die erste Gruppe wurde aus Schmerz und Bedauern heraus aufgenommen – man nannte diese Einwanderer »Flüchtlinge«. Einerseits sorgte man für alles, was ihnen fehlte, und war bemüht, ihr Leben stabil und geordnet zu gestalten. Andererseits jedoch behandelte man sie paradoxerweise schlecht, da man in ihnen die Verkörperung des schwachen, verfolgten, unfähigen Juden sah, während in Israel eine neue Gesellschaft aufgebaut wurde, in der Werte der Selbstidentität, der Macht und Stärke (»wir können gegen die Briten kämpfen, gegen die Araber, die uns behelligen etc.«) von zentraler Bedeutung sind. Diese Situation erzeugte unter den Shoah-Überlebenden eine Art Verbundenheit im Schweigen über all ihr Leiden sowie einen Versuch der Ablösung von der Vergangenheit, ein Ignorieren derselben und von allem, was damit zusammenhängt. Es ist interessant, dass erst in den letzten Jahren eine Annäherung zwischen den Enkeln und den Großeltern stattfindet, indem die Enkel ihre Großväter und Großmütter mehr und mehr zum Sprechen zu bringen versuchen und möglichst viele Einzelheiten ihrer Vergangenheit von ihnen erfahren wollen. Dies ist auch im Hinblick auf die Beziehung zwischen den Generationen interessant.

Die zweite Gruppe der »Flüchtlinge« zählte ca. eineinhalb Millionen Menschen, die während der ersten anderthalb Jahre nach der Staatsgründung aus den nordafrikanischen Ländern einwanderten. Hier war der Zusammenstoß zwischen den beiden Bevölkerungsgruppen, Israelis und Einwanderer, heftiger als der mit den Shoah-Überlebenden. Die Einwanderer hatten zum einen nicht das Gefühl, der Vernichtung entflohen zu sein; zum anderen sah sich diese Gruppe mit einer gänzlich anderen Kultur und schwierigsten physischen und materiellen Bedingungen konfrontiert. Auch heute reichen die rationalen Erklärungen nicht aus, dass Israel sich damals in bzw. kurz nach dem schlimmsten seiner Kriege befand, der ihm aufgezwungen wurde – dem Unabhängigkeitskrieg, als die Bevölkerung 600.000 Menschen zählte und sieben arabische Armeen Israel angriffen, noch bevor es selbstständig war. Hier helfen keine Erklärungen, dass es keine Häuser gab und nicht genügend Nahrung, denn was diese große Gruppe von Einwanderern erlebte, hieß Übernachten in Zelten, Transport in abgelegene Gebiete, Mangel an Nahrung und Gewöhnung an die fremde Sprache und die fremden Sitten. Sie empfand dies als Benachteiligung, Diskriminierung, Entwertung und Nichtachtung, was Aggression, Hass und Widerstand erzeugte. Schließlich mussten beide Gruppen ja alles zurücklassen, was typisch für sie war und ihre bisherige Identität ausmachte. Und wenn sie auch »Ausrüstung in ihrem Einwanderungsgepäck« mitbrachten – mit ihrer Ankunft mussten sie alles aufgeben, womit sie verwurzelt waren.

Wohl niemand anderes als Goethe hat dies so klar in seinem kurzen Gedicht *Gefunden* ausgedrückt:

Gefunden

Ich ging im Walde
So für mich hin,
Und nichts zu suchen,
Das war mein Sinn.
Im Schatten sah ich
Ein Blümchen stehn,
Wie Sterne leuchtend,
Wie Äuglein schön.
Ich wollt es brechen,
Da sagt' es fein
Soll ich zum Welken
Gebrochen sein?
Ich grub's mit allen
den Würzlein aus,
zum Garten trug ich's
am hübschen Haus.
Und pflanzt' es wieder
Am stillen Ort;
Nun zweigt es immer
Und blüht so fort.

Wir werden in jeder Migrationssituation die gleichen Faktoren finden, die die Geburt charakterisieren. Der neugeborene Säugling kommt mit verschiedenen Merkmalen ausgestattet auf die Welt, und wie das Neugeborene, so braucht auch der Einwanderer Menschen, die ihn in Empfang nehmen, die seine grundlegenden Bedürfnisse befriedigen. Ich meine hier emotionale Grundbedürfnisse und nicht nur jene materiellen Notwendigkeiten, auf die man sich im Allgemeinen bezieht, wenn man von den Bedürfnissen des Einwanderers spricht.

Zahlreiche Untersuchungen des Verhaltens von Säuglingen belegen sehr eindrucksvoll das Vorhandensein einer ersten »Ausrüstung« des Neugeborenen, einer Ausrüstung, die ihm die Anpassung an die veränderte Umgebung ermöglicht, die neu für ihn ist, wenn er auf die Welt kommt, in die er sozusagen »einwandert«, nachdem er sich neun Monate lang in einem geschützten Raum aufgehalten hat. Alle Forschungen zeigen jedoch auch die Notwendigkeit der Verfügbarkeit von anderen Personen, die die Ausrüstung zu aktivieren verstehen, denn ohne diese Aktivierung würde der Säugling verkümmern und sterben. Die Ankunft auf der Welt ist zusätzlich problematisch, wenn der Säugling versehrt geboren wird, das heißt ohne die lebensnotwenige Ausrüstung. Analog zu diesem Beispiel möchte ich die Einwanderungssituation betrachten.

Ich kehre nun zu Aharon Appelfelds Autobiografie zurück. In der Schilderung seiner Einwanderung nach Israel wird deutlich, wie sehr er sich auf die »Erstausrüstung« als die Quelle stützt, die ihm den Anschluss an eine radikal andere Wirklichkeit ermöglichte, die Schaffung von *potential spaces* in einer neuen Umgebung. Er schreibt:

> Ich überlebte den Krieg nicht, weil ich stark war oder um mein Leben gekämpft hatte. Ich ähnelte eher einem kleinen Tier, das einen zeitweiligen Unterschlupf in gelegentlicher Umgebung fand und sich von dem ernährte, was der Moment ihm bescherte. Die Gefahr machte mich zu einem aufmerksamen Kind meiner Umgebung und mir selbst gegenüber, aber sie machte mich nicht unempfindlich. Stundenlang pflegte ich im Wald zu sitzen und die Pflanzen zu betrachten, oder ich saß an einem Wasserlauf und folgte mit den Augen der Strömung. Die Betrachtung ließ mich den Hunger und die Furcht vergessen, und sie rief mir Bilder von zu Hause in Erinnerung. Diese Stunden waren vielleicht die angenehmsten von allen, wenn die Verwendung dieses Begriffs angebracht ist, wenn man vom Krieg redet. Das Kind, welches nahe daran war, in dieser fremden Wildnis vergessen und vielleicht getötet zu werden, wurde wieder das Kind seines Vaters und seiner Mutter, wie es mit ihnen im Sommer durch die Straßen spazierte, einen Eisbecher in der Hand, oder mit ihnen zusammen im Prot schwamm. Diese gnadenvollen Stunden bewahrten mich vor dem geistigen Absterben, und auch später, auf meinen Wegen nach dem Krieg und bei der Jugendalijah, pflegte ich zu sitzen und mich der Betrachtung zu überlassen, mich mit Bildern und Klängen zu umgeben, die mich mit dem vergangenen Leben verbanden, und war froh, daß ich nicht einer von tausenden Gesichtslosen war. In der Armee wurde mir dieses geheime Erlebnis ge-

nommen. Nicht eine Stunde Zeit blieb mir für mich selbst. Bei der Jugendalijah galt die geschriebene und ungeschriebene Parole: Vergiß, füge dich in die Gemeinschaft ein, sprich Hebräisch, verbessere das Aussehen, pflege die Männlichkeit. Diese Aussagen taten ihre offensichtliche sowie auch verborgene Wirkung. Wer sie verinnerlichte, annahm und nach ihnen lebte, hatte es leichter bei der Armee. Doch was konnte ich dagegen tun, daß vor mir gerade in der Armee Bilder vom Ghetto und den Lagern aufstiegen? Vielleicht, weil ich mich wieder eingeschlossen und bedroht fand. Ich beneidete meine Freunde, die wie ich aus den Lagern kamen. Bei ihnen jedoch schien die Erinnerung ausgelöscht. Sie waren angeblich befreit von der Vergangenheit und verwurzelt in dieser neuen Existenz, genossen das Essen und die Sonne, die Tages- und Nachtübungen. Für mich, wie um mich zu ärgern, kam die Zeit im Ghetto und in den Lagern wieder näher und wurde spürbarer. Wenn es mir auch in den Tagen der Jugendalijah manchmal schien, daß die Vergangenheit in mir versunken und verlorengegangen war – als die Zeit der Armee kam, holte sie aus der Tiefe Bilder hervor, die ich jahrelang nicht gesehen hatte. Die Bilder waren – zu meinem grenzenlosen Erstaunen – hell und klar, so als ob sich die Dinge nicht vor Jahren, sondern erst gestern ereignet hätten.

Die Armee stählte mich nicht. Im Gegenteil, dort verstärkte sich die alte Lust zu betrachten. Wenn man betrachtet, zieht man sich in sich selbst zurück, umgibt sich mit einer Melodie, die aus einem selbst emporsteigt. Man errichtet sich eine Zuflucht, oder man erhöht sich zuweilen selbst, um sich mit Abstand zu betrachten. Damals wußte ich noch nicht, daß die Betrachtung mich insgeheim auf die Aufgabe vorbereitete, die das Schicksal für mich bestimmen würde.

Wir wissen, dass die Migration Traumata und Probleme mit sich bringen kann, deren Qualität und Ausmaß jedoch das je indiviuduelle Ergebnis der frühen Entwicklung sind. Je normaler diese verlief, desto besser kann sich der Migrant neu organisieren, den inneren Zusammenhalt seines Selbst bewahren und sich den Anforderungen der neuen Realität anpassen. So wie der gesunde Säugling gleichzeitig die ihm vorgegebene Realität und ihre Erschaffung durch ihn selbst erlebt und gestaltet, so kann der seelisch gesunde Einwanderer sich der neuen Realität als einer ihm völlig fremden Gegebenheit anpassen und gleichzeitig die neue Wirklichkeit erschaffen, indem er sich ihr stellt und sie mithilfe seiner »Ausrüstung« und der neuen »Vermittler« annimmt und gestaltet.

Die Migration kann den Migranten aber auch auf frühere Entwicklungsstufen und die dazugehörigen Konflikte zurückwerfen. Eine Möglichkeit ist die Regression auf ödipale Konflikte, die hauptsächlich durch das Gefühl charakterisiert sind, ausgeschlossen zu werden, das heißt das im ödipalen Alter stärker werdende Gefühl, dass es Personen gibt – die Eltern –, zwischen denen eine Beziehung besteht, aus der das ödipale Kind ausgeschlossen ist. So kann sich der Einwanderer fühlen, der spürt, dass die Menschen in seinem Einwanderungsland Beziehungen unterhalten, an denen er keinen Anteil hat, die ihm fremd sind, und dieses Problem wird natürlich noch verstärkt, wenn mit der Einwanderung die Konfrontation mit einer neuen, unbekannten Sprache einhergeht. Dann verstärkt sich das Gefühl des Ausgeschlossenseins, und der Migrant fühlt erst recht seine Abhängigkeit von der Gemeinschaft und die Einschränkung seiner Autonomie.

Ein anderes als das eben beschriebene Problem und dennoch eng mit ihm verbunden ist das des Selbstwertgefühls. Je mehr es vor der Immigration durch von außen kommende Bestätigungen stabilisiert wurde, etwa durch die Anerkennung der Leistung im Beruf, desto eher kann die Migration den inneren Zusammenhalt des Selbst und sein Wertgefühl gefährden. Dieses Phänomen verstärkt sich noch, wenn der Einwanderer nicht in seinem Beruf arbeiten kann.

Der dritte Faktor, qualitativ nicht verschieden von den anderen beiden, ist die Frage der Zugehörigkeit. Das Zugehörigkeitsgefühl ist ein wesentlicher Bestandteil einer festgefügten Identität. Der Einzelne empfindet ein Gefühl der Sicherheit, das für die seelische Stabilität unerlässlich ist, auch durch eine eindeutige Zugehörigkeit, eine Erfahrung, die wir in der Alltagssprache mit »hier fühle ich mich zu Hause« umschreiben. Ein Mensch, der damit Probleme hat, wird es besonders schwer haben, in einer Einwanderungssituation ein Gefühl der Zugehörigkeit zu erlangen. Wir müssen daran denken, dass sein Fehlen oder ein konflikthaftes Zugehörigkeitsgefühl die Probleme in den beiden anderen Bereichen, die ich beschrieb, verstärken.

Um diesen Punkt zu unterstreichen, möchte ich an zwei Ereignisse in Europa in den letzten Jahren erinnern. Wir waren Zeugen zweier entgegengesetzter Phänomene: Zum einen der Aufhebung der Grenzen zwischen den verschiedenen Staaten und Nationen – man kann sich uneingeschränkt von Land zu Land bewegen, ohne eine Grenze zu spüren. Zum anderen ist in einigen Staaten Europas eine gemeinsame Währung eingeführt worden. Eigentlich müssten die Bürger Europas über diese Entwicklung hocherfreut sein. Aber dem wirkt auf nationaler Ebene eine Kraft entgegen, die – erlauben Sie mir die Analogie zu einem klinischen Phänomen – in der Bulimie am Werke ist: Der überfordernde Versuch, übermäßige Nahrungsaufnahme zu integrieren, führt zunächst zur Erweiterung der physischen Grenzen und dient dazu, den Körper in seiner ganzen Ausdehnung und Stärke in der Realität zu fühlen, wird dann aber zum Zwang, sich im Erbrechen wieder davon zu befreien. Vielleicht ist das immer stärker werdende Erwachen von Nationalgefühlen – die Basken in Spanien, die Flamen, die Tschechen und Slowaken, die Staaten der GUS, die Staaten des ehemaligen Jugoslawien – eine analoge Manifestation, sich gegen diese Grenzerweiterungen zu wehren. Der Migrant ringt mit der neuen Situation, in die er geraten ist, mit Mitteln der Verteidigung, die an ein kleines Kind erinnern. Ich will hier hauptsächlich zwei Mechanismen erwähnen: Sich-Verschließen und auf Distanz Gehen einerseits und aggressives Verhalten aus einem Gefühl der Benachteiligung, der Diskriminierung heraus andererseits. Natürlich könnte ich hier die Probleme beschreiben, die die verschiedenen Immigrantengruppen in Israel charakterisieren, das ja ein nur aus Einwanderern bestehender Staat ist, zum Beispiel die der Einwanderer aus Marokko zur Zeit der Staatsgründung und die Auswirkungen dieser Einwanderung bis heute; die der »Jecken«, der Äthiopier, der Amerikaner etc., möchte aber nur auf das im vorigen Kapitel geschilderte Schicksal von Anat verweisen und nun von Uriel berichten, dessen Eltern nach Israel eingewandert waren.

Uriel

Der achtjährige Uriel wurde von seinen Eltern wegen schwerer Verhaltensstörungen in unser Zentrum gebracht – er spuckt, schlägt andere Kinder, flucht, gehorcht nicht, hat Schlafprobleme, ist von seinen Freunden isoliert und lässt sich nur schwer beruhigen. Die Eltern sind ein junges, religiöses, angelsächsisches Paar, das ein Jahr nach seiner Hochzeit mit ihrem Baby – Uriels älterer Schwester – nach Israel einwanderte. Nach Uriel wurden in Israel noch zwei weitere Kinder geboren. Nach der Einwanderung und nach einigen Versuchen der Orientierung und Selbstfindung ließen sie sich in einer religiösen Siedlung in Judäa – jenseits der grünen Linie – nieder. In der Zeit, als sie wegen Uriel um Hilfe baten, war ihre Siedlung wegen der Demonstrationen der Siedler gegen die Siedlungspolitik der Regierung in die Schlagzeilen geraten – Demonstrationen, an denen viele Eltern und ihre Kinder teilnahmen. Die letzte Begebenheit, aufgrund derer Uriels Eltern sich an unser Zentrum wandten, hing damit zusammen, dass ihr Sohn ohne Erlaubnis das Haus verlassen und sich den demonstrierenden Familien auf den Hügeln angeschlossen hatte. Er beschwerte sich bei seinen Eltern, dass sie nicht an den Demonstrationen teilnähmen. Die Eltern bezogen ihre Kinder tatsächlich nicht in all ihre politischen Einstellungen ein und waren bereit, die Siedlung zu verlassen, hatten dieses Vorhaben jedoch aus finanziellen Gründen aufgegeben in der Hoffnung, dass sie, wenn die Siedlung geräumt wird, eine Entschädigung bekommen würden.

Bei einem der Gespräche mit den Eltern im Zentrum erzählt der Vater, es falle ihm schwer, mit seinen Kindern über ihre Situation zu sprechen. Er selbst fühlte sich als Kind seinem Vater, der immer mit seiner Arbeit beschäftigt war, auch nicht nahe.

Uriel berichtet von seinen Angstträumen, in denen er mit dem Autobus fährt, auf den Terroranschläge verübt werden, bei denen er verletzt wird. Es ist schwer für ihn, wenn die Eltern abends ausgehen. Als sie einmal nach Hause zurückkamen, fanden sie einen herumtobenden Uriel vor. Der Vater gab ihm eine Ohrfeige, woraufhin er still wurde und sich »beruhigte«.

Im ersten Gespräch klagt die Mutter darüber, dass es auch in der Vergangenheit schwierige Phasen mit Uriel gegeben habe. Alles fällt ihm schwer – das Tragen einer Brille (seit seinem fünften Lebensjahr) und einer Zahnspange. Sie er-

zählt auch, dass er von Geburt an bis ins Alter von fünf Monaten ständig geweint habe. Ihre eigenen Eltern seien zwei Jahre nach ihnen nach Israel eingewandert und wohnten in einer nahegelegenen Siedlung. Auch ihr Bruder sei nach Israel eingewandert, mit ihm habe es in ihrer Kindheit häufig schwere Streitigkeiten gegeben, bei denen ihre Eltern immer aufseiten ihres Bruders standen. Auch jetzt behaupteten sie noch, dass ihre Beschreibungen der Auseinandersetzungen zwischen ihr und ihrem Bruder, zu dem sie heute keinen Kontakt mehr habe, nicht zuträfen.

Auch der Vater hat keinen Kontakt mehr zu seiner Herkunftsfamilie. Sein Vater besitzt ein landwirtschaftliches Gut in Südafrika. Er wuchs mit seinen beiden Schwestern in einem großen Haus auf, umgeben von schwarzen Dienstboten, und sah seine Eltern fast überhaupt nicht. Aber er spricht nicht viel über seine Herkunftsfamilie und kehrt rasch zu den Ängsten zurück, unter denen Uriel leidet: die Angst zu sterben, die Angst vor Terroranschlägen, die Angst in der Nacht. Andererseits sei Uriel, so der Vater, oft aggressiv. Er möchte alle Araber töten, die Terroranschläge verüben, und wenn die Mutter ihm sage, dass es auch andere Araber gebe und sie auch Eltern von Kindern seien, antworte er, dass sie dann besser daran täte, einen Araber zu heiraten und arabische Kinder zu haben.

In den Gesprächen mit den Eltern entsteht der Eindruck, dass sie sich von ihren Eltern lösen wollten, aber es ist deutlich, dass sie ihre Konflikte mit ihnen mitgebracht haben, auch die Konflikte mit den Menschen, die sie anstelle der Eltern großzogen und das Gefühl der Einsamkeit und die Angst. Es scheint also, dass sie sich an einem Ort niedergelassen haben, der dazu beiträgt, diese Konflikte wachzuhalten, wenn auch ideologisch getarnt, und es wird deutlich, dass der kleine Junge die Aufgabe übernommen hat, diese Konflikte zu bewältigen, soll es ihm gelingen, gegen den »Feind« zu polemisieren, sodass die Eltern im Hintergrund bleiben können.

Dies ist ein Beispiel, in dem die Migration der Lösung persönlicher Probleme mit »künstlichen« Mitteln dient – der physischen Trennung und der ideologischen Bemäntelung –, die von allen Seiten akzeptiert wird. Bedauerlicherweise bezahlt der kleine Uriel den Preis dafür – im vorliegenden Fall nur für kurze Zeit, da die therapeutische Intervention zeitig und mit Erfolg stattfand. Nach einigen Sitzungen mit den Eltern und Uriel wurden auch die Eltern therapeutisch betreut, und es wurde versucht, das verworrene Knäuel zu lösen, in dem sie – und nicht das Kind – sich befanden.

Zusammenfassend möchte ich feststellen, dass man unterscheiden muss zwischen den Problemen, die bei erzwungenen und plötzlichen Migrationen zu erwarten sind – wie bei den Überlebenden der Shoah – und jenen der Einwanderer etwa aus Nordafrika nach Israel aufgrund von Wirtschaftskrisen etc., denen man allen mit entsprechenden Hilfestellungen begegnen muss, einerseits, und den mit der Migration einhergehenden ganz individuellen und psychischen Problemen andererseits. Das heißt, die Migration ist immer sowohl aus der Makrosicht als auch aus der Mikrosicht zu betrachten, denn oft gibt es ihre Auswirkungen betreffend einen Unterschied zwischen beiden. Da die Psychoanalyse sich eher auf den Einzelnen und die Bedeutung der individuellen Entwicklung konzentriert, gibt es eine Tendenz, diese Sicht zu vernachlässigen. Die Leistung der Psychoanalyse liegt jedoch darin, dass sie indiviuelle Probleme im Kontext von Gruppen- und gesellschaftlichen Prozessen sieht, das heißt, das eine das andere weder ausschließt noch ersetzt.

XIII. Überlegungen zum Konzept der Zugehörigkeit in Entwicklung und Therapie[1]

Wir leben in einer Zeit, in der wir Zeugen einer paradoxen Entwicklung sind: Einerseits können wir verhältnismäßig leicht an jeden Ort auf der Welt gelangen und so Beziehungen zu Menschen der verschiedensten Kulturen knüpfen, andererseits jedoch auch Kontakte zu Menschen am anderen Ende der Welt aufnehmen, ohne dorthin zu reisen, und dies mit größter Geschwindigkeit über das Internet. Der gängige Spruch »die Welt ist halt ein Dorf« verstärkt mitunter den Eindruck, dass wir alle in einem Dorf leben und einander kennen, wie dies in einem Dorf so üblich ist. Dennoch sind heute viele Menschen viel einsamer als in der Vergangenheit: Die Zukunft des Einzelnen orientiert sich nicht mehr an familiären Traditionen; er wächst auf, ohne zu wissen, was die Zukunft für ihn bereithält und wie er sich verwirklichen wird. Es ist daher nicht verwunderlich, dass die psychologischen Theorien sich auf die Entwicklung des Selbst konzentrieren. Das Individuum wächst in eine gewisse Desorientierung in Bezug auf die Selbstverwirklichung, seine Zukunft, seine Identität hinein, und je unsicherer er sich fühlt, desto heftiger sehnt er sich nach fester Zugehörigkeit, sucht nach den Armen seiner Mutter, die für ihn ausgebreitet sein sollen, als würden sie sagen: »Komme was wolle, dein Platz ist hier für immer!«

Ein Kind, das sich ohne die Sicherheit entwickelt, zu jemandem zu gehören, zweifelt später daran, dass es überhaupt jemand haben will. Die Frage nach der Zugehörigkeit wird somit zu der Frage: »Wollt ihr mich überhaupt?«, und ich glaube, dass sie das Kind und den Erwachsenen, der kein Zugehörigkeitsgefühl erlebt hat, zeitlebens begleitet. Wenn ein Kind (oder ein Erwachsener) eine Psychotherapie machen möchte, fragt es nicht danach, ob der Therapeut es aus der einen oder anderen seelischen Not befreien kann, vielmehr lautet die zentrale Frage einfach: »Willst du mich?«

Es sieht so aus, als unterschieden sich die Menschen, die heute einen Psychotherapeuten aufsuchen, von denen in der Vergangenheit. Früher bat der Patient seinen Therapeuten um Hilfe bei der Lösung von Problemen, die ihn daran hinderten, »normal zu funktionieren«, seien dies nun Ängste, Konflikte zwischen verschiedenen inneren Kräften, Probleme wie Schlaf- oder Funktionsstörungen aufgrund

---

[1] Anmerkung des Autors: Vor genau einhundert Jahren wurde mein geliebter Vater geboren. Daher möchte ich dieses Kapitel, dessen Vortragsfassung ich genau an jenem Tag hielt, seinem Andenken widmen.

depressiver Zustände oder Probleme im Sexualleben. Tatsächlich fragten wir in der Vergangenheit, welche Beschwerden die Patienten haben, die sie veranlassten, sich in Behandlung zu begeben, Beschwerden, die deutlich machten, dass es spezifische Probleme waren, unter denen sie litten. Heute, so scheint mir, spüren wir, dass es eine eher allgemeine seelische Notlage ist, in deren Zentrum das Selbst und seine Beziehungen zur Außenwelt stehen, dass das Individuum, das sich in Therapie begibt, nach etwas ganz Zentralem im »Raum« Therapie sucht, das ihm aus seiner Not heraushelfen soll.

Winnicott beschäftigte sich intensiv mit diesem Raum, den er mit der frühen Entwicklung und dem Beziehungsgewebe zwischen der Mutter und ihrem Säugling gleichsetzte. Deshalb vertrat er die These, dass der Therapeut für den Patienten verfügbar sein müsse wie die hinreichend gute Mutter für ihren Säugling. In seinem Buch *Säuglinge und ihre Mütter* schreibt er:

> [... das], was das Baby erschafft, war schon da [...] und ist ein Teil der Mutter, der nun gefunden wurde. [...] Das Entscheidende ist, daß es nicht gefunden worden wäre, hätte die Mutter nicht im mehr oder weniger richtigen Augenblick und am richtigen Ort gefunden [werden können]. (1987, S. 75)

Mit anderen Worten, die normale Entwicklung erfordert die ständige Bereitschaft der primären Pflegepersonen – im Allgemeinen die der Mutter –, für den Säugling da zu sein, wann immer er Zuwendung braucht. Sie sollten von selbst spüren, wann und wie sie sich um ihn kümmern müssen, da er es selbst nicht wissen und die Personen nicht zur gegebenen Zeit mobilisieren kann.

Emde (1990) stellt aufgrund seiner Forschungen die These auf, dass die Verfügbarkeit der Pflegeperson der zentrale Faktor sei, der Entwicklung ermöglicht. Sie bedeute nicht nur Zuwendung, sondern repräsentiere auch Sicherheit in Momenten der Ungewissheit und Unsicherheit. Er erinnert an den Versuch mit Säuglingen und ihren Müttern, bei dem ersteren ein seltsames Spielzeug angeboten wird. Sie wenden sich spontan der Mutter zu, um sich an ihrem Gesichtsausdruck zu orientieren. Analog spürt der Patient das Bedürfnis, eine gemeinsame Erfahrung mit dem Therapeuten zu machen, die eine Prüfung der Situation und das Finden neuer Wege ermöglicht.

Ich habe keinen Zweifel an der Notwendigkeit der zuverlässigen Verfügbarkeit des Therapeuten, aber meiner Erfahrung nach reicht sie nicht aus, um psychische Veränderungen im Patienten zu bewirken. Ein kleines Beispiel mag dies verdeutlichen:

Sherry wird von ihrer Therapeutin als eine Frau beschrieben, die sich ständig um die Bedürfnisse anderer sorgt. Die Therapeutin berichtet, dass Sherrys Abschied am Ende der Sitzungen immer das gleiche Muster aufweist: Sie wartet, bis die Therapeutin ihr die Tür öffnet. Die Diskussion dieses Verhaltensmusters ergab eine doppelte Bedeutung: Einerseits drückt Sherry damit den Wunsch aus, man solle sich um sie kümmern, etwas für sie tun, auf sie aufmerksam werden, etwas, das ihre Mutter nie tat, denn sie sorgte zwar stets für die materiellen Dinge, aber sobald es sich um Gefühle handelte, insbesondere solche wie Traurigkeit oder Angst, verschwand sie. Das heißt, diese Mutter war nicht verfügbar. Aber Sherrys Verhaltensmuster hat noch eine andere Bedeutung: Auf diese Weise gibt sie der Therapeutin zu verstehen, dass diese sie sozusagen aus dem Zimmer »hinauswirft«: Sherry geht nicht, sondern die Therapeutin schickt sie weg. Dies ist ihre gut verdeckte aggressive Seite, denn sie äußert der Therapeutin gegenüber niemals Kritik, Ärger, Unzufriedenheit oder Ähnliches. Dass die Therapeutin die Böse ist, die sie wegschickt, muss sie auf diese Weise zum Ausdruck bringen.

Was ist jedoch die eigentliche Bedeutung des Gefühls, weggeschickt worden zu sein? Ich werde die Antwort darauf später zu finden versuchen und zunächst weitere Begriffe untersuchen, die im Zusammenhang mit dem therapeutischen Raum genannt werden. In der bereits erwähnten Arbeit behauptet Winnicott, dass man glaubwürdig und zuverlässig wie die hinreichend gute Mutter sein muss, die zu ihrem Säugling sagt:

> Ich bin verläßlich – nicht weil ich eine Maschine bin, sondern weil ich weiß, was du jeweils brauchst; ich sorge für dich, und ich möchte geben, was du brauchst. Das ist es, was ich auf dieser Stufe deiner Entwicklung als Liebe bezeichne. (a. a. O., S. 106)

In einer früheren Arbeit sagt er zum therapeutischen Prozess:

> [...] in einem Fall, der für die klassische Psychoanalyse schlecht geeignet ist [wie meist im Falle der in diesem Buch geschilderten Kinder und Jugendlichen, Anm. v. Y. C.], wird wahrscheinlich die Zuverlässigkeit des Analytikers der wichtigste Faktor sein (oder wichtiger als die Deutungen), weil der Patient eine derartige Zuverlässigkeit in der Versorgung durch die Mutter im Säuglingsalter nicht erlebt hat, und wenn der Patient sich solche Zuverlässigkeit zunutze machen soll, muß er sie zum ersten Mal im Verhalten des Analytikers finden. (1965, S. 48)

Ich möchte nun einen dritten Parameter erwähnen, der für den therapeutischen Raum genannt wird. Fonagy und Target (1995) sagen, dass die zentralen Probleme bei schweren Störungen die Folge fehlender Anerkennung der Individualität des Säuglings und Kindes seien:

> Wir meinen, daß die fehlende Erfahrung, in seiner Eigenständigkeit anerkannt worden zu sein, eine tiefe Sehnsucht [...] nach einer Mutter hinterläßt, die dem Kind das Gefühl vermittelt, als eine getrennte Person mit eigenem Erleben geliebt zu werden, eine Person, die die Mutter in ihrem Innern tolerieren kann. (S. 495)

Ohne Zweifel sind diese drei Merkmale, *Verfügbarkeit, Zuverlässigkeit* und *Anerkennung*, lebenswichtig und notwendig für die frühe Entwicklung, für die

Beziehung zwischen dem Säugling und seiner Mutter, aber auch von zentraler Bedeutung im therapeutischen Raum in der Beziehung zwischen Therapeut und Patient. Wie ich jedoch noch zeigen werde, gibt es noch ein weiteres, wichtiges Merkmal, das der Säugling oder das Kind wie auch der Patient suchen und nach dem sie sich sehnen.

Ich glaube, dass weder die Fähigkeit des Therapeuten, zwischen den Wünschen und Reaktionen des Patienten – analog den Reaktionen von Müttern auf die von ihrem Säugling ausgesandten Reize – noch die Fähigkeit, ohne Anerkennung zurechtzukommen, die Effizienz der Therapie bestimmen. Die Suche gilt vielmehr etwas ganz Primärem, das der Patient auch auf der Couch finden kann, oder gerade auf der Couch, wenn alle übrigen, das Therapiezimmer ausmachenden Faktoren einschließlich des Therapeuten, selbst etwas Undefiniertes, dem Mutterleib Ähnliches repräsentieren und eben gerade nicht auf etwas Bestimmtes, vom Therapeuten Ausgehendes gerichtet sind. Tatsächlich ähnelt diese Situation der des Säuglings, in der das Bett, die Farbe der Wand, das Sprachtempo der Mutter oder ihr Ton, all dies zusammen die mütterliche Präsenz und Fürsorge ausmachen.

Ich behaupte, dass das primäre und in gewissem Maße auch existenzielle Bedürfnis des Säuglings und Kindes ein Gefühl der Zugehörigkeit ist. Sherry empfand es so, als hätte sie keinen Platz bei ihrer Therapeutin, an dem sie bedingungslose Zugehörigkeit erleben könne. Ich bin überzeugt, dass der eigentliche Beweggrund vieler Patienten, sich in Behandlung zu begeben, heute die Suche nach einem Ort, nach Menschen ist, in deren Nähe sie sich als zugehörig erleben können und dies an keinerlei Bedingung geknüpft ist: nach einer »Staatsangehörigkeit«, die man nicht erhält, nur weil man mit den örtlichen Gesetzen vertraut ist oder weil man sich entsprechend den jeweils geltenden Gesetzen und Normen verhält, sondern eine Staatsangehörigkeit, die dem Menschen gilt, der man ist. Sherry machte am Ende jeder Sitzung die schmerzliche Erfahrung, dass sie nicht zur Therapeutin gehört, eine Erfahrung, die sie seit ihrer Geburt immer wieder aufs Neue erlebt bzw. unbewusst herbeiführt. Ich möchte nun einen Ausschnitt aus einem anderen Fall anführen:

Ein junger Mann, Arieh, sagt bei seinem Eintritt ins Zimmer, er habe zwei Mal angeklopft, da ich ihn wohl beim ersten Mal nicht gehört hätte. Er habe schon befürchtet, dass er sich im Termin geirrt habe, dass ich nicht da sei etc. Ich muss dazu sagen, dass sein Klopfen immer sehr leise ist, sodass man sich anstrengen muss, es überhaupt zu hören. Später sagt er, er habe sich auch darüber geärgert, dass der Ventilator eingeschaltet sei, obgleich er das heute gar nicht wolle und daher das Gefühl habe, dass ich mich ihm nicht angepasst habe, nicht auf seine Temperatur abgestimmt sei (dazu sei angemerkt, dass ich den Ventilator selten einschalte, er ihn dann in der Regel aber einschaltet und es dieses Mal genau umgekehrt war). Im Lauf der Stunde fügt er hinzu, dass ihn noch etwas anderes geärgert habe, nämlich dass er am Ende der Couch die Spuren der Schuhe eines anderen Patienten bemerkt habe.

Ich griff sein leises Klopfen auf – dies war die erste Gelegenheit, mich dazu zu äußern – und sagte, dass ich nicht das Gefühl hätte, dass er so leise anklopfe, um zu prüfen, ob ich für ihn bereit bin und ihn höre, sondern dass ich etwas Anderes, beinahe Gegensätzliches empfände, dass er nämlich überhaupt nicht anklopfen möchte, als wolle er mir sagen, dass er nicht wünsche, dass die Welt ihn nur deshalb annehme, weil er mit seinem Klopfen dafür gesorgt habe, und dass ich das Gefühl hätte, er wolle von der Welt angenommen werden, ohne etwas dafür zu tun, dass er selbstverständlich willkommen sein möchte – mit anderen Worten, dass die Welt da sein soll, damit er sie erschaffen kann, wie Winnicott sagt. Später spricht Arieh von den Eltern und ihrem Kind, die zu ihm in die Therapie kommen (er arbeitet in einem therapeutischen Beruf), und dass er den Eindruck habe, dass diese Eltern sich eigentlich einen anderen Therapeuten für ihr Kind wünschen. Entsprechend hält er es für möglich, dass ich jemand anderen erwarte und nicht ihn.

Dieser Patient wünscht sich also sehnlichst, die illusionäre Erfahrung zu machen, zu mir zu gehören, der Einzige zu sein und niemand anderen zu wollen als ihn. Natürlich weiß er, dass es vor und nach ihm andere Patienten gibt, die auf die eine oder andere Weise Spuren im Zimmer hinterlassen, aber emotional sucht er die Erfahrung, die ihm nicht zuteil wurde: dass man ihn will und nur ihn. Man kann dieses Phänomen nicht nur mit Begriffen von Neid und Eifersucht definieren wie Melanie Klein (1937), mir scheint vielmehr, dass der Begriff der Zugehörigkeit ganz wesentlich für die Entwicklung ist. Um die Bedeutung des Wunsches, dazuzugehören, zu erfassen, müssen wir verstehen, was im Zentrum dieses Verlangens steht und warum es so entscheidend für die Entwicklung des Menschen ist. Bevor ich dies erörtere, möchte ich ein drittes Beispiel schildern:

Eliezer ist mit den Spannungen zwischen ihm und seiner Frau, mit den Superlativen, die seine Beziehung zu mir beschreiben, und mit der Persönlichkeit seiner Mutter beschäftigt. Seine Mutter sei weich wie »Margarine« (diesen Ausdruck benutzte er auch in einer früheren Sitzung für sich), wenn sie ihn umarme, habe das etwas »Öliges«, wohingegen der verstorbene Vater ein ordentlicher und kühler Mensch gewesen sei. Seine Assoziation zum Vater ist ein Bild, das ihm nicht aus dem Kopf geht: Es ist Shabbat, sein Vater ist in die Synagoge gegangen und Eliezer kommt später dorthin. Das Erste, was sein Vater tut, als er ihn sieht, ist – und das vor allen Betenden – auf seine Armbanduhr zu zeigen, wie um ihn zu fragen, wie er es wagen könne, so spät in die Synagoge zu kommen.

Zu seiner Beziehung zu mir sagt er, es käme ihm so vor, als würde ich ihn umarmen, aber nur von der Seite, wenn er den Blick woanders hinwende, und dass er sich im Zimmer wie in einem runden, von allen Seiten geschützten Raum fühle.

Ich frage, ob er etwas dem Mutterleib Ähnliches meine, was er bestätigt, jedoch sofort hinzufügt, dass er sich, wenn er mich als Mann sieht, sehr ordentlich und sich einer geschliffenen Sprache bedienend, gleich an seinen Vater erinnere und dann etwas Kühles fühle. Im Grunde wisse er nicht, ob das echt und realistisch sei. Ich sage, sein Empfinden sei echt, er fürchte jedoch, dass ich ihn zurückweisen, ihn fortschicken könnte, wenn er mir so etwas sagt, und daher fühle er sich hier nicht völlig und bedingungslos geborgen. Daraufhin sagt er, dass es in Wirklichkeit doch eine klare Abmachung gebe – ich würde ihn schließlich nicht behalten, wenn er nicht zahle. Er beklagt sich dann, dass er alles Mögliche leisten müsse und diese schweren Verantwortungen nicht tragen könne, etwa Entscheidungen über seine berufliche Zukunft treffen, verschiedene, mit seiner Arbeit verbundene Aufgaben erledigen, für den Unterhalt seiner Familie und für seine Kinder sorgen etc., was er mir eindringlich aufzählt.

Plötzlich stellt er sich vor, dass er zusammengerollt unter meiner Couch liegt, auf die ich an der Stelle über seinem Kopf draufschlage, bis sie nahezu zerbricht und er verletzt wird. Ich sage, er könne sich nicht vorstellen, dass ich, während er zusammengerollt unter der Couch liegt, ihn vielleicht dort herausziehen, ihn umarmen und schützen würde, dass er fürchte, er könnte mich nerven, wenn er am Vorabend einer Sitzung anruft, um den Termin zu verlegen, weil er plötzlich Dienst hat oder unerwartet zum Reservedienst einberufen wird, und dass er wohl die ganze Zeit das Gefühl habe, er sei auf Bewährung hier und müsse sich so verhalten, wie es sich gehört, und dass er sich sehr unsicher bei mir fühle.

Meinem Verständnis nach sucht Eliezer im Moment zweierlei: einerseits nach einem Zufluchtsort vor dem Druck, der auf ihn ausgeübt wird, vor den Forderungen, die seinem Empfinden nach von allen Seiten auf ihn eindringen; andererseits möchte er gehalten werden, zusammengerollt in einer Blase, die ihm zu verstehen gibt: »Du gehörst hierher, hier brauchst du einfach nur sein, du musst nicht aktiv werden, es wird nichts von dir erwartet, hier freut man sich einfach darüber, dass du da bist, und du kannst darauf vertrauen und sicher sein, dass du geschützt bist, du musst dir keine Sorgen machen.« Mit anderen Worten und in der Sprache Winnicotts: Eliezer sehnt sich nach einem *Holding*, einem Gehaltenwerden in der vollen Bedeutung dieses Wortes.

Hier wird das Bedürfnis nach totalem Behütetsein deutlich, wie es ursprünglich der neugeborene Säugling spürt und das durch das *Holding* der Mutter befriedigt wird. Winnicott sagt jedoch auch, dass das Kind überhaupt nur durch die Fürsorge der Mutter existiert, mit der es zusammen eine Einheit bildet. Damit meint er die einzigartige Verbindung des Säuglings mit der Mutter zu einer Einheit, die eine Art Blase darstellt, die beide umschließt. Sie ermöglicht es dem Säugling in einem normalen Prozess, stufenweise zwischen *Ich* und *Nicht-Ich* zu unterscheiden. Darüber hinaus entdeckt er allmählich die Existenz einer dritten

Person, des Vaters, die nicht zu der Blase gehört: Noch vor der ödipalen Phase erfährt das Kind eine frühe Triangulierung, die entscheidend für die Zugehörigkeit ist, denn über die Differenzierung zwischen Ich und Nicht-Ich hinaus findet auch die Unterscheidung zwischen Zugehörigkeit und Nichtzugehörigkeit statt. Das Kind empfindet sich zuerst der Dyade Mutter-Kind in dieser Blase zugehörig, eine Zweierbeziehung, aus der der Vater zunächst weitgehend ausgeschlossen ist. Mit der Zeit jedoch entdeckt es, dass es auch eine Zweierbeziehung zwischen Mutter und Vater gibt, aus der es nun seinerseits ausgeschlossen ist. Diese Erfahrung wird aber nur dann akzeptiert, wenn sie in das Erleben anderer Zugehörigkeiten – wie Mutter-Kind, Vater-Kind – eingebettet ist. Das Gefühl der Zugehörigkeit ist somit integraler Bestandteil des *Holding* und ermöglicht die beiden für die normale Entwicklung entscheidenden Erfahrungen. Es bedarf nicht nur des Behütetseins, der Regelmäßigkeit und Zuverlässigkeit, sondern auch eines Gefühls für die eigene Identität, und das heißt, definieren zu können, wer bin ich und was bin ich, was bin ich wert, was kann ich und was kann ich erschaffen. S. Cohen formuliert das so:

> Das Zugehörigkeitsgefühl ist demnach ein Kriterium, mit dessen Hilfe in der Welt der Objekte zwischen vertrauten und zugänglichen und fremden Objekten unterscheiden und differenzieren. (2001, o. S., Übers. Y. C.)

Das Kind begreift allmählich den Unterschied zwischen sich und den Erwachsenen und entwickelt so die Einsicht, dass es mit dem Potenzial zum Erwachsenwerden ausgestattet ist, dass es aber Dinge gibt, die es heute noch nicht kann, in Zukunft aber können wird. Ich meine hiermit auch die sexuelle Identität als integralen Bestandteil der Entwicklung der eigenen Identität.

In der Psychopathologie findet man verschiedene Bilder, die mit einer gestörten Entwicklung des Gefühls der Zugehörigkeit zu tun haben. Das trifft etwa für Mütter zu, die von ihren Kindern erwarten, Rollen auszufüllen, mit denen sie selbst Probleme haben: eine Mutter zum Beispiel, die in ihrem Sohn einen Partner sieht, womit sie ein illusionäres Gefühl der Zugehörigkeit stimuliert, das zur Entwicklung verschiedener pathologischer Zustände führen kann.

Was Eliezer betraf, so spürte ich, dass das, was er ersehnte, nichts anderes war als der Wunsch nach Zugehörigkeit, der Wunsch, von mir umfangen zu werden und dass ich ihm sage, er gehöre zu mir, ganz gleich, ob er nun diese oder jene Stellung bekommt, ob er seine Familie ernähren kann oder nicht. Der Vater nahm ihn nur bedingt an, also nur dann, wenn er dies oder jenes tat. Er hatte keinen sicheren Platz, so als gehöre er nicht zu seinem Vater, wenn er nicht bestimmte Dinge tat, sich anstrengte, etwas erreichte etc. Nun wünschte er sich so sehr, dass ich ihn bedingungslos als zu mir gehörig sehe.

Sich zugehörig zu fühlen, schließt also zwei Gruppen von Empfindungen ein: das Gefühl des bedingungslosen Angenommenwerdens, der Sicherheit und des

Schutzes einerseits, und das Gefühl für die eigene Identität, eines festgefügten Selbst, kohäsiv und definiert, andererseits. Seelische Störungen können aus einer Unsicherheit in dem einen oder anderen oder beiden Gefühlsbereichen stammen – in jedem Fall jedoch sucht der Mensch ein Gefühl der Zugehörigkeit, notfalls auch auf Abwegen, etwa Drogenabhängigkeit, Alkoholismus, sporadischen und unkritischen Zugehörigkeiten zu verschiedenen Gruppen; oder er betont umgekehrt, niemanden zu brauchen; oder er sucht nach einer scheinbaren Identität durch die Zugehörigkeit zu klar definierten und abgegrenzten Gruppen, Gruppen etwa, die weit entfernt sind, zum Beispiel wenn ein Israeli einem Buddhisten-Kloster oder extremistischen politischen Gruppen beitritt und es sich auf diesem Wege scheinbar ermöglicht, für sich zu definieren, wer und was er ist.

Ich bin mir bewusst, dass jeder Patient eine Welt für sich darstellt mit persönlichen Bedürfnissen, Wünschen und Fantasien, aber wir müssen bedenken, dass er, indem er zu uns kommt, parziell in die Erlebenswelt des Säuglingsalters zurückkehrt und eine glaubwürdige Antwort auf die Frage sucht: »Wollt ihr mich wirklich haben?«

XIV. Wie sieht der Jugendliche die Welt?

Ich hab ein glühend Messer, ein Messer in meiner Brust.
O weh! O weh!
Das schneidt so tief in jede Freud und jede Lust, so tief!
Ach, was ist das für ein böser Gast!
Nimmer hält er Ruh, nimmer hält er Rast,
Nicht bei Tag, noch bei Nacht, wenn ich schlief!
O weh! O weh!

Wenn ich in den Himmel seh,
Seh ich zwei blaue Augen stehn!
O weh! O weh!
Wenn ich im gelben Felde geh,
Seh ich von fern das blonde Haar im Winde wehn!
O weh! O weh!

Wenn ich aus dem Traum auffahr'
Und höre klingen ihr silbern Lachen,
O weh! O weh!
Ich wollt, ich läg auf der schwarzen Bahr, könnt nimmer
die Augen aufmachen!

Dies ist das dritte Lied aus *Lieder eines fahrenden Gesellen*, die Gustav Mahler in den Jahren 1883-1884 geschrieben hat. Es bringt die schwierige Situation zum Ausdruck, die zahlreiche Jugendliche durchlaufen: Alles wird in Extremen erlebt. Ein Stich der Liebe im Herzen wird als Messerstich erfahren – ein Stich, der als von außen kommend verstanden wird, als ein »Gast« im Körper des Jugendlichen. Er findet keine Ruhe und keine Gelassenheit, weder bei Tag noch bei Nacht. Überall, wohin er seinen Blick wendet, sieht er eine Gestalt, nach der er sich sehnt. Der Himmel ist nicht mehr der Himmel, sondern zwei blaue Augen. Ein Weizenfeld ist kein Weizenfeld mehr, sondern das goldene Haar der Geliebten. Es gibt keine Wahrnehmung der Realität, denn Traum und Wirklichkeit vermischen sich. Und was einem solchen Heranwachsenden zu tun bzw. wonach ihm zu streben bleibt, ist im Grunde das Ende, in einem Sarg zu liegen und all die – auch schrecklichen – Anblicke nicht mehr ertragen zu müssen.

Aber in diesem Lied kann man noch ein anderes interessantes Thema finden. Der Jugendliche, der die Welt betrachtet, sieht im Grunde nicht die objektive, sondern die innere Welt – und in diesem Fall die Gestalt seiner Geliebten, wie er sie *in sich* trägt. Dies erinnert an das Säuglingsalter, eine Zeit, in der der Säugling, so Winnicott, sich selbst sieht, wenn er in die Augen seiner Mutter blickt. Das heißt, in beiden Fällen besteht eine irreale, nicht objektive Wahrnehmung. Die Realität wird gänzlich aus den Bedürfnissen des die Realität betrachtenden Subjekts heraus begriffen. Der Säugling sieht sich selbst, während der Heranwachsende das Objekt seiner Liebe sieht.

Diese quälenden Empfindungen des Jugendlichen in Verbindung mit den Todessehnsüchten gehen auch in eindrucksvoller und eindringlicher Weise in die Prosa ein, und ich möchte aus der Autobiografie des israelischen Schriftstellers zitieren, der, so glaube ich, vielen bekannt sein dürfte. Ich meine Amos Oz.

Amos Oz (2002) erzählt, er sei in eine Schule nur für Knaben gegangen. Die anderen Jungen hatten Schwestern, Schwägerinnen und Kusinen, ihm aber kam es so vor, als erfahre er als letzter, worin sich Mädchen denn von Jungen unterscheiden und was die großen Brüder mit den jungen Mädchen im Dunkeln treiben. Später beschreibt er, wie die Jungen über die Mädchen sprachen oder eine Fotografie einer halbnackten Frau reihum gehen ließen, wobei alle grölten und sich Mühe gaben, so zu klingen wie ihre großen Brüder.

> Und nur ich wurde plötzlich von großem Entsetzen gepackt: Als wenn von fern, am Horizont, sich ein dumpfes Unglück zusammenbraut. Es ist noch nicht hier, berührt mich noch nicht, ist aber bereits erschreckend und läßt das Blut in den Adern gefrieren, wie ein großes Feuer auf den fernen Hügeln ringsum in allen Richtungen, aus dem es kein Entrinnen mehr gibt. (S. 238)

An anderer Stelle beschreibt er, wie er nach allem, was mit seinem Körper geschah, sterben wollte, und beschreibt das so, als seien Hexen in seinen Körper gefahren.

> Und jede Nacht enthüllten diese Sheherezaden vor meinen Augen solch wilde Szenen, daß ich während der Stunden des Tages bereits ungeduldig die Nacht erwartete. Und manchmal konnte ich nicht warten und schloß mich in der stinkenden Toilette im Hof der Tachkemoni-Schule oder in unserem Badezimmer ein, von wo ich nach zwei, drei Minuten mit hängendem Kopf, beschimpft, verachtet und jämmerlich wie ein Lappen herauskam. (S. 508)

In den Worten von Amos Oz drückt sich ein heftiges Gefühl der Einsamkeit, der Schwäche gegenüber der bedrohlichen Welt aus, in der Schein und Wirklichkeit sich vermischen. Die Welt wird ihm fremd und unbekannt, und er fühlt sich ihr gegenüber hilflos, denn er weiß nicht, wie er das, was mit ihm geschieht, bewältigen soll, und all dies in einer Einsamkeit, die nur schwer zu ertragen ist. Auf das Thema der Einsamkeit und des Sich-in-der-Welt-fremd-Fühlens werde ich noch zurückkommen, möchte aber zunächst eine kurze Episode schildern:

In meine Praxis kommen ein Mann und sein Sohn. Der Sohn äußert schwere Anschuldigungen seinem Vater gegenüber und behauptet, dass dieser ihn zwar liebe, er sich jedoch gegenüber seiner Schwester benachteiligt fühle und dass der Vater ihm keine wirkliche Stütze sei, obwohl er alles von ihm bekomme, einschließlich des Autos. Der Vater wiederum beklagt sich, dass sein Sohn das Auto mit leerem Tank zurückgebe und ihm niemals einfalle, auf seine eigenen Kosten zu tanken, obgleich er jetzt schon gut verdiene, dass er keine Vorstellung habe, was ein Haushalt koste, nie überflüssige Lampen ausschalte und das Gefühl vermittele, ihm stehe alles zu und er zeige keinerlei Dankbarkeit. Der Sohn wiederholt seine Anschuldigung gegenüber dem Vater, so habe er ihn zum Beispiel gebeten, für ihn mit jemandem zu sprechen, der Vater habe dies jedoch abgelehnt und gesagt, er solle selbst mit dieser Person sprechen.

Es ist während des gesamten Gesprächs offensichtlich, dass die Argumente des Vaters gerechtfertigt sind, dass sein Wunsch nach mehr Unabhängigkeit des Sohnes völlig angemessen ist; der Sohn jedoch fühlt sich verlassen und isoliert.

Wir sind heute Zeugen einer paradoxen Entwicklung in Bezug auf die Pubertät. Wenn wir in Mahlers Lied etwas Romantisches heraushören, so lesen wir bei Oz über Ängste vor dem Unbekannten, dem Fremden und Mysteriösen. Der Jugendliche, der mit seinem Vater in die Praxis kam, hat alles und braucht nichts tun, um seine Ziele zu erreichen, und dennoch fühlt er sich allein gelassen. Mir scheint, dass wir in den Fällen, die ich angeführt habe, trotz des zeitlichen Abstands, der sie voneinander trennt, Zeugen eines bedrohlichen Gefühls der Einsamkeit und des Verlassenseins werden – eines Gefühls des Jugendlichen, dass er sich selbst überlassen ist.

Ich muss gestehen, dass ich mit der Formulierung des Titels dieses Kapitels – »Wie sieht der Jugendliche die Welt?« – nicht ganz einverstanden bin, denn sie impliziert, dass es zwei verschiedene Faktoren gibt, zwei unterschiedliche Einheiten: den Jugendlichen und die Welt. Tatsächlich sehe ich die beiden jedoch als sich gegenseitig formend. Mit Winnicott, der behauptet, dass es keine Einheit »Säugling« gebe, sondern immer Säugling *und* Mutter, behaupte ich, dass es keine Einheit »Jugendlicher« gibt, sondern den Jugendlichen *und* seine Welt. Die Art und Weise, in der er die Welt sieht, ist zweifellos eine Konsequenz davon, wie die Welt den Heranwachsenden sieht. In der westlichen Gesellschaft sieht er die Welt anders, als es ein Jugendlicher in einer anderen Gesellschaft tut, da diese ihn auch anders sieht. So verhält es sich auch mit verschiedenen historischen Epochen. Wenn ich bereits zu Beginn erwähnte, dass der Jugendliche sowohl Fremdheit als auch Einsamkeit empfindet, so heißt das nicht, dass das von alleine kommt, sondern eine eindeutige Folge der wechselseitigen Entwicklung des Heranwachsenden mit der Umwelt ist, in der er lebt. Nicht umsonst hat Winnicott die Mutter auch als Umwelt bezeichnet, denn sie repräsentiert die gesamte Umwelt, in die der Säugling hineinwächst, und man darf die beiden nicht getrennt sehen. So verhält es sich auch mit dem Heranwachsenden: Er entwickelt sich in einem bestimmten sozialen Kontext. Was das allgemeine Empfinden des Heranwachsenden gegenüber der Welt charakterisiert, ist, wie gesagt, eine Mischung aus Fremdheit einerseits und einem Gefühl des Verlassenseins andererseits. Er kennt die Welt scheinbar nicht, die Welt erscheint in seinen Augen fragmentiert und daher unbekannt, und andererseits fühlt er, dass die Welt, die er vorher kannte, ihn sich selbst überlassen hat, als wäre er zur Beute irgendwelcher dunklen und gefährlichen Kräfte geworden, ähnlich den Hexen, die Oz in seinem Buch beschreibt. Ich nehme an, dass die Ursprünge dieser Empfindungen aus dem Zusammenspiel innerer physischer Prozesse mit äußeren Prozessen herrühren, die mit der Art und Weise zusammenhängen, wie der Jugendliche die Welt erlebt. Er erlebt die raschen Veränderungen, die sich in seinem Körper abspielen, als Vorgänge, über die er keinerlei Kontrolle hat, und als Erscheinungen, die ihn wegen ihrer Schnelligkeit dazu führen, Teile seines Körpers als Fremdkörper zu betrachten, die in ihn eingedrungen sind, ohne dass er weiß, wie er damit umgehen soll. Diese Veränderungen beeinflussen nicht nur seine physische Selbstauffassung, sondern auch seine Persönlichkeit, denn er fühlt sich einerseits so, als löse er sich auf und verliere die Kontrolle, andererseits empfindet er wie jemand, der ein ersehntes Ziel erreicht, der sich in einem fremden Land befindet, das er »erobern« möchte, ähnlich der Bezwingung des Mount Everest. Er verliert seine selbstverständliche Zugehörigkeit, er weiß nicht mehr, was zu ihm gehört und was nicht. Es ist so wie in Mahlers Lied, als würde ein Messer in seinen Körper gestoßen, das er als erwünschten, aber auch als schmerzenden und unerwünschten Gast betrachtet.

Diese Empfindung der Fragmentierung wird zusammen mit einem Gefühl des Alleingelassen-, des von der Welt sich selbst Überlassen-Werdens erlebt. Wir müssen uns jedoch fragen, was der Ursprung dieses inneren Gefühls des Verlassenseins, des Ausgeliefertseins ist. Verhielt es sich so während der gesamten Menschheitsgeschichte?

Während wir in der ferneren Vergangenheit die Adoleszenz nicht anerkannten, sondern nur die Pubertät, so ist die Adoleszenz ein Produkt des 19. und hauptsächlich des 20. Jahrhunderts. In der Vergangenheit wurde nicht zwischen Pubertät und Adoleszenz unterschieden, weil beide Zeitabschnitte eins waren – war ein Mensch doch bereits erwachsen, wenn er in die Pubertät kam. Je mehr wir uns dem modernen Zeitalter nähern, desto mehr verändert sich die Haltung gegenüber den Heranwachsenden. In den letzten hundert Jahren ist die Haltung der Welt gegenüber den Heranwachsenden durch das charakterisiert, was Frankenstein (1966) »die doppelte Verneinung« nannte. Sie besagt, dass die Welt den Jugendlichen nicht mehr als Kind auffasst, dieser aber auch noch nicht reif genug ist, um als Erwachsener zu gelten. Er kann noch nicht die Aufgaben des Erwachsenen – für den Lebensunterhalt sorgen, eine Familie gründen etc. – übernehmen, ist jedoch auch kein Kind mehr, für das alles gemacht wird, denn es gibt ausdrückliche Erwartungen an den Jugendlichen, der »schon vieles selbst kann«. Erikson (1950) sprach nicht über die Heranwachsenden in der »doppelten Verneinung«, sondern nannte diese Zeit »Moratorium«, das heißt, Aufschieben der Pflichten und der Verantwortlichkeiten, die der Heranwachsende in einem gewissen Sinne bereits auf sich nehmen kann – wie erwachsene sexuelle Aktivität –, die jedoch von der Gesellschaft und der Kultur, hauptsächlich von der westlichen Kultur, auf einen späteren Zeitpunkt verschoben wurden.

Ich glaube, diese Auffassung der »doppelten Verneinung« bringt viel Unglück in die normale Entwicklung der Heranwachsenden, denn in vielen, teilweise tragischen Fällen entsprach diese Haltung derjenigen gegenüber einem Erwachsenen in jeder Hinsicht – denken wir nur an die Musterung von 17- bis 18-jährigen Jugendlichen zum Wehrdienst; zugleich wurde der Heranwachsende weiterhin als jemand, »der noch nichts versteht und nichts weiß«, betrachtet. Aber während die Außenwelt den Heranwachsenden aus der Sicht der »doppelten Verneinung« behandelt, sieht sich der Jugendliche selbst in einer »doppelten Bejahung«, das heißt als Kind und zugleich als Erwachsener. Diese Simultaneität ist in der Tat schwierig und konfrontiert alle, die mit Jugendlichen zu tun haben, seien es Eltern, Lehrer oder andere Erwachsene, mit zahlreichen Problemen. Aus seiner konfliktreichen Lage heraus verhält sich der Jugendliche in der Regel den Erwachsenen gegenüber auf zwiespältige Weise: Manche erlebt er so, als hielten sie ihn noch für ein Kind, andere dagegen, als sähen sie in ihm einen Erwachsenen. Beiden gegenüber hegt er feindliche Gefühle, denn seiner Empfindung nach – die in vielen Fällen richtig ist – sind sie nicht in der Lage, beide Aspekte simultan anzusprechen. Die doppelte Verpflichtung führt jedoch dazu, dass der Jugendliche selbst beide Situationen simultan lebt: Er ist nicht manchmal ein Kind und manchmal ein Erwachsener, sondern die Adoleszenz ist durch die Gleichzeitigkeit des Erlebens charakterisiert, deren Bedeutung darin liegt, dass das Leben als Erwachsener nicht vollständig ist; dasselbe gilt für das Leben des Jugendlichen als Kind. Wenn von ihm frühzeitig völlige Reife gefordert wird, kann er unter Umständen in eine schwere Krise geraten. Winnicott sagt in seinem Buch *Vom Spiel zur Kreativität* (1971c):

> Wenn Elternfiguren sich versagen, müssen die Jugendlichen den Schritt in eine falsche Reife tun und verlieren ihren größten Reichtum: Die Freiheit, Ideen zu haben und ihren Impulsen zu folgen. (S. 169)

Daher braucht der Heranwachsende um sich eine Welt, die ihn halten und die inneren Spaltungen überbrücken kann, die aus der Gleichzeitigkeit von Säuglingszeit und Kindheit einerseits und Erwachsenenalter andererseits resultieren. In diesem Sinne bedarf er genau des Gegenteils dessen, was oft als seine Forderung erscheint: in Ruhe gelassen zu werden, ihm seine völlige Autonomie zu gewähren etc. Das ist nichts anderes als eine äußerliche Forderung wie beim Säugling, der alles, was ihm auf dem Tisch in die Quere kommt, auf den Boden fegen will.

Wie jedoch der Säugling uns braucht, um ihm die Sachen zu reichen, damit er sie hinunterwerfen kann, so braucht auch der Jugendliche eine Welt, die ihm Herausforderungen bietet, an denen er sich messen, sein Rebellieren, seine Talente, seine Stärke etc. ausprobieren kann. Es muss nur immer jemand da sein, der »die Sachen vom Boden aufhebt« und dafür sorgt, dass die Ordnung wiederhergestellt wird. Dieser Punkt verdient besondere Beachtung. Wenn wir sagen, dass der Heranwachsende auch im Säuglingsalter lebt, ist damit nicht nur gemeint, dass er der Befriedigung seiner Bedürfnisse durch ein Objekt (Mutter/Umwelt) bedarf, sondern er benötigt auch jemanden, der es, in der Sprache Winnicotts, ihm ermöglicht, die Welt zu erschaffen. Um jedoch das Gefühl haben zu können, die Welt zu erschaffen, muss diese ja bereits vorhanden sein. Darüber hinaus erscheint die Welt jedes Mal, wenn er sie zerstört hat, wieder unversehrt. Die Übertragung dieser Säuglingserfahrung auf die Zeit der Adoleszenz ist das Schwierige, aber sie ist notwendig, damit der Jugendliche unversehrt aus dieser stürmischen Periode seines Lebens hervorgehen kann. Er bedarf des ständigen Aufgenommen- und Gehaltenwerdens durch die Welt. Er will Bungee springen unter der Bedingung, dass es ein Seil gibt, das ihn hält, und eine Person, die sich auskennt und weiß, wie das Seil befestigt werden und wie es beschaffen sein muss. Das heißt, die inneren Grenzen werden gesprengt, und wie Lava aus einem Vulkan, so brechen der Ehrgeiz, die Wünsche, die Triebe, die Fantasien aus ihm heraus, aber zugleich besteht ein Gefühl der Sicherheit, dass die Nabelschnur sicher und stabil befestigt ist.

Die Frage, die uns hier beschäftigt, ist meiner Ansicht nach die, in welchem Maße die Welt von heute diese Nabelschnur repräsentiert, derer der Heranwachsende so dringend bedarf. Das bringt uns zurück zum Thema der Fremdheit und der Fragmentierung, die der Jugendliche sich selbst und der Welt gegenüber empfindet. Ich glaube, dass die Welt ihm heute nicht mehr als Gefäß zu dienen, ihn nicht mehr aufzunehmen und festzuhalten vermag. Er sieht in ihr heute in das Spiegelbild seiner selbst. Wie der Säugling, so Winnicott, sich selbst im Antlitz seiner Mutter sehe, so erfährt er seine eigene Fremdheit und innere Fragmentierung auch in der Welt.

Das Erleben der Fremdheit ist auch stark mit der Frage nach der Geschlechtszugehörigkeit verbunden. In der frühen Kindheit stand die Frage nach dem Wesen, dem »wer bin ich«, im Mittelpunkt: Junge oder Mädchen, Kind oder Erwachsener, werde ich einmal Vater oder Mutter sein? Die Antworten auf diese Fragen hatten allgemeingültigen Charakter, das heißt, es gab eine umfassende Definition für Jungen wie eine für Mädchen. Dennoch liegt in diesen Unterschieden auch eine Dimension der Zeit und des Potenzials: Wenn ich ein Junge bin und kein Mädchen, werde ich erwartungsgemäß später ein Mann und Vater werden. Heute hingegen ist in der Adoleszenz die zentrale Frage nicht nur, »was bin ich?«, sondern »wie bin ich?«, eine Frage der Qualität und nicht des Wesens. Die Frage lautet also nicht mehr, ob ich männlich oder weiblich bin, sondern welche Art Mann bzw. welche Art Frau bin ich mit allem, was dazu gehört, einschließlich der Frage, welche Art Mann, welche Art Frau bin ich in den Augen der anderen. Diese Fragen sind für unsere Zeit charakteristisch, und dies trotz der ausgeprägten Neigung, Unterscheidungen aufzuheben.

Wenn Duchas eine Toilettenschüssel als Kunstwerk im Museum aufstellt, kann der Jugendliche schließlich nicht verstehen, was Kunst, was Ästhetik ist, was schön und was hässlich ist, was richtig und was falsch ist. Er steht erstaunt vor einer Welt, die der Erwachsene ihm präsentiert – eine Welt voller Widersprüche, in der alles möglich ist, alles als richtig gilt, alles relativ und in gewissem Maße auch alles erlaubt ist, eine Welt, in der nichts stabil ist. Die Welt, die der Heranwachsende heute antrifft, ist undifferenziert und unvorhersehbar. Die Grenzen vieler Bereiche sind undeutlich, und daher fehlt eine deutliche Differenzierung, während sich zugleich unverständliche Widersprüche auftun. Nehmen wir zum Beispiel die geografischen Grenzen. Einerseits sind sie gleichsam aufgehoben, und dies wird zurzeit ja in Europa besonders deutlich. Die Unterschiede zwischen den Geschlechtern verwischen sich sowohl was Kleidung als auch Namen betrifft – Namen, die früher typisch für Jungen waren, sind heute auch Mädchennamen und umgekehrt. Es gibt keine typischen Aufgaben oder Tätigkeiten mehr für Frauen oder Männer – eine Gleichstellung, die sicherlich auch Positives, Gerechtes und Vernünftiges hat. Sie hat jedoch ihren Preis, und ich sehe in dieser mangelnden Differenzierung einen Teil der Fragmentierung, die der Heranwachsende in der ihn umgebenden Welt antrifft. Sie kommt auch im Umgang mit Dingen zum Ausdruck, denn wir identifizieren uns ja auch in unseren Beziehungen zu Gegenständen, mit dem, was mir und dem, was anderen gehört. Und es gibt schließlich kaum einen Gegenstand mehr, der irgendeine persönliche Bedeutung hat: Wenn wir in einen Laden gehen, um einen Computer zu kaufen, hat er doch bereits beim Verlassen des Ladens seinen Wert verloren und wir müssen ihn erneuern. Doch am stärksten kommen die Fragmentierung und die mangelnde Differenzierung für den Heranwachsenden in der ihn überflutenden Sexualität zum Ausdruck: Sie überflutet ihn von innen, aber auch von außen; es gibt ja heute keine Reklame, und sei es für Eiscreme, Tomaten oder Autos, die sich nicht deutlicher sexueller Anspielungen bar jeder Intimität bedient.

In diesem Sinn verhält sich die gesamte Welt wie die Eltern, die dem Heranwachsenden vermitteln, dass er alt genug sei, um zu tun, was ihm beliebt, und dass alles richtig, alles akzeptabel sei. Doch selbst wenn wir annehmen, dass dies das Gewähren der Befriedigung der Bedürfnisse und der Lebenslust des Heranwachsenden bedeutet, liegt darin doch ein Widerspruch zu seinen existenziellen Bedürfnissen: Sie erfordern, herausfinden und die Erfahrung machen zu können, was möglich und was unmöglich ist, über welche Kräfte man verfügt und was dabei herauskommt, wenn ich den Gegenstand aus meinen Fingern gleiten lasse.

Diese Welt, die wir dem Heranwachsenden präsentieren, erfüllt selten das Bedürfnis nach Erproben, nach Neugier, danach, sich aus sich selbst heraus und für sich selbst kennenzulernen.

In gewissem Sinne sind die Geschlechtsunterschiede sowie auch die Unterschiede zwischen den Geschlechtern, die es in der Vergangenheit gab, weitgehend aufgehoben. Chasseguet-Smirgel (1985) hat der Entwicklung der Perversion ein ganzes Buch gewidmet, in dessen Zentrum die Aufhebung der Unterschiede zwischen den Geschlechtern und den Generationen steht. Der Heranwachsende verliert seine innere Integration, und in der postmodernen Welt, in der alles möglich und richtig ist, verliert er, was mein anfangs zitierter jugendlicher Patient am besten ausdrückt: einen Vater, der ihm als Stütze dient – nicht nur in materieller Hinsicht –, sondern ihm Vorbild ist und ihn unterstützt.

In dem Artikel »Adolescence – struggling through the Doldrums« (1963) nimmt Winnicott Stellung zu der für den Heranwachsenden charakteristischen Einsamkeit. Der Jugendliche will nicht, dass man ihn versteht, sondern er muss selbst sein Leben entdecken. Winnicott stellt zudem fest (S. 81), dass das intensive Abreagieren durch Onanieren nur dem Wunsch entspringt, die belastende Sexualität loszuwerden. Dies findet immer noch in der Einsamkeit statt, es gibt noch keine Sexualität aus dem Einssein heraus, es ist in der Adoleszenz asexuell. Es gibt im Grunde keine Maßstäbe, an denen sich der Heranwachsende orientieren kann, denn er stellt sich ja in dieser Zeit Fragen wie »was bin ich«, »was bin ich wert«, »was sind meine Merkmale«. Und besonders auch in Sachen Sexualität fragt er sich, wie oben erwähnt, welche Art Mann er ist, so wie die Heranwachsende sich fragt, welche Art Frau sie ist, woraus sich auch Fragen nach sexuellen Vorlieben ergeben.

In einer Welt, in der alles möglich zu sein scheint, spricht man nicht mehr von Perversion, und daher ist es für den Jugendlichen schwierig, sich darüber klar zu werden, wie und was er ist und was richtig bzw. falsch ist. In früheren Zeiten, da alles noch klarer war, wusste der Sohn des Bergarbeiters, dass auch er Bergarbeiter sein würde etc., und auch wenn es Probleme gab, waren es dennoch nicht die Probleme der Adoleszenz, denen wir heute begegnen. Das soll nicht heißen, dass das, was heute in der Welt der Erwachsenen geschieht, schlecht ist und die Vergangenheit gut war. Wir müssen jedoch um den Preis wissen, den wir in jeder Periode zu zahlen haben. Seelische Nöte lassen sich nicht verhindern – wir können uns nur damit trösten, dass wir ohne sie keinen Beethoven, Chopin, Goethe oder Shakespeare hätten.

Der Jugendliche, der sich in seinem Inneren fragmentiert empfindet, steht einer Welt gegenüber, die sich selbst in einem Prozess der Fragmentierung befindet. Der inneren Fragmentierung steht daher kein klar konturiertes Objekt, keine klare, eindeutige, verständliche und stabile Welt gegenüber. Auch das Mysterium, das das Großwerden charakterisiert, ist verschwunden. Das Großwerden ist gekennzeichnet durch Neugier und Mysterium; unsere Welt jedoch enthüllt jedem alles in jedem Lebensstadium, und daher verschwindet auch die durch Mysterium und Neugier gekennzeichnete Intimität. Das Fehlen des Geheimnisvollen vermittelt dem Heranwachsenen ein Gefühl, das einerseits befriedigend zu sein scheint, denn er fühlt nicht mehr, dass es Dinge gibt, zu denen ihm der Zugang verwehrt wird, von denen er nicht weiß, was dort passiert, er aber gern daran teilhaben würde. Andererseits jedoch gibt es gar kein »dort«, ihm ist alles zugänglich, alles liegt unverdeckt vor ihm. Es gibt nichts mehr, wonach er streben muss, er braucht keine Geheimnisse mehr zu lüften und nichts Mysteriöses mehr aufzudecken. Hier entwickelt sich jedoch ein umgekehrter Prozess, den zwei Merkmale kennzeichnen: Einerseits wird diese so offengelegte Welt uninteressant und bedeutungslos – wie Amos Oz von der Krankenschwester in der Schule erzählt, die alle sexuellen Themen erklärt, der Jugendliche sich jedoch genauso bedroht fühlt wie zuvor oder gar noch mehr –, andererseits findet ein deutlicher Rückzug ins Säuglingsalter statt. Hierfür gibt es ein einleuchtendes Beispiel, wenigstens in der israelischen Gesellschaft: Zwar wird der Heranwachsende zur Armee eingezogen, aber während wir uns früher vom Elternhaus trennten, begleiten heute die Eltern die Jugendlichen zur Musterungsstelle und sind in den gesamten Prozess der Auswahl und Einteilung involviert. Später wird dann von den Eltern erwartet, dass sie öfter zu Besuch zum Armeestützpunkt kommen und ihrem Sohn oder ihrer Tochter etwas Gutes mitbringen, und wenn sie das nicht tun, gilt das als befremdlich. Die Armee lädt die Eltern ein, wenn es Probleme gibt, und lässt sie selbstverständlich (einschließlich Videokamera) an jeder Kursabschlussveranstaltung und Ähnlichem teilnehmen. Jeder Soldat hat heute ein Mobiltelefon, damit er jederzeit zu Hause Bericht erstatten kann, was mit ihm geschieht, und hören kann, wie es zu Hause geht und wie sehr er dort vermisst wird.

Die Bedeutung der inneren Fragmentierung in einer Welt, die selbst im Prozess der Fragmentierung begriffen ist, wirft den Heranwachsenden also in eine sehr frühe Phase seines Lebens zurück, eine Phase, die von einer Perzeption gekennzeichnet ist, die sich lediglich an einem Ereignis orientiert, einem »Event«, wie Fast (1985) sagt, im Gegensatz zu einem erwachseneren Verständnis, das auf Kategorien beruht. Das heißt, das Verständnis all dessen, dem der Heranwachsende begegnet, basiert auf separaten Teilaspekten, die er zwar versteht, nicht aber deren Verbindung untereinander und die gegenseitige Abhängigkeit dieser Teile, die eine Kategorie bilden. Der Säugling zum Beispiel begreift das ganze Geschehen um sich herum mittels des einen Ereignisses – die Brustwarze oder das Gestilltwerden begreift er nicht als Teile einer vollständigen Kategorie wie der Körper der Mutter oder der Stillvorgang. Als ein Beispiel dafür zitiere ich die kleine Episode mit Dov aus dem 1. Kapitel:

So fährt zum Beispiel Dov im Autobus und möchte auf einer Bank Platz nehmen, auf der ein junger Mann sitzt. Er möchte, dass dieser ein wenig aufrückt, damit er sich setzen kann, und sagt zu ihm in sehr aggressivem Ton: »Machen Sie Platz!« Der Mann sagt, dass er, wenn Dov ihn nett bitte, aufrücken würde. Patzig wiederholt er seine Aufforderung, ein »bitte« einfügend, und beklagt sich bei seinem Betreuer: »Was will denn der von mir, ich habe doch ›bitte‹ gesagt!«

Es ist klar, dass Dov nicht in der Lage ist, alle diese Situation konstituierenden Faktoren zu integrieren. Die Worte, die aus seinem Mund kommen, und sein Tonfall sind nicht Teile der Gesamtsituation, sondern stehen als getrennte, nicht zueinander gehörende Teile. Das Wort »bitte« ist vollkommen getrennt von der Ausdrucksweise, vom Gesichtsausdruck etc.

Die Wahrnehmung, in deren Mittelpunkt das Ereignis steht, kennzeichnet möglicherweise parziell das Leben des Heranwachsenden, während seine pubertäre Bedrängnis größer wird. Er verliert zeitweise seine Fähigkeit, in Kategorien zu denken, was zu folgenschweren Handlungen führen kann, zum Beispiel zum Selbstmord. In einem solchen schrecklichen Fall büßt der Jugendliche sein Verständnis des Todes als Kategorie ein und sieht im Tod etwas Losgelöstes, nur Momentanes und Vorübergehendes, als könnte er danach weiterleben, als gäbe es keine Verbindung zwischen dem Akt der Vernichtung und der Tatsache, dass der Tod endgültig ist (vgl. Erlich, 1978). So vermag etwa der eingangs erwähnte junge Mann, der sich über seinen Vater beschwert, trotz seiner hervorragenden kognitiven Fähigkeiten nicht alle Aspekte der Kategorie »Vater stellt mir ein Auto zur Verfügung« miteinander zu verbinden, das heißt, er zerlegt sie in Teilereignisse, wobei das Überlassen des Autos, das Benützen des Autos und das Tanken etc. keine Einheit bzw. keine Kategorie bilden. Genau so wenig kann das Gefühl der Benachteiligung nicht durch das Überlassen des Autos kompensiert werden, und das Gefühl der Benachteiligung wird zum zentralen und isolierten Ereignis.

In der Medizin ist es bekanntlich die Pflicht eines jeden Arztes, das Medikament, das er verschreibt, nicht nur nach der heilenden Wirkung auszuwählen, sondern auch die schädlichen Nebenwirkungen, die das Medikament auslösen könnte, zu berücksichtigen. So ist auch die Gesellschaft verpflichtet, zu untersuchen und zu prüfen, welche »Nebenwirkungen« bei den Heranwachsenden als Ergebnis der kulturellen und gesellschaftlichen Entwicklungen unserer Zeit auftreten. Während jedoch die Beziehung zwischen Arzt und Patient auf einer klaren Trennung beruht, verhält es sich beim Heranwachsenden und der Gesellschaft ganz anders. Hier sprechen wir von einem Wesen, für das wir verantwortlich sind, dieses totale, allumfassende Wesen, das Säuglinge, Heranwachsende, Alte, Männer, Frauen, Blinde etc. mit einschließt. Wenn die Heranwachsenden sich einsam und verlassen fühlen, spürt die Gesellschaft dies schließlich und ist verantwortlich, sich einzusetzen und das Phänomen zu begreifen – wenn sie dies nicht tut, wird sie selbst Schaden nehmen, sich ruinieren und auseinanderbrechen.

Zur Illustration meiner Ausführungen möchte ich zum Schluss auf die beiden Beispiele von Yael und Anat hinweisen, die ich in Kapitel X. vorgestellt habe.

XV. Psychotherapie – Handwerk oder Kunst?[1]

Die Beschäftigung mit der Verbindung zwischen psychotherapeutischer Arbeit und Kunst bzw. Kreativität führte mich erneut zu den Schriften von Donald W. Winnicott. Mit ihm geht es mir – es sei mir diese persönliche Bemerkung erlaubt – wie mit Beethoven: Immer wenn ich ein Stück von ihm höre, ist meine spontane Reaktion: »Ach, schon wieder?« Und dann höre ich zu und spüre erneut, welch ein Genie er war und welch ein unvergessliches Erlebnis es immer wieder ist, ihn zu hören, so als sei es die erste Begegnung mit seiner Musik.

Eine der zentralen Aussagen Winnicotts zum Thema dieses Kapitels besagt, dass Kreativität und das Empfinden des Werts der eigenen Existenz ein und dasselbe seien. Er formuliert dies so:

> Wir beobachten, daß Menschen entweder kreativ leben und das Leben für lebenswert halten, oder daß sie es nicht kreativ leben können und an seinem Wert zweifeln. Dieser Unterschied zwischen einzelnen Menschen hängt direkt mit der Qualität und Quantität der Umweltbedingungen zu Beginn oder in den ersten Phasen der individuellen Lebenserfahrung zusammen. (1971a, S. 84)

An anderer Stelle sagt er:

> Bei einem Menschen, der »ist« und das Gefühl hat, *daß er ist,* überwiegt immer das aus dem Impuls hervorgehende Tun gegenüber dem Tun als Reaktion. (1986, S. 43)

Die in diesen Zitaten enthaltenen Prinzipien basieren auf der Annahme, dass die Bedingungen, unter denen ein Mensch aufwächst und sich entwickelt, für das Gefühl für seine Eigenart verantwortlich seien und auf der Kreativität aufbauen. Kreativität wiederum entwickelt sich, so Winnicott, aus dem Gefühl des Säuglings, er habe die Welt erschaffen, ein Gefühl, das jedoch nur dann entstehe, wenn die Welt tatsächlich da war, als der Säugling sie brauchte – die Brust. Das bedeutet, dass es in der normalen Entwicklung im Säuglingsalter ein gewisses Maß an Verschmelzung, an Einssein, zwischen dem Baby und der Mutter gibt, einen *potential space.* Dieses Einssein bewirke das Allmachtsgefühl des Säuglings, er erschaffe die Welt. Nur auf dieser Grundlage könne er sich langsam des Getrenntseins bewusst werden und erkennen, dass es eine Welt außerhalb seiner Selbst gibt und er nur ein kleiner Punkt auf dieser Welt ist. Die normale Entwicklung ermöglicht ein vom Triebwunsch geleitetes Handeln, das heißt etwas, das von

---

[1] Ich danke Raanan Kluka, Shlomit Moshaiof, Esti Dinuk und Sara Kolkek für die hilfreichen Anregungen.

innen kommt, das dem Menschen ein Gefühl der Kreativität gibt, das Gefühl, die Welt ändere sich aufgrund seiner Existenz. Dies ist die eigentliche Bedeutung seiner Existenz und *Bedeutung* das Schlüsselwort für die menschliche Entwicklung. Ist sein Handeln hingegen rein reaktiv, dann sprechen wir von einem Kind oder Erwachsenen, der um sein Überleben kämpft, der nur auf das Geschehen reagiert.

Ich möchte in diesem Kontext an die zahlreichen Symptome insbesondere bei Kindern erinnern, die sich schon beim Eintritt in das Therapiezimmer zeigen: Kinder, die an die Tür klopfen und weglaufen; Kinder, die fest gegen die Tür schlagen und sich verstecken; Kinder, die, wenn die Tür aufgeht, so tun, als sei sie immer noch geschlossen und als sähen sie den Therapeuten nicht, der ihnen gegenübersteht; Kinder, die einen Zettel unter der Tür hindurch in das Therapiezimmer schieben; Kinder, die mit einem bestimmten Gegenstand zum Therapiezimmer kommen, und viele ähnliche Beispiele, wie man sie auch bei Erwachsenen findet. Ich glaube, dass Kinder mit diesen Verhaltensweisen Angst haben, auf der Welt überhaupt nicht willkommen zu sein, dass sich niemand über ihr Dasein freut und sie begeistert annimmt, dass ihre Existenz weder für sie selbst noch für andere eine Bedeutung hat. Wenn das Kind oder der Erwachsene an die Tür klopfen oder klingeln muss, fühlt er doch, dass er etwas tun muss, um Aufmerksamkeit zu erlangen, als wollte er sagen: »He, ich bin hier!«, was einen zweifachen Wunsch birgt: Die Welt wartet auf ihn und er erschafft die Welt. Das bekannte »Guck-guck«-Spiel ist nichts anderes als die ewige Wiederholung der primären Erfahrung des Lebens: Denn solange die Augen geschlossen sind, ist die Welt nicht existent, die bekannten Gestalten existieren nicht. In dem Moment jedoch, in dem der Säugling die Hände von den Augen nimmt, sieht er vor sich die Welt und mit ihr die ihm bekannte Gestalt; im Spiel jedoch erlebt er wieder und wieder jenes primäre Erlebnis des Erschaffens: Er ist derjenige, der die Welt und die ihm bekannten Gestalten erschaffen hat, trotz oder dank der Tatsache, dass die Welt bereits vorher bestand. Und so sagt Winnicott (1987) zu dem Gefühl des Säuglings, die Welt erschaffen zu haben: »Gelangt der Mensch nicht vom Zustand des *Gottsein*s zu jener Demut, wie sie der menschlichen Individualität gemäß ist?« (S. 110)

Ich möchte nun meine zentrale These vorstellen. Ich behaupte: Je schwerer die Störung, das heißt, je verzerrter der Entwicklungsprozess ist, desto mehr ist der Therapeut gefordert, kreative Elemente einzubringen, die es ihm ermöglichen, gemeinsam mit dem Patienten dessen kreatives Können anzuregen, damit dieser fühlt, dass er überhaupt existiert.

Dies kann zunächst nur aus dem Einssein und in der Regel nicht aus dem Verstehen im therapeutischen Prozess heraus geschehen, ein Prozess, der bedeutungsvoll ist, der dem Leben Sinn gibt, jedoch unbegreiflich ist, denn es gibt keine Erklärung für ihn. Dieses Einssein ist notwendig und lebenswichtig für die primären Entwicklungsprozesse, die der Patient – Kind oder Erwachsener – nicht angemessen durchlaufen konnte. Die Fähigkeit, zwischen Selbst und Anderen zu unterscheiden, entwickelt sich nur aus diesem Einssein. Damit der Mensch sich als eine getrennte Einheit erkennen kann – sowohl als räumliche als auch als zeitliche –, muss er sich von jenem Wesen ablösen und trennen, dessen Teil er einmal gewesen ist. Wo es kein Einssein gab, wird es auch kein Getrenntsein geben, und wo kein Getrenntsein entsteht, wird es auch keine Anerkennung des Anderen geben.

Winnicott (a. a. O.) berichtet von einer Begebenheit mit einem kleinen Mädchen, das er untersuchte:

> Eine im Augenblick besonders aufgewühlte Patientin grub mir einmal ihre Fingernägel in die Hand. Meine Interpretation lautete »Au!«. Dazu bedurfte es wahrlich keiner großen intellektuellen Anstrengung, und es war recht nützlich, da es *sofort* kam (und nicht erst nach einer Pause, in der ich nachgedacht hätte) und der Patientin zeigte, daß meine Hand lebendig, daß sie ein Teil von mir war, und daß ich hier zur Verfügung stand und benutzt werden konnte. (S. 103f.)

In dieser kleinen Episode ist Winnicotts Ansatz enthalten, demzufolge eine Interpretation nicht aus Worten bestehen muss, sondern die Reaktion oder die therapeutische Intervention auch in gemeinsamem Erleben bestehen kann, und ich füge hinzu, dass dies sehr entscheidend ist, da dieses Erleben auf etwas Einzigartigem gründet, das nur zwischen denjenigen besteht, die das Erleben teilen, weshalb es kreativ ist. Die Psychotherapie ist nicht dazu gedacht, ein Problem zu lösen, oder eine Störung, eine Bedrängnis aufzuheben, sondern – gerade in der heutigen Zeit – um das Gefühl zu wecken, dass die Existenz einen Sinn hat.

Ich möchte hier noch einmal auf den in Kapitel IV. geschilderten Fall von Itai zurückkommen. Bei dem zehnjährigen Jungen waren verschiedene Diagnosen gestellt worden: eine motorische Retardiertheit, ADHD, eine Störung der Persönlichkeitsentwicklung und eine Borderline-Störung. Für die Therapeutin waren die Therapiesitzungen mit Itai unerträglich, ohne dass sie sich genau erklären konnte, warum. Er verhielt sich nicht schlimmer als andere Kinder, trotzdem fühlte sie sich in den Sitzungen mit Itai immer unbehaglich.

Die Wende kam in einer späteren Sitzung. Bei einem Tischtennisspiel rief die Therapeutin spontan: BUUMM, als sie den Ball schlug. Itai lachte und wiederholte den Ruf, beim nächsten Schlag nahm die Therapeutin ihn wieder auf. Ein Dialog entstand und die ganze Atmosphäre der Sitzung hatte sich verändert.

Was ist geschehen? Mir scheint, dass die Therapie bis zum ersten »Bumm« in klarer und entschiedener Differenzierung zwischen den Beiden verlief, das heißt, ohne dass ein *potential space* zwischen beiden entstanden wäre, sondern jeder, die Therapeutin einerseits und Itai andererseits, verhielt sich ohne Verbindung zum Anderen im Raum oder – sagen wir – im Universum. Itai befindet sich in einer Phase, in der sich in ihm noch keine individuelle Eigenart entwickelt hat; es handelt sich hier um ein Kind, das nur überlebt, das nicht das Gefühl hat, es erschaffe die Welt, es erschaffe sich selbst. Daher bleibt ihm nur eins übrig: sich entweder machtlos mit dem konfrontiert zu sehen, was ihn seinem Empfinden nach überflutet, ihn angreift, ihn verletzt, oder seine Kräfte in grobem Missverhältnis zum auslösenden Faktor einzusetzen, ein Umstand, der sich hauptsächlich in seinem aggressiven, zügellosen und gewalttätigen Verhalten äußert. Es scheint, dass Itai zu Beginn dieser Sitzung tatsächlich diese beiden Zustände nacheinander durchläuft: Er kommt ins Zimmer, als sei er ein Gegenstand, der ins Zimmer geworfen wurde und dort wie in einem Raum ziellos herumläuft. Schließlich erwacht sein Überlebenstrieb, und er richtet Ball und Pfeile gegen das Ziel, das ihm im Weg steht: die Therapeutin. Die Wende, die die Therapeutin empfindet, ereignet sich, als sie »BUUMM« ruft und der Junge sagt: »He, du hast BUUMM gesagt.«

Ich glaube, dass diese Wende aus einer einzigartigen kreativen und empathischen Begebenheit heraus entstanden ist, ausgelöst von der Therapeutin, die die innere Welt des Kindes in »BUUMM« übersetzt hatte. Zugleich schaut Itai quasi in einen Spiegel, entdeckt sich gewissermaßen selbst und erhält die Bestätigung seiner eigenen Existenz. Das Tischtennisspiel ist nicht mehr eine Art Wettbewerb zwischen den Beiden, kein gegenseitiges »Fertigmachen«, denn im Spiel wurde ihr Getrenntsein aufgehoben, es entstand ein *potential space* zwischen ihnen, ein Raum, in dem es ein Einssein gibt. Itais Ausruf »BUUMM« war gewissermaßen seine psychische Geburt aus diesem Einssein heraus, er entdeckte sich selbst, entdeckte, dass die Welt doch auf ihn eingerichtet ist, ihn einerseits erwartet, dass es andererseits jedoch auch eine Welt ist, die er nun zu erschaffen beginnt. »BUUMM« gehört nicht mehr ausschließlich der Therapeutin, ist nicht mehr etwas außerhalb des Jungen, das ihn überflutet, sondern gleichzeitig spürt er, dass er »BUUMM« erschaffen hat, also die Welt.

Es findet also eine eigentümliche kreative Betätigung statt, war doch die Therapeutin unbewusst kreativ, und Itai fühlte sich kreativ wie der Säugling, der während des Saugens »denkt«, er erschaffe die Welt. Deshalb hatte er auch keine Schwierigkeiten, sich am Ende der Sitzung von der Therapeutin zu trennen, denn er fühlte, dass die Welt nicht mit dem Ende der Sitzung zu Ende ist, sondern weiterexistiert – und er in ihr, mit ihr und ihr gegenüber ist.

Es gibt aber keinen Weg, junge Therapeuten zu lehren, sich so zu verhalten wie diese Therapeutin. Wir würden doch nur spöttisch lächeln, wenn jemand einem jungen Therapeuten sagen würde, dass es Fälle gibt, in denen man in dieser oder jener Situation einfach nur »BUUMM« sagen muss. Man kann jemanden lehren, genau nach den vorgegebenen Noten und Zeichen des Komponisten oder den Anmerkungen großer Interpreten zu spielen, doch reicht das nicht, um wirklich ein Musiker zu sein. Die Therapeutin kennt zwar die Entwicklungsstufen von Kindern, kennt sich in deren Psychopathologie und in den Prinzipien der therapeutischen Arbeit aus. Um jedoch ein solch bedeutsames Erlebnis wie in jener Stunde hervorzurufen, bedurfte es eines kreativen Funkens, sozusagen eines intuitiven künstlerischen Aktes, der seinen Ursprung nicht im kognitiven Bereich hat, sondern in etwas, das in ihrem Inneren mithilfe ihrer Informationen, die unbewusst auf sie wirken, entsteht und das mit dem Jungen fühlt und damit vorübergehend eins mit ihm ist. Das ist Psychotherapie als Kunst.

Psychotherapie als Handwerk dagegen impliziert das Getrenntsein von Therapeut und Patient und das Wissen, das der Therapeut in seine Tätigkeit einbringt. Die Beziehung besteht also aus zwei getrennten Personen, daher spricht man heute auch von *Zwei-Personen-Psychologie* oder von einem intersubjektiven Ansatz: Beide Personen beeinflussen einander zwar auf unterschiedliche Weisen, aber an der Basis des Verhältnisses zueinander sind sie in diesem Ansatz voneinander getrennt, und je klarer diese Trennung ist, desto eher ist der Therapeut ein Handwerker, der sein Wissen und seine Geschicklichkeit in der durch die Situation vorgegebenen Weise anwendet. Ich zweifle nicht daran, dass dieser intersubjektive Ansatz ein äußerst wichtiges Moment der Wertschätzung und Anerkennung des Anderen enthält. Er verleiht dem Therapeuten keine übergeordnete, wohl aber eine professionelle Autorität, selbstverständlich unter der Bedingung, dass er über alles zugängliche und anerkannte Wissen der Fachwelt verfügt. Dennoch betont dieser Ansatz die Gleichheit zwischen den beiden Personen, Therapeut und Patient, im Sinne der Respektierung der Würde des Menschen.

Ich will nun von einer Begebenheit berichten, die zwar nicht aus einer Therapie stammt, aber dennoch die Psychotherapie als Handwerk zu veranschaulichen vermag:

Eine Gruppe von acht ca. 17-Jährigen im Heim Beit Hanna für Jugendliche, alle als schwer psychisch gestört diagnostiziert, macht einen Ausflug mit einer Betreuerin. Sie wollen durch eine dunkle Höhle gehen, weshalb sie einige Kerzen dabei haben. Die Betreuerin geht an der Spitze der Gruppe in die Höhle. Als sie im Inneren der Höhle sind, verlöschen die Kerzen. Nach einigen Sekunden sagt der Führer der Gruppe, jetzt sei die Gelegenheit, dass sie alle die Betreuerin vergewaltigen. Als diese die Androhung hört, sagt sie mit ruhiger, weicher Stimme: »Wir gehen jetzt alle ruhig aus der Höhle hinaus, ich gehe voran und wir verlassen einer nach dem anderen die Höhle.« Die Gruppe ging ganz ruhig mit ihr aus der Höhle.

Die psychologisch ausgebildete Betreuerin kannte das Problem der Jugendlichen und wusste sehr gut, dass diese trotz ihres äußerlich sicheren Auftretens unter Ängsten, Minderwertigkeitsgefühlen und ihrem eingeschränkten, ungefestigten Selbst litten und Probleme hatten, sich auf sich selbst zu verlassen. Sie verstand sofort, dass sie sich in der völligen Dunkelheit in der Höhle de facto fürchteten, und kannte die üblichen Wege der Bewältigung solcher Zustände, etwa die Konfrontation der Jugendlichen mit ihren Ängsten durch deren Deutung oder die

Nutzung der Angst durch die Drohung, was sie im Falle der Ausführung ihres Vorhabens zu erwarten hätten. Zwar machte die Betreuerin tatsächlich Gebrauch von ihrem fachlichen Wissen und Verständnis der Situation, nutzte aber intuitiv auch ihre Fähigkeit, die Angst der Jugendlichen aufzunehmen und sie nicht darin zu bestärken, sodass sie sie ruhig aus der Höhle herausführen konnte. Sie reagierte auch nicht aggressiv mit Drohungen und dergleichen – was die Angst der Gruppe noch vergrößert hätte –, sondern konnte deren Furcht verarbeiten und es ihnen dadurch ermöglichen, sich an sie anzulehnen und auf ihre Fähigkeit, sie zu schützen, zu vertrauen.

Hier handelte es sich in der Tat um eine Erfahrung, die auf dem Getrenntsein zwischen der Betreuerin und den Jugendlichen beruhte, und das Ende der Begebenheit verlief dank der Geschicklichkeit und der handwerklichen Fähigkeit der Betreuerin erfolgreich. Ihre therapeutische Aktivität beruhte somit auf ihrer kognitiven Fähigkeit, jedoch auch auf ihrer Gefühlswelt: Ohne die Angst der Jugendlichen zu *spüren*, hätte sie nicht so reagieren können, wie sie es tat. Hätte sie nur interpretiert, dann wäre das Ergebnis ein völlig anderes gewesen, und ich wage zu behaupten, dass sie dann auch zerstörerisch gewesen wäre. Die Jugendlichen empfanden wirklich große Angst und versuchten, ihr durch die Dunkelheit in der Höhle erschüttertes Selbst durch die sexuelle und aggressive Drohung mit Vergewaltigung wiederherzustellen. Sie begriff dies und konnte deshalb als nichtängstliches Selbst fungieren und eben jene beruhigende Haltung übernehmen. Ihre Aufforderung, in Ruhe hinter ihr die Höhle zu verlassen, war eine andere Art der Deutung des seelischen Zustands dieser Jugendlichen.

Ich unterscheide also zwischen der Therapiestunde mit dem Ausruf »BUUMM« und Winnicotts Beispiel mit dem Ausruf »au« einerseits und dem Geschehen in der Höhle andererseits. Itai und Winnicotts kleinem Mädchen fehlten noch das Gespür für ihre eigene Existenz, die nur aus dem *potential space* entstehen kann. »BUUMM« war die »große Zündung«, die es Itai aus der Erfahrung des Einsseins der beiden Beteiligten heraus ermöglichte, sich selbst als getrennte Einheiten zu erleben. Er war bis dahin noch nicht zu einem kohärenten und differenzierten Selbst gelangt, er unterschied noch zwischen den verschiedenen Faktoren, die auf ihn einwirkten und die er noch nicht integrieren konnte. Was er nun in der Stunde erlebte, entspricht dem »au« in Winnicotts Beispiel: *Vor* dem Ausruf »au« merkte Winnicott, dass das Mädchen sich zu seiner Hand so verhält, als sei sie *nicht* Teil der separierten Einheit, die Winnicott heißt, so wie es sich selbst nur als Teil von ihm erlebt. Ich betone noch einmal: Solange die Selbstwahrnehmung derart von anderen abhängt, ist das Leben nur ein Überleben im Sinne von bloßem Reagieren, und hat noch keine eigenständige, unabhängige subjektive Bedeutung. Winnicott schreibt:

Mehr als alles andere ist es die kreative Wahrnehmung, die dem einzelnen das Gefühl gibt, daß das Leben lebenswert ist. Im Gegensatz dazu steht eine Form der Beziehung zur äußeren Realität, die sich als Angepaßtheit bezeichnen läßt; die Welt (und ihre einzelnen Teile) wird dann nur als etwas wahrgenommen, dessen man sich bedienen kann oder das Anpassung erfordert. Diese Anpassung bringt für den einzelnen ein Gefühl der Nutzlosigkeit mit sich und ist mit der Vorstellung verbunden, daß alles sinnlos und das Leben nicht lebenswert ist. (1971a, S. 78)

Die psychischen Störungen, auf die wir heutzutage treffen, gehören eher in den Bereich der strukturellen Probleme, der fehlenden Entwicklung eines festgefügten und kohärenten Selbst, und weniger in den Bereich miteinander in Konflikt stehender Triebe. Deshalb muss sich auch die Therapie dieser strukturellen Störungen anpassen und es den Patienten ermöglichen, uns als subjektives Objekt zu erfahren, wie Winnicott sagt, oder nach Kohut als das Selbstobjekt. Denn wenn der Therapeut interpretiert, ist er objektives Objekt, er trennt sich vom Patienten, und das bedeutet, dass es keinen Sinn hat, zu deuten, solange er vom Patienten als subjektives Objekt wahrgenommen wird. Wenn wir zu früh interpretieren, verzögern wir den therapeutischen Prozess – in Winnicotts Worten: »Wir werden zum Nicht-Ich in den Augen des Patienten, und dann wissen wir zuviel...« (1963, S. 189)

Balint (1968) äußerte eine ähnliche Idee, als er sagte, dass in den verschiedenen Phasen der Therapie die Entfaltung der Beziehung zwischen Therapeut und Patient eine wichtigere therapeutische Zielsetzung als die Interpretation sei, auch wenn diese noch so richtig ist.

Giovacchini (2001) beschrieb die Therapie eines 18-jährigen jungen Mannes, der unter schweren Angstzuständen litt. Jedes Mal, wenn der Therapeut versuchte, die Ursachen seiner Ängste zu eruieren, hatte das aggressive Ausbrüche des Patienten zur Folge. Es war offensichtlich, dass jede Nachfrage, jeder Erklärungs- bzw. Interpretationsversuch wie ein Angriff wirkte, wie ein Eindringen in das Innerste des Patienten, der dann das Bedürfnis hatte, sich vor der herannahenden Gefahr zu schützen, die er fürchtete. Der Autor behauptet, der Patient habe den Therapeuten als zerstörerische Kraft wahrgenommen. Die erforderliche Therapie sei primär nicht verbal, da sie auf den Aufbau primärer Strukturen abziele, die der normale Säugling mittels der einzigartigen Berührung zwischen sich und der Umwelt, in der Regel der Mutter, erschaffe. Die Interpretationen des Therapeuten, seine Versuche, die Gründe der Angst zu eruieren und die Reaktion des Patienten zu verstehen, sie alle gehörten zu den Merkmalen der auf einem linearen und mentalen Ansatz beruhenden Therapie, wogegen die Traumata, mit denen wir uns hier befassen, von solch primärer Natur sind, dass nur ein im Einssein kreativer, nicht linearer, empathischer Ansatz zur Schaffung kohäsiver innerer Strukturen beitragen kann. Ich möchte ein drittes Beispiel schildern, das dies illustrieren kann.

Nirit, eine Frau Anfang 30, befindet sich seit acht Monaten in psychoanalytischer Behandlung. Zu Beginn der Sitzung macht die Therapeutin eine Bemerkung zu der Barriere, die die Patientin zwischen ihnen aufrichtet. Im Folgenden sprechen sie über Nirits Gefühl, sie würde von der Therapeutin angegriffen. Plötzlich sagt Nirit, es gäbe ein neues Thema, das sie beschäftige, aber: »Darüber kann ich nicht sprechen. Ich möchte sehr gern, aber ich kann wirklich nicht.« Für die Therapeutin ist Nirits Not offenkundig, und das Gespräch verläuft dann wie folgt:

> Therapeutin: *Ich bin sehr beeindruckt, wie nachdrücklich Sie mir heute Ihren Wunsch vermitteln, mich an Ihren Anliegen teilhaben zu lassen!*
> Nirit: *Aber ich habe Angst vor den Geistern, die da herauskommen könnten.*
> T.: *Wie sehen diese Geister aus, wer sind sie heute?*
> Nirit: *Kann ich nicht sagen.*
> T.: *Hat das mit etwas zu tun, das Ihnen widerfahren ist, wobei Sie eine Rolle spielten?*
> Nirit: *Es hat etwas mit alltäglichen Dingen zu tun, wissen Sie.*

Aus der Erfahrung der Vergangenheit und der Vertrautheit der Therapeutin mit Nirit ist ihr klar, dass diese Schwierigkeiten hat, über alles, was mit dem Alltag zu tun hat, zu sprechen, weil sie nicht glauben kann, dass die Therapeutin sich für solche Dinge interessieren könnte. Sie wird wegen ihres Unvermögens, ihre Wünsche in die Tat umzusetzen, von Scham überwältigt. Der Therapeutin ist klar, dass Nirit Angst hat, von ihr kritisiert zu werden und glaubt, dass sie ohnehin schon an ihr verzweifele. Plötzlich begreift sie, worum es geht und sagt mit sicherer Stimme: »Die Tagung, die Tagung!«

Nirit vermied bis heute die Teilnahme an jeglichen Tagungen oder gesellschaftlichen Anlässen. Sie sprach einmal über eine Konferenz, deren Thema sie interessierte und an der sie gern teilgenommen hätte, aber sie hatte schreckliche Angst davor. Am meisten fürchtet sie sich davor, in einer Gruppe von Menschen zu sein; so sehr, dass sie, selbst wenn sie während der letzten Jahre entschied, zu einer Veranstaltung zu gehen, schnell aus Angst wieder von dort weglief.

Als sie das Wort »Tagung« hört, antwortet Nirit mit einem Anflug von Erleichterung »richtig« und fügt hinzu »heute«. Und nach kurzem Schweigen sagt sie: »Ich dachte zuerst, heute nicht zu kommen, dass das zu viel ist, aber heute Mittag hatte ich das Gefühl, dass ich doch kommen will. Das ist ein Zeichen dafür, dass ich Ihre Gegenwart spürte.« Die Therapeutin fragt, wann die Veranstaltung beginne, und Nirit erwidert, dass die Eröffnung am heutigen Abend sei. Das Gespräch verläuft dann folgendermaßen:

> T.: *Werden dort Leute sein, die Sie kennen?*
> Nirit: *Bin nicht sicher.*
> T.: *Ist das ein Ort, wo Sie gerne sind?*
> Nirit: *Darum geht es überhaupt nicht, ob der Ort angenehm ist oder nicht. Das beschäftigt mich überhaupt nicht.*

Nirits Augen füllen sich mit Tränen, und die Verzweiflung ist ihrem Blick und ihren Worten deutlich anzumerken.

T.: *Ich fühle, dass Sie die Erwartungen Ihrer Umgebung, die all die Jahre an Sie gestellt wurden, sich doch besser in die Gesellschaft zu integrieren, bei einem solchen Anlass besonders spüren.*

Nirit: *Richtig.*

T.: *Und dann, wenn Sie dann dort Leute treffen, erwachen diese Erwartungen mit voller Wucht: Sie sollen endlich aufhören, sich derart zu fürchten, sie sollen diese Zurückhaltung aufgeben und sich amüsieren.*

Nirit: *Ja (sie bricht in Tränen aus). Und auch die Kritik, die die Leute dort sicher an mir üben, und dass sie sehen, wie einsam ich bin.*

T.: *Und wie sie Sie im Innersten angreifen und Sie ihnen ausgeliefert und ungeschützt sind.*

Nirit: *Ja.*

T.: *Ich werde Sie begleiten! Wissen Sie, zu einem so ängstigenden Treffen geht man nicht allein! Ich werde ganz nah bei Ihnen sein.*

Nirit schaut sie verwundert und dankbar an.

T.: *Wir werden dort zusammen ankommen und hineingehen und zusammensitzen. Wo sitzen Sie normalerweise bei solchen Anlässen?*

Nirit: *An der Seite.*

T.: *Finde ich nicht so gut.*

Nirit: *Wo dann, in der ersten Reihe?*

T.: *Damit bin ich gar nicht einverstanden. Wie wäre es in der Mitte?*

Nirit: *Ja, in Ordnung. Aber Sie kommen doch nicht nur dieses Mal mit, sondern auch in Zukunft?*

T.: *Ich werde mitkommen, solange Sie mich brauchen. Richtiger, ich werde jedes Mal mitkommen, es sei denn, Sie bestehen darauf, dass ich es nicht tue.*

Nirit: *Gut.*

Einige Minuten lang herrscht Schweigen, dann spricht die Therapeutin.

T.: *Hilft es Ihnen, dass ich mit Ihnen dort bin?*

Nirit: *Es erleichtert die Sache. Die Schwierigkeit ist nicht behoben, aber es hilft. Wenigstens befinde ich mich nicht in einer Blase.*

T.: *Wissen Sie, woran ich denke? Ob Sie jemals jemanden hatten, der Sie zum Kindergarten oder zur Schule begleitet hat, in schwierigen Zeiten.*

Nirit: *Das wäre entsetzlich gewesen, wenn Mutter mitgekommen wäre. Was die Lehrerinnen sagten, war immer das Richtige. Meine Mutter erzählte alle möglichen Dinge über mich, von denen ich nicht wollte, dass sie jemand erfährt, so Schwächen und so.*

T.: *Wissen Sie, ich glaube, dass Sie sich gefühlt haben, als habe man Sie weggeworfen. Und das Zusammentreffen mit einer Gruppe, so wie auf der Tagung, zu der wir gleich gehen werden, bedeutet, wieder so ausgeliefert und ungeschützt zu sein wie damals.*

Nirit: *Das stimmt.*

Die Sitzung ging zu Ende. Die Therapeutin bat Nirit, sie möge sie nach der Veranstaltung anrufen. Nirit tat dies und hörte sich so erfreut und glücklich an wie nie zuvor. Sie sagte, es sei zwar schwierig gewesen, aber in Ordnung. Die Therapeutin fragte, wo sie schließlich gesessen hätten? Und Nirit antwortete, dass man in Hufeisenform saß, und fügte hinzu: »Und wir haben an der Seite gesessen, aber das war in Ordnung.«

Was mich an dieser Therapiestunde am stärksten beeindruckte, war nicht das, was gesagt wurde, sondern was nicht gesagt wurde. Ich vermute, dass die Frage, die sich hier stellt, darauf abzielt, was eigentlich auf Nirit gewirkt hat, was ihr die innere Kraft gab, ihre Schwierigkeiten und ihre Bedrängnis an diesem Tag zu überwinden und an der Tagung teilzunehmen und zudem ihre neue Erfahrung in einer Aussage zusammenzufassen, aus der Zufriedenheit und Befriedigung spricht.

Die Antwort hat meines Erachtens zwei Teile: Zum einen weckte das emotionale innere Geschehen, das es Nirit erlaubte, zu erleben, dass die Therapeutin wirklich bei ihr, genauer: *in* ihr ist, sie begleitet im wahrsten Sinn des Wortes, in ihr ein Gefühl für die eigene Existenz. Es ist schwierig, aus der Art dieses Erlebens zu schließen, was die Ursache wofür war, aber es scheint klar zu sein, dass etwas, das seinen Ursprung in der Empathie der Therapeutin hat, mit Nirits neuer innerer Erfahrung zu tun hat, und dass das Gespür, das die Therapeutin auf die Idee »die Tagung, die Tagung« brachte, eine Entdeckung repräsentierte, die beide miteinander verband. In diesem Ausruf lagen also sowohl eine Entdeckung als auch eine empathische Verbindung, die ein ungetrenntes Gemeinsames und ein temporäres Einssein schuf. Auf der Basis dieser emotionalen Verbindung konnte dann die professionelle Geschicklichkeit der Therapeutin greifen, die nun wusste, was sie Nirit sagen musste.

Der zweite Teil der Antwort liegt in dem, was in jener Sitzung eben *nicht* gesagt wurde. Ich meine damit, dass die Therapeutin nicht ein einziges Mal etwas wie »so als ob« gesagt hat, was darauf hingewiesen hätte, dass ihr Zusammensein mit Nirit bei jener Veranstaltung ja nur virtuell, nur fantasiert ist, »so als ob«. Was die Therapeutin vorschlug, formulierte sie so, als sei es Realität, als sei es unnötig, zu betonen, dass beide sich in einer Spielsituation des »so als ob« befinden, sondern verhielt sich wie Kinder, wenn sie »als ob« spielen. Das Kind, das ein Tier spielt oder in die Rolle des Vaters schlüpft, sagt ja auch nicht: »Ich tu jetzt mal so, als ob ich der Hund wär'«, oder »Nehmen wir an, ich bin jetzt der Vater und mache, was der tut«, es sagt: »Ich bin ein Hund«, »Ich bin der Vater«. Eine ähnliche Methode benutzte die Therapeutin, indem sie zu Nirit sagte: »Ich werde Sie begleiten! Wissen Sie, zu einem so ängstigenden Treffen geht man nicht allein! Ich werde ganz nah bei Ihnen sein. Wir werden dort zusammen ankommen und hineingehen und zusammensitzen.« Dieser Teil der kreativen Anwendung des Spiels ohne die Betonung »so als ob« bestätigte bei Nirit das Gefühl, dass eine emotionale Einheit mit der Therapeutin entstanden ist, die es ihr ermöglichte, die Sitzung zu verlassen und ohne große Schwierigkeit an der Tagung teilzunehmen.

Ich möchte die Aufmerksamkeit aber auf ein weiteres bedeutendes Phänomen lenken. Die Therapeutin fragte, ob Nirit ihre Anwesenheit bei der Tagung helfe. Nirit antwortete: »Es erleichtert die Sache. Die Schwierigkeit ist nicht behoben, aber es hilft. *Wenigstens befinde ich mich nicht in einer Blase.*« Hier handelt es sich somit um ein paradoxes Phänomen, denn einerseits hat sich hier eine »Blase« gebildet, in der sich die Therapeutin und Nirit befinden, und andererseits fühlt Nirit, dass sie sich gerade mithilfe dieser Blase aus ihrer eigenen befreit. Dieses Paradox ist meines Erachtens identisch mit dem Gefühl des Säuglings, er erschaffe eine Welt, die bereits vorhanden ist. Ich sehe in der Arbeit der Therapeutin eine ausgesprochene Fähigkeit, ihr Fachwissen, ihre handwerkliche Geschicklichkeit mit kreativem, künstlerischem Können zu kombinieren, die Nirit das Gefühl für ihre eigene Identität ermöglichten, ein Gefühl, dessen sie so sehr bedurfte.

Nun könnte man einwenden, analytische Therapie erfordere ein Einwirken auf die unbewussten Prozesse der Patientin, deshalb wäre es richtiger gewesen, zu versuchen, ihre Schwierigkeiten und vor allem ihre Ängste vor der Berührung mit Menschen zu deuten, selbstverständlich unter der Voraussetzung, dass die Therapeutin die unbewussten Motive Nirits kennt, auf denen sich ihre Furcht gründet. Gewiss, in der klassischen psychoanalytischen Behandlung müssen sich die Interpretationen auf die Übertragungsprozesse richten, die in der Patientin entstehen, und dass deren Versuche, die Therapeutin zum Handeln zu bewegen, um ihr so als unterstützende Person zu dienen, nichts als Reaktionen auf Übertragungsprozesse im Sinne der »Rollenübernahme« sind (Sandler, 1976). Hier aber haben wir es mit einer Patientin zu tun, deren Probleme auf einer unterentwickelten und ungefestigten Struktur des Selbst, das heißt auf einer Grundstörung im Sinne Balints (a. a. O.), beruhen. Daher steht zunächst nicht das getrennte Verstehen, sondern ein Erleben in einem Einssein im Vordergrund, aus dem sich ein getrenntes, gefestigtes Selbst entwickeln kann. Das Erleben geht also dem Verstehen voraus, wie Winnicott sagt. Ich bin überzeugt, dass im Laufe dieses therapeutischen Prozesses auch die Stufe des Verstehens kommen wird, aber Nirit benötigte zunächst eine Erfahrung, die ihrem Leben Sinn gibt, eine Bedeutung, die dem Verstehen vorausgeht.

Ich möchte nun zum zweiten Fall zurückkehren. Ich habe die Notwendigkeit der Trennung betont, um die Bedrohung und die Not, die diese Begebenheit hervorrief, zu bewältigen. Die Betreuerin spürte instinktiv, dass die Jugendlichen jemanden brauchten, der von ihnen getrennt war, der auf sich nehmen kann, was sie in jener Situation nicht zu ertragen vermochten, also die existenziellen Ängste, jedoch ohne sie gegen sie zu wenden. Die Betreuerin begriff, dass sie diese Aufgabe erfüllen musste, und in diesem Sinne war sie für sie wie ein Selbstobjekt, in dem zunächst deren Ängste untergebracht waren. Erst das Gefühl des Getrenntseins ermöglichte ihnen die Beziehung zu einer separaten, idealen, sie schützenden Figur und damit die Übertragung der Ängste auf sie.

Es ist also klar, dass in jeder therapeutischen Begegnung das Einssein zwischen Therapeut und Patient mit dem unerlässlichen Getrenntsein kombiniert sein sollte. Jede einzelne therapeutische Situation setzt jedoch beide Systeme auf unterschiedliche Weise in Gang: In einem Moment ist das Einssein dominant, im nächsten ist es das Getrenntsein. Der Vorfall in der Höhle erfordert das Getrenntsein als dominant, auch wenn es in dieser Situation ein momentanes Einssein gab. In Nirits Therapiesitzung dagegen musste letzteres vorherrschen. Die Szene in der Höhle beruhte im Wesentlichen auf kognitiver Aktivität, auch wenn sie unbewusst erfolgte, wohingegen die Intervention in Nirits Therapiesitzung hauptsächlich auf intuitiven Elementen gründete, die sich nicht kognitiv erklären lassen.

Kunst und Handwerk ergänzen sich also in der Psychotherapie. Mit anderen Worten: Kreativität und professionelles Geschick sollten miteinander kombiniert sein – es gibt keine gute Psychotherapie, in der nicht beide Hand in Hand gehen.

XVI. Die Entwicklung des Selbst durch den Anderen

Ich möchte meinen Vortrag mit einem Zitat aus dem faszinierenden Buch des italienischen Autors Erri di Lucca *Ich bin da* beginnen:

> In der Dunkelheit kommt Maria zu den Waschbecken. Sie berührt mich nicht. Sie lockt meinen Pimmel nicht von meinem Körper weg. Sie hat dem Vermieter gesagt, dass sie es satt habe. Er hat es übelgenommen und Zwangsräumung angedroht. Marias Eltern schulden ihm noch Miete. Maria hat ihm vor die Füße gespuckt und ist gegangen. Sie hat allen Mut zusammengenommen. Gerade erst eine Frau geworden und schon kennt sie den Ekel. Ich hab die Nase voll von diesem Spielchen, sagte sie, dass er sie Prinzessin nennt und ihr die Kleider seiner verstorbenen Frau anzieht, ihr kostbare Sachen umhängt und sie dann berührt und sie auffordert, ihn auch zu berühren. Jetzt will sie das nicht mehr, weil ich da bin. Ich bin da. Ich bin wichtig, habe ich das Gefühl. Bis jetzt war es völlig egal, ob ich da war oder nicht. Maria sagt, dass ich hier bin. Und deshalb merke ich auch, dass ich hier bin. Ich frage mich, ob ich das nicht selber hätte merken können. Wahrscheinlich nicht. Wahrscheinlich muss es einem jemand anders sagen. (a. a. O., S. 64)

Es ist interessant zu betonen, dass der italienische Originaltitel des Buches wörtlich ins Englische übersetzt wurde, also *God's Mountain*, und ebenso ins Hebräische. In der deutschen Ausgabe heißt das Buch jedoch *Ich bin da*.

Diese Deutung des eigenen Daseins hat Winnicott auf seine besondere und paradoxe Art so erklärt: »It is only when alone (that is to say, in the presence of someone) that the infant can discover his own personal life. The pathological alternative is a false life built on reactions to external stimuli.« (Winnicott, The capacity to be alone, S. 417)

Das Thema des Anderen als Schöpfer des Selbst und seiner Erhaltung ist sehr komplex und birgt meines Erachtens ein gewisses Paradox. Das Andere ist in der Regel etwas Angsterregendes und Bedrohliches; das haben wir bereits in Freuds wunderbarem Artikel »Das Unheimliche« gelernt. Das Wort »unheimlich« birgt in sich auch die Bedeutung »nicht heimisch«, also unbekannt, anders und fremd, aber auch bedrohlich und Angst erregend. Das heißt, das Andere an sich ist bedrohlich und Angst einflößend, und natürlich kennen wir das »Fremdeln« bei Kindern. Einerseits versuchen wir also, uns an das Bekannte zu halten, daran, was nach unserem Verständnis »heimisch« ist, andererseits argumentieren wir jedoch, dass das Selbst nur mit Hilfe des Anderen, des Fremden, entstehen kann.

Riker bringt dies in seinem Aufsatz »Self Psychology and the Problem of the Other« sehr gut zum Ausdruck:

> Es liegt eine starke dialektische Spannung am Kern des Selbst zwischen dem Verbleiben innerhalb einer repetitiven Identität und der Suche nach neuem Leben durch Entwicklung in Wachstum. Es ist dabei ganz entscheidend, welche Seite dieser Spannung die Überhand gewinnt. Generell gibt es keinen größeren Stimulanten für Entwicklung und Risikofreude als die Begegnung mit dem Anderen. Wenn wir uns in gewohnten Situationen mit gewohnten Leuten befinden und gewohnte Dinge tun, liegt darin ein großes Maß an beruhigendem Trost und nur wenig Wachstum. Um zu wachsen, müssen wir dem begegnen, das anders ist als wir es jetzt sind und uns ihm gegenüber so verhalten, dass wir entweder in der Lage sind, es zu vereinnahmen oder mit größerer Reife als zuvor darauf zu reagieren. In psychotherapeutischen Begriffen gesprochen, involviert die Begegnung mit dem anderen eine Öffnung zu und eine Anerkennung unbewussten Materials – Material, welches als unterschiedlich von mir selbst deklariert wurde. In Bezug auf Selbstobjekte müssen wir, wenn wir heranreifen, realistischere, weniger verschmolzene, weniger abhängige Beziehungen zu unseren Selbstobjekten entwickeln, [...] so wie wir z. B. die Mutter nicht nur als Quelle psychologischen und physischen Nährens erleben, sondern als eine Person mit einer Existenz unabhängig von unserer eigenen. (Riker, 2012, S. 170)

Doch die Fähigkeit, die Losgelöstheit der Mutter anzuerkennen, erfordert vor allem von der Mutter, dem Säugling seine eigene Losgelöstheit zu ermöglichen, die Entwicklung seines eigenen Selbst. Durch unsere Arbeit kennen wir jedoch mehrere Fälle, in denen es Eltern schwerfällt, dies ihrem Kind zu ermöglichen.

Betrachten wir die beiden folgenden Auszüge aus dem Buch von José Saramago *Das Evangelium nach Jesus Christus*. Während der Reise nach Bethlehem, als Josef und Maria bereits wussten, dass ihnen ein Kind geboren werden würde, lesen wir zwei unterschiedliche Ausschnitte – der eine spricht über den Vater Josef und der andere über Maria.

> Früh am nächsten Morgen zogen viele der Leute, die in der Herberge übernachtet hatten, nach Jerusalem. Doch die Gruppen der Wanderer bildeten sich zufällig, so dass die aus dem Dorf Josefs Stammenden und nach Beer Sheva Ziehenden in Sichtweite blieben, während er sich zu seiner Frau gesellte, an ihrer Seite schritt, genau wie es jener Bettler oder wer er auch immer gewesen sei, an jenem Tag getan hatte. Aber in diesem Augenblick möchte Josef nicht über die mysteriöse Figur nachdenken. Er ist erfüllt von innerer und tiefer Sicherheit, dass ihm eine besondere Gnade Gottes widerfahren ist, die es ihm ermöglichte, seinen noch ungeborenen Sohn zu sehen, und zwar nicht als schwachen Säugling in Windeln, als kleines und unfertiges Wesen, schreiend und stinkend, sondern als vollwertigen Mann, der seinen Vater und die Angehörigen seines Volkes um ein Tefach [biblisches Längenmaß, ca. eine Handbreite; Anm. d. Übers.] überragt. Josef geht weiter, glücklich darüber, dass er den Platz seines Sohnes einnimmt, er ist Vater und Sohn zur gleichen Zeit, und diese Empfindung ist so stark, dass der wirkliche Sohn

plötzlich unbedeutend wird, jener Säugling, der dort hergeht, noch im Bauch seiner Mutter, auf dem Weg nach Jerusalem. (S. 50)

Und der zweite Ausschnitt:

So blieben also Josef und Maria allein auf dem Weg, sie versucht, Kraft zu sparen…, er ist etwas ungeduldig wegen einer Verzögerung, jetzt, wo sie doch ihrem Ziel schon so nahe sind. Die Sonne sinkt senkrecht in die sie umgebende Stille. Plötzlich entfährt dem Munde Marias ein unwillkürliches Stöhnen. Josef fragt besorgt, ob die Wehen beginnen, und sie antwortet ja, doch sogleich breitet sich auf ihrem Gesicht ein ungläubiger Ausdruck aus, so als hätte sie gerade etwas erlebt, das ihr Verständnis übersteigt, denn sie fühlt den Schmerz nicht in ihrem eigenen Körper, sondern sie fühlt ihn als Schmerz, den jemand anders verspürt; wer, der Sohn in ihrem Bauch, wie kann so etwas sein, dass ein Körper einen Schmerz fühlt, der nicht sein eigener ist, noch dazu wo er weiß, dass dies nicht sein Schmerz ist, und doch fühlt er ihn wieder und wieder, so als sei er sein eigener, oder vielleicht nicht gerade so und mit diesen Worten, sondern wie ein Echo, das aufgrund einer bestimmten Abweichung von akustischen Normen lauter ist als der Klang, der es verursacht hat. Vorsichtig, so, als wolle er es nicht wirklich wissen, fragt Josef, ob es sie noch schmerze, und sie weiß nicht, was sie ihm antworten soll, sagt sie nein, lügt sie, sagt sie ja, lügt sie auch, also schweigt sie, doch da ist Schmerz, und sie spürt ihn, doch so, als würde sie ihn bloß betrachten, unfähig zu helfen, in ihrem Bauch schmerzt sie das Leiden ihres Sohns, und es ist ihr nicht möglich, ihm zu helfen, sie ist so fern. (S. 51)

Die beiden Ausschnitte zeugen von einem gänzlich unterschiedlichen Verhältnis zur Leibesfrucht Mariens. Josef verhält sich dem Ungeborenen gegenüber genau so, wie er ihn sehen möchte, so als ließe er dem Kind keinen Platz, ein losgelöster, anderer und einzigartiger Mensch zu sein. Demgegenüber sehen wir Maria, wie sie das ungeborene Kind als jemanden betrachtet, der zwar Teil ihres Körpers ist, jedoch trotzdem ein anderer Mensch ist. Dies ist ein ausgesprochener Ausdruck des Winnicott'schen Begriffs des *potential space*: Maria und das ungeborene Kind sind ein Wesen und gleichzeitig zwei verschiedene. Maria fragt sich, wie ein Körper Schmerz empfinden kann, der nicht sein eigener ist, und dies ist genau das Wesen des empathischen Erlebens.

Freud und auch seine Schüler wie Melanie Klein stellten die Triebbefriedigung ins Zentrum der Aufmerksamkeit, während die Beschäftigung mit der Persönlichkeitsbildung mit Winnicott begann. Das Selbst wurde ins Zentrum der persönlichen Entwicklung gestellt, und daher wandelte sich auch das Verständnis der Stellung des Anderen in der Entwicklung des Individuums. Die frühe Entwicklungsforschung führte zu der Erkenntnis, dass die Mutter-Säugling-Beziehung nicht nur auf der Sorge um das physische Wohlergehen des Säuglings basiert, sondern essenziell für die seelische Entwicklung, die Entwicklung des Selbst des Kindes ist. In der Folge umfassten die Forschungen die Arbeiten Margaret Mahlers, doch weil sich diese Forschungen mit den Fragen der Getrenntheit und der

Individuation beschäftigen, geben sie keine wirkliche Antwort auf die Frage nach der Entwicklung des Selbst. Kohut war derjenige, der das Selbst in den Brennpunkt des psychoanalytischen Diskurses stellte. Das Selbst definiert uns, es ist die Antwort auf die Fragen: Wer bin ich? Was bin ich? Wie bin ich? Etc. In vielen Fällen wird diese Frage mit der Antwort auf die Frage: wer bin ich nicht, beantwortet. Diese negative Tendenz birgt in sich jedoch das Gefühl der Bedrohung durch den Anderen, und von dort ist der Weg kurz hin zu Gewalt und Rassismus.

Wir müssen die Tatsache anerkennen, dass unsere Existenz ohne die Anderen nicht möglich ist – jene Anderen, die unsere Existenz ermöglichen, die uns in unserer einzigartigen Identität anerkennen. Gerade die Anderen, die sich von uns unterscheiden, besitzen das Potenzial, uns zu erweitern, zu bereichern, so wie es Riker in dem oben angeführten Zitat zum Ausdruck bringt. Winnicott lehrt uns, dass das wahre Selbst paradoxerweise aus der Symbiose zweier Wesen entsteht, die sich gegenseitig nähren.

Schaut man sich z. B. das Gemälde *Mutter und Kind* von Gustav Klimt an, ist deutlich zu sehen, dass hier reziproke Selbstobjektbeziehungen dargestellt sind. Der Säugling beruhigt sich in den Armen der Mutter, so wie die Mutter sich in seiner Gegenwart beruhigt. Dies steht im Gegensatz zu den Gemälden Colmars oder Dürers. Nur durch eine Einheit wie bei Klimt kann die richtige Differenzierung zwischen den beiden entstehen und sich ein echtes Selbst entwickeln.

Die Schöpfung des Selbst und die Fortsetzung seiner Existenz geschehen innerhalb des Kontakts mit dem Anderen und aus diesem heraus; diese Dialektik nennen wir nach Kohut das Selbstobjekt, da diese Anderen als Selbst des entsprechenden Menschen dienen, und manchmal auch aus einer reziproken Beziehung heraus. Doch die Hauptaktivität des Selbstobjekts findet durch die Einschaltung der Empathie und insbesondere durch die Anerkennung der subjektiven Existenz des Anderen statt. Solange wir anerkennen, dass der Andere ein Subjekt und nicht nur ein Objekt ist, ermöglichen wir es uns, ihm gegenüber empathisch zu sein. Die primäre Erfahrung der Mutter-Säugling-Beziehung wird von Winnicott als »primary maternal preoccupation« (primäre mütterliche Sorge) bezeichnet. Dies ist im Prinzip eine Situation, in der die Mutter auf sich selbst verzichtet und sich empathisch für ihren Säugling einsetzt, so wie Saramago Maria und das Schmerzempfinden beschreibt.

Dori Laub, der viel über Trauma geschrieben hat, zitiert einen Analytiker, der von seiner eigenen Analyse erzählt:

> Als Kind wurde ich nach Transnistrien deportiert, den Teil der Ukraine, der von der rumänischen Armee besetzt war, die Alliierte der Deutschen waren. Woran ich mich jahrelang erinnerte, war, wie ich mit einem kleinen Mädchen am Ufer des Fluss Bug saß, der Demarkationslinie zwischen dem deutschen und dem rumänischen besetzten Gebiet. Es war ein schöner Sommertag; da waren grüne Wiesen, sanfte grüne Hügel und ein sich dahinschlängelnder blauer Fluss. Es war wie im Sommerlager. Wir waren

> in eine Debatte Fünfjähriger vertieft um die Frage, ob man Gras essen könne. Ich gab diese Erinnerung in der zweiten Woche meiner Analyse wieder, und glücklicherweise war mein Analytiker Schwede. Seine Antwort war: »Ich muss ihnen etwas erzählen. Es war das schwedische Rote Kreuz, das Theresienstadt befreite und eidesstattliche Aussagen von weiblichen Gefangenen einholte. Unter Eid sagten manche der Frauen aus, dass die Bedingungen im Lager so gut gewesen seien, dass sie jeden Morgen von SS-Leuten das Frühstück ans Bett gebracht bekommen hätten.« Es konnte keine kraftvollere Interpretation meiner Verleugnung geben. Ich hörte auf, über kleine Mädchen, grüne Wiesen und blaue Flüsse zu sprechen, und erinnerte mich an andere Dinge, meine eigenen traumatischen Erfahrungen. (Laub, 2005, S. 323)

Ich sehe hier eine besondere Art von Intervention, denn dies ist ein simultanes Erlebnis von Empathie und doch im Hintergrund auch eine Interpretation.

Ich habe keinen Zweifel daran, dass eine Interpretation, die dem Patienten den Mechanismus der Verleugnung erläutert hätte, keine so starke und konstituierende Erfahrung vermitteln könnte, wie es die Intervention des Therapeuten vermochte – eine Intervention, welche dem Patienten eine Erfahrung der tiefen und bedeutungsvollen Empathie seitens des Therapeuten mitteilte.

In anderen Worten möchte ich betonen, dass wir in der Therapie immer versuchen sollten, dieses Prinzip von »gleichzeitig eins und zwei sein« zu ermöglichen.

Eine Patientin sagte Folgendes:

> P: Die Schulter schmerzt auch.
> T: Sie haben sich Zeit für einen Arztbesuch genommen?
> P: Beim Orthopäden war ich: alles in Ordnung. Ist alles psychisch.
> T: Und wie haben Sie diese Nachricht aufgenommen?
> P: Gut und schlecht: einerseits ist es ja gut, dass organisch alles in Ordnung ist – aber woher kommen dann diese Schmerzen? Wenn ich ein Problem habe, muss ich nach einer Lösung suchen – aber hier finde ich keine. Das macht mich ganz krank, ich suche nach Lösungen und finde keine, bei mir ist das so: erst ein Problem, dann muss ich das und das tun und dann ist die Lösung da. So muss es funktionieren.
> T: Und Sie hatten gehofft, wenn Sie mir nur das Problem erzählen, dass ich Ihnen das jetzt und sofort erklären kann und die Lösung aufzeige.
> P: Ja, das wäre gut. Es ist verrückt, ich habe das Gefühl, wenn ich ein Problem habe, nicht vollständig zu sein. Jetzt auch noch die Schulter, die muss eventuell operiert werden, da habe ich Angst vor der OP. Das ist wirklich ein Problem. Wie gesagt, jedes Mal das Gefühl von »ich bin nicht vollständig«.

Die Therapeutin reagiert hier nur auf ihr eigenes Gefühl und sagt etwas, das sich wie eine Kritik anhört, als ob sie der Patientin sage, dass es doch nicht realistisch sei, so etwas von ihr zu erwarten, und tatsächlich sagt dann die Patientin, dass sie sich unvollständig fühlt.

Wenn die Therapeutin sich stattdessen nur auf die Patientin beziehen würde, hätte sie etwas gesagt wie z. B.: »Und jetzt fühlen Sie sich ziemlich verzweifelt, denn ich bringe Ihnen auch keine Lösung.« So eine Aussage würde der Patientin ein Gefühl von Verständnis bringen und das Gefühl, dass die Therapeutin sie richtig fühlt, mit ihr fühlt und ihr nicht nur von außen Vorwürfe macht.

Ich möchte betonen, dass der Andere, und gerade der Andere, der sich von uns unterscheidet, in uns den wichtigen Wandel in unserem Selbst verursachen kann. Dieses Prinzip erfuhr ich vor über fünfzig Jahren am eigenen Leib, ohne dass ich damals das Vorgefallene begrifflich hätte definieren können, doch das Erlebnis ist seit damals in meinem Gedächtnis eingebrannt.

Mit meinen ersten Zöglingen pflanzte ich eine Anzahl Bäume, von denen einige jedoch nach kurzer Zeit eingingen. Ein Baum aber schlug kräftige Wurzeln und wuchs und gedieh zu unser aller Freude. Nach einem Jahr kam eine neue Gruppe von Kindern ins Heim, und nach kurzer Zeit liefen sie überall auf dem Gelände herum. Eines Morgens sah ich, wie ein Junge auf diesen besonderen Baum zulief, seine Äste abbrach, gegen ihn trat und weiter rannte. Ich lief hinterher, hielt ihn fest und schrie ihn an: »Wieso machst du den Baum kaputt, hast *du* ihn gepflanzt? Hast *du* ihn gegossen? Hast *du* ihn gepflegt? Weißt du, wie viel *wir* in diesen Baum investiert haben? Und du machst ihn mit einem Schlag kaputt.« Dann dachte ich kurz über den Vorfall nach, und die Erleuchtung kam sehr rasch in Form der Fragen: Was will *ich* von diesem Jungen? Weiß er überhaupt, was er vor sich hatte und ist er überhaupt zu solchen Überlegungen fähig? Ist er sich überhaupt bewusst, was er getan hat?

Der geschilderte Vorfall beeindruckte mich zutiefst, und ich spürte sofort, dass ich von dem kleinen Jungen, dessen Schicksal und Vergangenheit ich ja gar nicht kannte, die Fähigkeit der Anpassung an eine *bereits bestehende* Welt erwartete, an deren *Erschaffung* und Aufbau er keinen Anteil hatte und von der er deshalb auch kein Teil war. Ich begriff damals, dass mir der Baum und nicht der Junge wichtig war und dass es meine Pflicht war, jedem Kind, das ins Heim kommt, die Erfahrung zu gewähren, es gehöre zu den Gründern, es hätte mit mir gemeinsam den Baum gepflanzt, es hätte die Welt neu erschaffen, in die es hineingekommen war, selbst wenn diese Welt bereits vor seiner Ankunft bestanden hatte. Ich verstand auch, dass der Junge, den ich da vor mir sah, in meinen Augen äußerlich zwar vollständig wirkte, dass er selbst seine Vollständigkeit jedoch nicht spürte, nicht seine physische und erst recht nicht seine psychische. Er begriff sich nicht als eigenes, integriertes und festgefügtes Wesen, das anderen Wesen *gegenüber* steht. Und ich verstand, noch ohne dies für mich formulieren zu können, dass der Junge zwar einen »Lebenstrieb« hat, dieser jedoch nichts als ein Überlebenstrieb ist, d. h., dass er über kein existenzielles Gefühl als subjektives Selbst und kein Gefühl für eine Kontinuität von Vergangenheit, Gegenwart und Zukunft, die seine subjektive Identität bildet, verfügte. Dieses Kind fühlte sich als winziges Teilchen, das durch die Welt treibt so wie all die anderen Teilchen, die die Welt ausmachen, aber nicht als ihnen gegenüberstehend. Daraus zog ich den Schluss, dass unsere *gesamte* therapeutische Arbeit auf das Selbst des Kindes gerichtet sein muss und nicht auf die Äste des Baumes, die Tür seines Wohnraums oder die Fensterscheibe meines Büros.

Die Begegnung mit diesem Kind führte zu meinem inneren Wandel – ein Wandel, den ich meines Erachtens ohne die Begegnung mit dem Anderen, diesem Jungen, nicht vollzogen hätte. Dieses Erlebnis war im Grunde ein konstituierendes Erlebnis, und daher war es dieser Junge, den ich behandeln sollte, der eigentlich mich behandelte. Er wurde für mich zum Selbstobjekt, wenngleich er selbst noch kein Selbst besaß.

Durch diesen Vorfall wurde mir auch noch etwas klar: Das Selbstsein dieses Kindes würde sich nicht von allein entwickeln.

Das Selbst eines Menschen ist per definitionem für seine Entstehung und seine lebenslange Existenz auf einen Anderen angewiesen, und da die Präsenz dieses Anderen kein einzelnes Vorkommnis sein kann, sondern das ganze Leben andauern muss, braucht jeder Mensch einen Anderen, um sein Selbstsein zu bewahren.

Bezogen auf den Vorfall mit dem Baum bedeutet das, dass ich mit jedem Kind den Baum wieder neu pflanzen muss. Das heißt, ich sage nicht zu dem Kind: »Hier ist der Baum, schaue ihn dir an und respektiere ihn«, sondern: »Wir schaffen diesen Baum zusammen.« Winnicott zufolge »erschafft« der Säugling die Mutterbrust unter der paradoxen Bedingung, dass diese bereits vorher besteht. Mit anderen Worten, ich sage dem Kind nicht: »Du bist hier an diesen schönen Ort gekommen, und ich erkläre dir jetzt, was hier geschieht, was du tun musst, wie wir hier verfahren, und welche unsere Regeln für jeden Bereich sind.« Eine solche Aussage betont die Getrenntheit zwischen mir und jemand Anderem – in diesem Fall dem Jungen –, der eigentlich noch niemand ist. Damit jemand entstehen kann, ein Subjekt, ein Selbst, müssen wir etwas Gemeinsames schaffen, eine Erfahrung des Einsseins, eine Erfahrung, aus der allein das einzigartige Individuum, das Selbst, entstehen kann.

Ich möchte hier das Bedürfnis des Selbst nach ständiger Nährung betonen, bei deren Nichtvorhandensein die Möglichkeit besteht, dass es zerfällt, dass eine Fragmentierung entsteht, aufgrund derer der Mensch sich dann auf die Kräfte seines Ich und auf seine Triebe stützt, ob es sich nun um aggressive und zerstörerische Triebe oder um libidinöse Triebe handelt. Es kann jedoch auch sein, dass der Mensch sich gar nicht mehr auf die Kräfte seines Ich stützen kann und der Zerfall massiver ist, bis hin zu Abhängigkeit von Alkohol und/oder Drogen und einer schweren Neigung zum Suizid. Hier ein Fall, der mir in München vorgestellt wurde:

Miriam

Miriam, eine 20-jährige Studentin, kam in die Behandlung einer Psychologin, die das Erscheinen der Patientin zur fünften Sitzung so beschreibt: Sie kommt fünf Minuten zu früh und setzt sich hin, als würde sie sich verstecken. Zieht die Ärmel ihres Pullovers über die Hände, der Schulterriemen ihrer Tasche hängt über ihrer Schulter, die Tasche selbst liegt auf ihren Knien, ihr Blick ist nach unten gerichtet, sie schaut die Therapeutin nicht an, ist blass und sieht aus, als wolle sie jeden Moment von dort fliehen. Die Therapeutin sagt, dass sie angespannt aussieht, und fragt, ob es ihr schwerfalle, zu beginnen, doch die Patientin reagiert nicht. Die Therapeutin startet einen neuen Versuch und sagt, dass sie fühle, dass sie, die Patientin, sich schwertue, ihre Gefühle mit ihr zu teilen, und fragt sie, wie sie sich in diesem anhaltenden Schweigen fühle. Und wieder antwortet die Patientin nicht und sitzt mit starrem Blick und völlig unbeweglich da. Die Therapeutin sagt zu ihr, dass sie sie angespannt und unter Druck sehe, wie in einer Situation angespannter Ruhe (»Ruhe vor dem Sturm«). Daraufhin fragt die Patientin: »Soll ich nicht mehr kommen?« Und es scheinen ihr Tränen in die Augen zu treten. Die Therapeutin antwortet ihr: »Nein, natürlich sollen Sie weiterhin kommen, wir haben doch schließlich vereinbart, dass wir zusammen arbeiten wollen, da wir verstehen möchten, was mit Ihnen geschieht und warum. Ich weiß jedoch nicht viel von ihnen und vielleicht willigen Sie ein, mir ein wenig von sich zu erzählen. Ich weiß, dass Sie das älteste Kind sind, und was wissen Sie von der Geburt?« Und die Patientin antwortet, dass sie fünf Wochen zu früh geboren worden sei, aber als die Therapeutin weiter fragt, antwortet die Patientin nicht. Nach zwei bis drei weiteren Fragen teilt sie mit, dass sie sehr früh gelaufen sei, und spricht auch über hervorragende schulische Leistungen. Später erwähnt die Therapeutin, sie habe in dem Material über die Patientin gelesen, dass sie im Alter von acht oder neun Jahren in Behandlung gewesen sei, und fragt, was zu der Behandlung geführt habe. Die Patientin antwortet, dass sie sehr große Angst hatte und sogar fürchtete, ihre Glieder würden abfallen, und einen Zwang verspürte, wieder und wieder ihre Hände und Füße zu zählen, ob sie immer noch an Ort und Stelle seien.

Ich glaube, dass wir es hier deutlich mit einem Menschen zu tun haben, dessen Selbstsein – das auch den Körper als untrennbaren Teil des Selbst umfasst – im Zerfall begriffen ist, und dies bereits in sehr jungem Alter. Es ist bezeichnend, dass sie keine empathische und haltende Umgebung erfahren hat, eine Umgebung, die, wie Winnicott sagt, alle Bestandteile des Selbst zusammenhält und zusammenfügt, das körperliche wie auch das seelische Selbst. Die Teile der Persönlichkeit agieren völlig unkoordiniert und unintegriert. So kann sie sehr gute Leistungen in der Schule und auch in ihrem ersten Studienjahr an der Universität erbringen, doch diese Erfolge verbinden sich nicht mit dem Gefühl der Wertlosigkeit, dem

Empfinden totaler Schwäche. Die junge Frau hier fühlte sich in keinster Weise als initiatives Selbstzentrum mit Ambitionen und Zielen und einer Kenntnis darüber, wer und was sie ist. Die junge Frau blieb ein rückgratloses Wesen, das vom Wind gebeutelt wird, d. h. von der äußeren Realität, aber auch von der inneren, welche überhaupt nicht unter ihrer Kontrolle war. Trotzdem blieb vielleicht ein Bereich unverletzt: der Bereich, der sie dazu veranlasste, eine Therapie aufzusuchen, eine Therapie, die sie will, eine Art ermutigende Suche nach jemandem, der sie hält, ihr als Selbstobjekt dient.

Als ich jedoch die Aufzeichnung dieser Sitzung hörte, kamen mir Zweifel, ob die Therapeutin ihre Aufgabe erfüllen könne, ohne selbst gehalten zu werden, denn sogar ihre Reaktion auf die angstvolle Frage der Patientin, ob sie nicht mehr kommen solle, war weder haltend noch ermutigend, denn es wurde nur gesagt, doch, sie solle wiederkommen, doch die Therapeutin äußerte in keinster Weise ihre Bereitschaft, auf die Patientin zuzugehen und sie in sich aufzunehmen.

Ich glaube, es war deutlich, dass die Patientin ohne jegliche
Lebhaftigkeit, bar jeder Lebendigkeit in die Therapie kam, und hier ist es wirklich die wichtige Aufgabe der Therapeutin, ihr eine Quelle der Lebhaftigkeit zu sein – nur das Zusammensein, nur die Erfahrung des Einsseins der beiden kann dazu führen, dass die Patientin zum Leben zurückfindet. Innerhalb dieser Einheit muss die Vitalität des Selbst gewährleistet sein.

Es ist merkwürdig, dass während der ganzen Stunde doch eine deutliche Trennung zwischen den beiden war, aber niemals ein Gefühl von Einssein.

Im Folgenden möchte ich ein weiteres Fallbeispiel aus seiner Therapiesitzung mit einem Jungen vorstellen:

Jona

Jona setzt sich und bittet um ein Glas Wasser. Ich bringe ihm und mir ein Glas und frage ihn: »Wie geht's?« Jona entschuldigt sich, dass er in den vergangenen zwei Wochen nicht gekommen sei, und fügt hinzu, dass er nicht wisse, warum, aber er habe es vergessen und als es ihm wieder einfiel, sei es zu spät gewesen. Ich frage ihn nicht, habe ich doch schnell gelernt, dass Fragen nach Verspätung und Nichterscheinen zu nichts führen und dass sie bei ihm Assoziationen mit Disziplinierungsmaßnahmen, die in die Schule gehören, hervorrufen. Viele Male habe ich von Jona gelernt, dass die Antwort oft in der nächsten Assoziation zu finden ist. Nach einer Minute erzählt er mir, wie er durch die Stadt gelaufen sei und plötzlich nicht mehr gewusst habe, wo er sich befindet. »Dies war eine ganz seltsame Erfahrung«, sagt er. Er fährt fort und berichtet, dass ihm das manchmal in der Stadt passiere, dass er quasi vergesse, wo er sich befinde. Er beschreibt eine Situation, die wie eine Loslösung von der Wirklichkeit anmutet. Ich sage ihm, dass ich ihm etwas Seltsames sagen will: Mir komme es so vor, als habe er viel-

leicht über etwas ihm sehr Wichtiges nachgedacht, vielleicht über etwas, das ihm fehle und dass er nicht nur einfach so die Orientierung verloren habe, sondern vielleicht sogar etwas suche.

Jona schaut mich mit dem »Was nervst du mich jetzt schon wieder«-Blick an, ich sehe jedoch, dass er mir sehr genau zuhört. Ich fahre fort und sage, dass ich nicht sicher sei, ob er vielleicht, während er so scheinbar ziellos herumläuft, und vielleicht schon während dieses ganzen Jahres, in dem er quasi einfach so durch die Straßen läuft und sich in der Stadt herumtreibt, in Wirklichkeit seine Schwester suche. (Seine Schwester war bei einem Terroranschlag ums Leben gekommen, als er fünf Jahre alt war.) Daraufhin erinnert er sich, dass er sich tatsächlich in der Gegend von Machane Jehuda (dem Jüdischen Markt) aufgehalten habe, wo der Anschlag passiert sei, und er an nichts gedacht habe, er hätte so vor sich hin geträumt, als wisse er nicht, wo er sei und was mit ihm geschehe. Ich erinnere ihn an einen Gedanken, über den wir bei früheren Gelegenheiten gesprochen hatten, dass er sich nicht genug an seine Schwester erinnere und dass er sie vielleicht suche, um mehr zu erfahren. Jona sagt, dass er sich nicht richtig an sie erinnern könne, da er erst fünf Jahre alt war, als sie starb. Alles, was er wisse, stamme aus Geschichten über sie, und das mache ihn verrückt. Er habe keine eigenen Erinnerungen an sie. Er fügt hinzu, dass er in diesem Jahr ungefähr so alt sei wie sie, als sie umkam, dass er sie jetzt an Alter überhole und darüber nachdenke, wie es wohl wäre, wenn sie sich jetzt träfen und er plötzlich älter als seine ältere Schwester wäre.

Jona sagt plötzlich, dass es ihn erstaune, wie ich immer an seine Schwester denke und wie das, was ihm widerfährt, sich mit seiner Schwester in Verbindung bringen lässt, dass er nie darüber nachdenke, und meint: »Es ist nicht richtig von mir, dass ich nicht selbst an sie denke.« Ich frage ihn, was er denke, warum sie nicht öfter Gegenstand seiner Überlegungen sei, und er erwidert, er glaube, dass das daran liege, dass er noch so jung war, als er sie verlor. Ich stimme ihm zu und sage, dass er quasi weiterhin dort in den Straßen nach ihr suche – nach ihr oder ihrer Aura. Er schaut voller Schmerz tief in mich hinein und sagt: »Ich kenne Sie, gleich werden Sie sagen, dass das alles wegen meiner Schwester ist.« Mir steigen Tränen in die Augen und ich sage zu ihm, dass es nicht leicht ist, seine Schwester zu verlieren und immer Bilder von Eltern vor sich zu sehen, die ihm vermitteln, er trauere nicht genügend. Jona sagt, dass er in der Tat nicht genügend trauere, worauf ich sofort unreflektiert antworte: »Nein, überhaupt nicht, aber Du zerstörst systematisch Dein Leben.« Ich verspüre schrecklichen Schmerz und merke, dass Jona mir zuhört, als habe er jahrelang auf ein einfaches Gespräch über seine Schwester gewartet, über die komplizierte und unklare Beziehung zu ihr und über die tiefe Sehnsucht nach der fehlenden Beziehung. Jona schaut mir in die Augen und fragt, wieso ich weine. Ich sage, dass ich seinetwegen traurig bin, wegen allem, was er durchmachen muss, auch wegen seiner Schwester, die nicht mehr da ist. Jona sagt: »*Ich weine nicht um sie.*« *Und ich erwidere ihm:* »*Inzwischen weine ich ein bisschen auch für Dich, bis es Dir selbst gelingt.*«

Dies ist ein erleuchtendes Beispiel dafür, wie der Andere – der Therapeut – das Selbst jenes Knaben konstituiert. Der Knabe handelt nicht aus der Kraft seines Selbst, sondern aus inneren und äußeren Kräften heraus, die er nicht selbst zentral steuert, er ist nicht seine eigene Handlungskompetenz. Das Selbst des Knaben legt nicht seine Handlungen und auch nicht seine Gedanken fest; ähnlich wie bei dem Jungen, der im oben angeführten Beispiel auf den Baum losging. Hier ist es der Therapeut, der die Rolle des Selbstobjekts einnimmt. Er lenkt quasi die Handlungen des Patienten und weint sogar an dessen Stelle. Ich bin mir bewusst, dass der Ausdruck »an seiner Stelle« nicht akkurat ist, da der Therapeut nicht die Stelle des Patienten einnimmt, sondern vielmehr er und der Knabe wie ein Wesen sind. Nur mittels der langsamen Entwicklung dieser Beziehung zwischen dem Therapeuten und dem Knaben kann sich eine solche Erfahrung des Einsseins bilden – eine Erfahrung, in deren Folge sich alle Teile der Persönlichkeit des Knaben vereinen und sich sein Selbst herausbildet. Und hier möchte ich betonen, dass ohne die Rolle des Therapeuten als Selbstobjekt keine solche Veränderung in der Situation des Jungen stattgefunden hätte. Ich möchte jedoch auch herausstellen, dass es hierfür viel Zeit braucht. Ohne die langsame Entwicklung des Vertrauens und der Beziehung kann der Therapeut nicht zum Selbstobjekt des Knaben werden und erst recht ist keine Schaffung oder Wiederherstellung des Selbst möglich.

Es ist mir wichtig, zu bemerken, dass es hier keine Abkürzungen oder Radikalkuren gibt, und ich sage das angesichts all der neuen Ansätze der Soforttherapie.

Zur Wiederholung: Ich möchte das Prinzip des Selbstobjekts anstelle des Selbst herausstellen, das dem Selbst nur dann zugute kommen kann, wenn dies aus einem Gefühl des Einsseins sowie des Getrenntseins geschieht, einer notwendigen, paradoxen Erfahrung. Ich möchte das Thema des Einsseins gegenüber dem Getrenntsein betonen. Einssein ist nicht mit projizierender Identifizierung zu verwechseln. Projizierende Identifizierung ist eine Art Kommunikation zwischen Zweien, d. h., die Unterscheidung zwischen den beiden bleibt bestehen, wohingegen in der Erfahrung des Einsseins etwas Paradoxes, wie von Winnicott formuliert, geschieht: Die beiden sind eins und doch zwei.

Chagit Aharoni (2012) formulierte diese Erfahrung auf faszinierende Weise mit dem Ausdruck »plazentare Versorgung«. Die Plazenta, wie Aharoni schreibt, »ist jenes lebensspendende Organ, das das ungeborene Kind mit der Mutter verbindet, sie jedoch auch voneinander trennt«. Und weiter:

> Die Plazenta hat die Aufgabe eines Vermittlers im inneren Lebensumfeld des Uterus. Sie ist ein Gewebe, das aus dem Körper des Embryo entsteht und sich mit seiner Hilfe im Körper der Mutter entwickelt. Sie ist separat von der Uterusschleimhaut und doch eng mit ihr verwoben. Wenngleich ihr Ursprung anatomisch gesehen im Embryo ist,

funktioniert sie im Laufe der Schwangerschaft als Organ der Mutter, nimmt den Platz des Eierstocks ein und verändert sogar den Metabolismus der Mutter. Sie ist verantwortlich für die Ernährung des Ungeborenen, funktioniert jedoch auch als sein Immunsystem, welches Erreger filtert und das Eindringen gefährlicher Substanzen verhindert – eine Art Berührungsbarriere. (S. 131f.)

Dieser Zustand der Einheit – Getrenntheit begleitet uns ein Leben lang, und ohne diese ständige Schwingung zwischen der Empfindung der Einheit und der Getrenntheit kann unser Selbst nicht existieren. In Abwesenheit dieses Zustands wendet sich der Mensch an alle möglichen Überlebenshilfen, welche nicht vom Selbst aktiviert werden, sondern von anderen Regionen der Seele des Menschen wie z. B. den Kräften seines Ich und seinen Trieben.

Ich möchte jetzt ein Fallbeispiel aus der vierten Therapiesitzung mit einem 15-jährigen Jungen vorstellen (dazu sei angemerkt, dass die Therapeutin sich in Ausbildung befindet und der Junge einer ihrer ersten Patienten ist).

Michael

Michael erscheint nicht zu seiner Sitzung, und nach einer Viertelstunde rufe ich bei ihm zu Hause an.

Evelyn, seine Mutter, antwortet auf meine Frage, warum Michael nicht gekommen sei: »*Wir kommen gleich. Michael wird ihnen erzählen, warum er zu spät kommt.*« *(Die Mutter bringt ihn immer im Auto, obwohl er innerhalb von zehn Minuten zu Fuß bei mir wäre.)*

Michael kommt 25 Minuten zu spät, setzt sich auf den Stuhl. Sein Gesicht sieht aus, als wäre er gerade wach geworden.

> *Ich sage:* »*Es war schwierig herzukommen, Michael. Du wolltest weiterschlafen.*«
> *Michael nickt zustimmend, lächelt halb und schüttelt den Kopf in halber Ablehnung meiner Aussage.*
> *Michael:* »*Ich bin um 5.00 Uhr morgens schlafen gegangen. Konnte nicht einschlafen. Es war niemand bei mir. Ich war zu Hause und konnte nicht einschlafen. Sie hat 40 Minuten lang versucht, mich zu wecken, und hat es nicht geschafft.*«
> *Ich:* »*War sie verärgert?*«
> *Michael:* »*Nein, sie hat gelacht.*«
> *Ich:* »*Worüber hat sie gelacht?*«
> *Michael:* »*Ich weiß nicht, ich habe geschlafen und bin jedes Mal für einige Momente aufgewacht.*«
> *Ich:* »*Ich habe das Gefühl, du bist so etwas wie ein Paket, das man von Ort zu Ort weiterreicht. Die Eltern haben dir gesagt, du sollst herkommen. Vielleicht sogar, dass du herkommen musst, also kommst du zu mir. Man setzt dich hierhin, also bist du hier. Das ist aber nicht etwas, das du willst oder verstehst, warum du kommst.*« *Ich frage ihn, ob er versteht, warum er zu mir kommt.*
> *Michael:* »*Keine Ahnung.*«

Ich: »Die Eltern sagen, du sollst herkommen und deshalb kommst du. Nicht weil du das willst.«
Michael: »Ja, die Eltern zwingen mich.«
Ich: »Das ist sicher kein angenehmes Gefühl, gezwungen zu werden, irgendwo hinzugehen, wo du nicht einmal verstehst, warum. Verstehst du, warum es eventuell lohnenswert ist, dass du dich mit mir triffst? Wobei ich dir vielleicht helfen könnte?«
Michael: »Weiß nicht.«
Ich: »Richtig. Ich verstehe dich. Wenn man mich zwingen würde, irgendwo hinzugehen, wo ich nicht hingehen will, würde ich auch nicht aufstehen wollen und stattdessen weiterschlafen.«
Michael: »Ich habe auch verstanden, warum wir nicht nach Holland fahren. Er [Papa] hat gesagt, es ist, weil ich ... Telefon.« Er verschluckt die Worte und unterbricht sich mitten im Satz.
Ich: »Was hat er gesagt?«
Michael: »Wegen dem iPhone.«
Ich: »Wegen des iPhones?«
Michael: »Dass es mir immer hinfällt und kaputtgeht. Dass ich nicht verantwortungsbewusst bin. Aber mein iPhone ist überhaupt nicht bei mir, es ist in der Wohnung meines Freundes, der nächste Woche aus dem Ausland zurückkommt.«
Ich: »Wusste dein Vater, dass du überhaupt nicht nach Holland fahren wolltest?«
Michael: »Weiß nicht.«
Er macht ein gleichgültiges Gesicht, als interessiere ihn das nicht.
Schweigen.
Ich kann das Schweigen nicht ertragen und stelle dumme Fragen: »Gibt es Orte, an denen du gerne sein würdest? Wo du aus freien Stücken hingehen würdest? Pfadfinder? Freizeitaktivitäten?« (Michael war in vielen Freizeitaktivitäten. Vor etwa einem Jahr hat er mit allem aufgehört außer mit einem Musikkreis und der Pfadfindergruppe.)
Michael macht ein »keine Ahnung«-Gesicht.
Schweigen.
Ich: »Michael, wo bist du? An was denkst du?«
Michael: »Pffff, keine Ahnung.«
Ich: »Michael, der Grund, warum du herkommst, ist, damit es dir besser geht. Damit du weniger bedrückt bist. Damit du verstehst, was dich bedrückt. Du wirst vielleicht verstehen, warum du nachts nicht einschläfst. Du sitzt mir gegenüber und weißt nicht, was in deinem Kopf vorgeht. Du sitzt in der Klasse und fühlst, dass dein Kopf leer ist. Du kommst im Grunde zu unseren Treffen, um deine Gefühle zu treffen. Ich möchte dir helfen, dich selbst kennenzulernen. Interessiert dich das?«
Michael: »Ein bisschen.«
Er sagt das ohne jede Lebendigkeit und guten Willen.
Schweigen.
Ich: »Es ist nicht leicht, dieses Gefühl zu verspüren, dass du nicht weißt, was du willst.«
Michael nickt, sucht fast keinen Blickkontakt, sitzt auf dem Stuhl. Gelegentlich macht er den Mund auf, wie um ihn zu dehnen, als wären seine Lippen trocken.
Ich: »Stört dich etwas im Mund?«

Michael: »Nein.«
Schweigen.
Der Rest der Sitzung verläuft weiterhin lakonisch mit bedeutungslosen Fragen seitens der Therapeutin und leeren und gleichgültigen Antworten seitens des Jungen.

Zum Hintergrund dieses Jungen: Michael ist ein adoptierter Knabe von etwa 15 Jahren. Die Mutter ist aus Tahiti, sie kam nach Israel und war Tänzerin in einem Hotel, wo sie ihren Mann Jehuda kennenlernte, der damals als Wächter in diesem Hotel arbeitete, später studierte er Jura. Heute ist er Rechtsanwalt, der vermögend wurde und verschiedene Geschäfte macht. Die Familie wohnt in einem eleganten Ort und Michael ist das einzige Kind. Evelyn ist neun Jahre älter als Jehuda und als sie heirateten, war sie 37. Sie versuchten, schwanger zu werden und unterzogen sich einer Reihe von Fruchtbarkeitsbehandlungen, jedoch ohne Erfolg. Bei einem Besuch im Herkunftsland der Mutter, Tahiti, stellte sich heraus, dass es dort Sitte ist, Familienangehörigen Kinder zur Adoption zu geben. So wurde ihnen zugesichert, dass ein Kind, das bald geboren werden sollte, ihnen sogleich bei der Geburt übergeben werden sollte. Und wirklich erhielten Evelyn und Jehuda Michael gleich nach seiner Geburt und brachten ihn nach kurzer Zeit nach Israel.

Die Probleme, derentwegen er nun in die Therapie kam, hängen damit zusammen, dass er nicht lernt, die Schule schwänzt und dass seine Hauptbeschäftigung darin besteht, bis spät in die Nacht *mit Freunden auszugehen. Der Vater sagt auch, dass der Junge stinkt, sich nicht duscht, während die Mutter, die sich wie ein kleines Mädchen verhält, sehr an Michael hängt und ihn wie ein Baby behandelt. Sie bittet ihn, sie zu küssen, bringt ihn* überall *hin und holt ihn wieder ab zu jeder Tages- und Nachtzeit ohne jegliche Grenzen.*

Michael macht Musik, malt, aber lernt überhaupt nicht. Sein Sprachschatz ist sehr beschränkt, wie das auch bei seiner Mutter auf Hebräisch der Fall ist. Sie spricht mit Michael auf Hebräisch, aber beider Sprachstand ist äußerst arm, und die Eltern sprechen untereinander Französisch.

Sicherlich werden einige in der Therapiesitzung einen Ausdruck des Widerstands gegen die Therapie erkennen – ein Argument, das im Hinblick auf das äußere Verhalten richtig ist. Ich sehe jedoch in der allgemeinen Atmosphäre der Sitzung einen Ausdruck des fehlenden, lebendigen und agierenden Selbst. Hier gibt es kein Selbst mit Zielen und Ambitionen oder Gedanken zum Selbstwert. Es ist meinem Erachten nach offensichtlich, dass der Junge quasi im Leben herumtreibt – ganz gleich, was geschieht, er agiert nur in Reaktion auf Zufälle und durch seinen Überlebenstrieb. Hier ist eine Figur gefordert, die mit ihm gemeinsam sein Selbst erschafft. Es ist keine traumatische Erfahrung im Spiel wie in dem vorherigen Beispiel des traumatisierten Jungen, und doch glaube ich, dass hier ein sehr schweres Trauma involviert ist – seine Weitergabe an andere Personen wie einen

Gegenstand, ohne dass diesem Trauma je Bedeutung beigemessen oder Aufmerksamkeit, Verarbeitung oder Verständnis geschenkt worden wäre.

Es ist interessant zu bemerken, dass die Umgangssprache zwischen Mutter und Sohn Hebräisch ist, obwohl beide es so mangelhaft sprechen. Es ist offensichtlich, dass der Junge nicht mit einer Muttersprache aufgewachsen ist, und es scheint, dass auch dieser Mangel dazu beigetragen hat, dass er aufgewachsen ist, ohne dass ihn jemand mit seinem Selbst bekannt gemacht hätte.

Zum Schluss möchte ich – als Illustration – noch einen Ausschnitt aus der Musik, genauer der Oper, anführen. In Bellinis *Norma* wird eine Erfahrung des Einsseins und Getrenntseins in einem Duett zwischen der Oberpriesterin und der jungen Priesterin deutlich.

Die quasi Neuerschaffung des Selbst nach seinem Zerfall ist immer mit Hilfe eines Selbstobjekts möglich – eines Menschen, eines Kunstwerks, einer Landschaft oder irgendeiner anderen Sache. In der Oper begegnen wir Norma, der Oberpriesterin, zu der eine junge Priesterin kommt, die ihr eine verbotene Liebe gesteht. Es stellt sich heraus, dass die junge Frau sich in den gleichen Mann verliebt hat – den römischen Gouverneur –, in den Norma selbst verliebt war und dem sie heimlich zwei Kinder geboren hat. Die Verliebtheit der jungen Frau weckt Norma auf und wiederbelebt sie, so als werde ihr Selbstsein neu erschaffen. Doch nachdem sie herausfindet, dass der Geliebte der jungen Priesterin ihr eigener Geliebter ist, weist sie die Priesterin zurück. Die junge Frau ist erschüttert und bittet Norma, sich nicht das Leben zu nehmen und ihre Kinder weiter großzuziehen, während sie, die jüngere, ihr Leben Gott widmen oder sterben will und aus Mitleid auf ihre Liebe verzichtet. Die junge Frau verzichtet völlig auf sich selbst. In dem Duett, das wir nun hören, versucht die junge Frau, Norma zu überzeugen, nicht auf ihre Kinder und auf sich selbst zu verzichten. Es zeigt sich, dass Aldagisa – die junge Priesterin – zum Selbstobjekt für Norma wird, in Gegensatz zum Beginn der Oper, wo Norma aus ihrer empathischen Haltung heraus zum Selbstobjekt für Aldagisa wird und ihre Liebe ermutigt (bis die Identität des Geliebten herauskommt und Norma sich abwendet). Und nun wird Aldagisa im Grunde zum idealen Selbstobjekt für Norma, und aus musikalischer Sicht singen beide nacheinander die gleiche Melodie, jedoch mit völlig entgegengesetzten Texten, doch die Identität der Melodie weist bereits darauf hin, dass die beiden Selbst und Selbstobjekt sind, bis Norma schließlich überzeugt wird, woraufhin die beiden das zweite Duett mit identischen Worten ewiger Freundschaft zusammen singen.

Die Selbstobjektbeziehung erreicht ihren Gipfel am Ende der Oper, als die Menge die Exekution der Priesterin, die ihr Gelübde gebrochen hat, erwartet und alle glauben, es sei Aldagisa, doch dann verkündet Norma, die Oberpriesterin, dass sie auf den Scheiterhaufen steigen wird, wodurch Norma im Grunde für ihre Mitpriesterin Aldagisa eintritt, aus einem empathisch-ethischen Standpunkt heraus.

Im ersten Teil des Duetts, nachdem die junge Frau zum Herzen der Oberpriesterin gesprochen – gesungen – hat und diese ihr mit einer Erklärung zum Sinn des Lebens antwortete, fahren beide fort, die Worte zu singen, welche auf den Gegensatz zwischen ihnen hinweisen, doch singen sie diese zusammen, so, als seien sie sich beide völlig ihres Einsseins, aber auch ihrer Getrenntheit bewusst. Im zweiten Teil des Duetts sind wir Zeugen der Beschwörung ewiger Freundschaft, und wieder treten das Einssein und die Getrenntheit in großer Schärfe hervor und singen beide zusammen:

> Ja, bis zur letzten Lebensstunde
> Bleib' ich dir Freundin und treue Gefährte.
> Ach, für zwei Herzen im engen Seelenbunde
> Ist groß genug noch die weite Erde.
> Sich umschlungen haltend
> Stürzt auch die Welt zusammen,
> Steht der Altar in Flammen,
> Halten zwei Schwesterherzen
> Einander treu bewacht!

XVII. Vom Körper zum Denken
Die Aufgabe des Therapeuten bei der Schaffung symbolischer seelischer Räume

Gerard Pulver[1] & Orit Jaffe[2]

Die Psychoanalyse befasst sich seit ihren Anfängen mit dem Mysterium des Übergangs vom »Körperlichen« zum »Seelischen«, von den Trieben zu Symbolen, von den Affekten zum Denken. In der therapeutischen Arbeit mit stark geschädigten Kindern kommen immer wieder Fragen hinsichtlich der fehlenden Fähigkeit auf, das Denken und die Vorstellungskraft zu nutzen anstelle des Agierens, des »Explodierens« und der »Erkrankung am Körper«. In diesem Artikel wollen wir beschreiben, wie Theorien über die Entwicklung der Symbolisierung aus verschiedenen psychoanalytischen Strömungen dabei helfen, besser auf Patienten einzugehen, die nicht denken und spielen können. Die Grundprämisse in diesen Theorien ist die Annahme, dass die Fähigkeit der Entwicklung der seelischen Repräsentation eines »denkenden Selbst« mit der hingebungsvollen Präsenz des Anderen, »der mich denkt«, zusammenhängt. Der Therapeut ist der »Andere«, welcher darum kämpft, auch inmitten des Chaos »denkend« zu bleiben.

Am Anfang ist der Körper (Soma), danach die Seele (Psyche), welche sich bei gesunder Entwicklung allmählich im Körper verankert. Früher oder später taucht ein drittes Phänomen auf, Geist (mind) genannt (Winnicott, 1988, S. 139).

Jede Suche beginnt mit einem Gefühl des Unbehagens. Seit Jahren begleite ich Therapien stark geschädigter Kinder, welche im B'nai B'rith-Internat untergebracht sind. Ich höre die Therapeuten an, werde Zeuge zahlreicher Empfindungen und Erwägungen. Häufig bin ich sehr bewegt und bewundere die Kraft und die Genauigkeit, mit der die Seelen der Kinder berührt werden; plötzlich, für einen Moment, entstehen ein Bild und eine Geschichte, wird eine Sprache geschaffen, ein Symbol geboren. Nicht weniger häufig finde ich mich mit den Therapeuten wieder, frustriert, enttäuscht und resigniert, und hauptsächlich fühle ich mich unfähig, zu denken und dem Geschehen Bedeutung beizumessen. Das Kind demontiert, explodiert, zerstört, wütet, verschwindet und löscht aus. Die

---

[1] Gerard Pulver, Geschäftsführer des Kinderheims Harei Jeruschalajim, vormals Kinderheim B'nai B'rith, Jerusalem.
[2] Orit Jaffe, University of California, Berkeley, vormals klinische Psychologin im Kinderheim Harei Jeruschalajim. Besonderer Dank gilt Frau Tal Fuchs-Hersko, die Orit Jaffe in der hier beschriebenen Therapie anleitete.

Therapeuten fragen sich selbst und mich: »Was ist passiert? Warum geschieht das gerade jetzt? Geschieht das mit mir, wegen mir? Was hat diese furchterregende Assoziation ausgelöst? Woher kommt plötzlich das böse, misshandelnde und verfolgende Objekt?«

Es ist schwierig zu wissen, ob das Kind in diesem Moment einen Gedanken, eine Fantasie oder seelische Repräsentation hat oder ob sich in ihm bloß eine Ansammlung undifferenzierter Gifte aufstaut, eine Kumulation unerträglicher Empfindungen, die kein Gedanke mildern oder kanalisieren kann. Es ist unklar, was fehlt, was die Möglichkeit der Transformation dieser schlimmen Empfindungen in seelisches Material, welches im Gedächtnis bewahrt werden kann, mit dem gespielt und welchem Ausdruck verliehen werden kann, verhindert. Was geschieht in den Denkprozessen dieser Kinder in den Augenblicken des Schreckens? Manchmal scheint es, dass ihnen Symbole, seelische Repräsentationen haltender Präsenz fehlen. In anderen Fällen entsteht das Gefühl, dass sie von Schreckensfantasien, einem Überschuss an Vorstellungskraft überflutet werden. Sollte es vollständige verinnerlichte Objekte geben, so wurden diese auf instabiler Basis verinnerlicht: wie ein Gebäude ohne Fundamente, das auseinanderbricht, wenn die existenzielle Furcht emporsteigt.

Die entscheidende Frage ist, woraus das »Seelische« (Psyche) erwächst. Aus der Präsenz oder aus dem Nichtvorhandensein? Aus dem Geben oder der Frustration? Was ist von außen eingepflanzt, aus dem Unbewussten des Anderen? Was ist die Rolle der Sprache, des Wortes in diesem Prozess und beginnt nur aus ihr das Denken? Wir beschäftigen uns mit der Frage, ob sich eine Umwelt schaffen lässt, welche grundlegende Differenzierungen schafft und diese als seelische Repräsentation festlegen lässt. Kann die kanalisierende Begegnung mit einem haltenden Therapeuten als symbolische Repräsentation im Gedächtnis des Patienten festgeschrieben werden? Unsere Grundprämisse ist hier, dass ein Kind, um über sich selbst nachdenken zu können, den Anderen benötigt, »der das Kind denkt«. Es braucht die Begegnung mit einer denkenden und fühlenden Präsenz. Zwischen den beiden Partnern der therapeutischen Begegnung entsteht ein »interpersonelles Feld« (Ferro, 1999), dessen Grenzen durch das Setting festgelegt sind, ein Bereich, der mitunter von unerträglicher emotionaler Intensität erfüllt wird. Wir, die Therapeuten, bringen in diesen »radioaktiven« Raum unsere Persönlichkeit, unsere Lebenserfahrung, die Erinnerungen an die eigene Therapie und einige Theorien. Diesen gelingt es manchmal, uns inmitten des Chaos zu halten.

Wir wollen dieses Thema anhand ausgewählter Ausschnitte aus der Beschreibung der Therapie eines schwer geschädigten Jungen (geschrieben von Orit Jaffe) unter Hinzunahme theoretischer Überlegungen eines »Betrachters im Nachhinein« (Gerard Pulver) vorstellen.

Eres, zehn Jahre alt, wird vom Team des Internats als Junge mit kindischem Verhalten, das von vehementen und gewalttätigen Wutausbrüchen durchsetzt ist, während derer er sich selbst und seine Umwelt ohne jegliche Fähigkeit der Selbstzügelung gefährdet, beschrieben. Im Anschluss an die Ausbrüche zieht er sich in sich selbst zurück und kapselt sich ab, er kann nicht über die Ausbrüche oder über sich selbst sprechen.

Eres[3] – wieso hat man ihm gerade diesen Namen gegeben? Die starke Zeder des Libanon mit ihren langen Wurzeln, der Inbegriff der klaren Identität und des definierten Ortes. Spiegeln sich hier Fantasien dieses Jungen, so losgelöst von seinen Ursprüngen, so isoliert von sich selbst?

Die Begegnungen mit Eres im Therapiezimmer sind spannend und stürmisch. Ich bemerke, dass ich ihnen neugierig und ungeduldig entgegenblicke, danach jedoch traurig, sorgenvoll und schockiert bin. Vom ersten Moment an, da Eres das Zimmer betritt, beginnt er unter großer emotionaler Anteilnahme mit verschiedenen Spielzeugen zu spielen. Obgleich wir uns so gut wie gar nicht kannten, prüfte er mich überhaupt nicht, sondern wurde gleich von den Assoziationen, die die verschiedenen Gegenstände in ihm weckten, davongespült. Es erweckte den Eindruck, als wäre er so überflutet mit den ihn bedrängenden Dingen, dass er davon »überläuft«, ohne jeden Einfluss darauf, und dass er nicht die Lage prüfen kann, nicht sehen, mit wem er es zu tun hat, und den Prozess seiner Selbstentblößung nicht steuern kann.

Eres kommt ins Zimmer und beginnt zu spielen. Ist dies hier wirklich Spiel? Entdecken wir, dass Eres die Fähigkeit zum Symbolisieren besitzt, die Fähigkeit, sich im *potential space* zu bewegen? Und vielleicht werden wir ja hier Zeugen, wie seine Lebenserfahrungen durch die »Löcher« in seinem unkonsolidierten Selbst unkontrolliert aus ihm »herauslaufen«? Wir wissen noch nicht, ob er eine seelische Schale hat, das Abbild einer physischen Hülle, in der »er wohnt«. Anzieu hat den Begriff »Haut-Ich« geprägt, um den elementaren Kern des Selbstgefühls des Säuglings zu beschreiben. Der Ursprung dieses Gefühls liegt in der Erfahrung der Berührung der Haut des Säuglings mit dem Körper der Mutter. Mit der Zeit entwickelt sich das Haut-Ich zu einem Berührungspunkt und zu einem Differenzierungspunkt zwischen dem Ich und dem Anderen (Anzieu, 1989). In unserem Fall ist es zweifelhaft, ob Eres zwischen sich und der Therapeutin unterscheidet. Man spürt nicht, dass sie als ein eigenständiges menschliches Wesen existiert, man spürt keine Nähe zwischen den beiden, aber auch keine Distanz; im Grunde findet hier keine Begegnung zwischen zwei Menschen statt.

In seinem Spiel stellt Eres ein Kind dar, das alleine gegen die ganze Welt kämpft, gegen große Heere von Panzern und Flugzeugen, gegen wilde Tiere und schreckliche Ungeheuer. Der Kampf ist grausam und bar jeglicher Kompromisse,

---

[3] Zeder, Anm. d. Übers.

er kann ihn nur gewinnen oder darin umkommen. Eres' emotionale Involviertheit im Spiel ist enorm. Wenn er das Kind spielt, das gegen die ganze Welt kämpft, wirft er die Tiere mit großer Kraft an die Wand, schlägt ihre Köpfe auf den Boden, macht sich eine Peitsche und schlägt damit erbarmungslos auf sie ein. Die Hand schmerzt ihm von der Anstrengung und er beschwert sich darüber, willigt jedoch nicht ein, aufzuhören; es sieht aus, als könne er nicht innehalten...

Bis er schließlich den »Giftsack« in seiner Seele zeitweilig ausgeleert hat, bis er seinen Körper im Schmerz wieder spürt. Woher nimmt er all diese Energie? Es ist, als läge ihr Ursprung in den rohesten Trieben. Vielleicht sind wir auch Zeugen eines frühen Traumas, einer affektiven ersten Erinnerung, die bereits entstand, noch bevor die Mittel zur Repräsentation des Ich durch das Abbild entstanden (Fonagy, 2001). Ich denke, es scheint ein Spiel und es scheint Symbole zu geben. Das schreckliche Gefühl einer verfolgenden und gespaltenen Welt wird durch Bilder und Fantasien vermittelt. Man kann diesem Gefühl folgen und darüber nachdenken. Die Todesfurcht steht hier im Zentrum des Geschehens. Ich glaube, ich muss die Berechtigung von Eres' Zorn anerkennen. Alvarez (1992) zufolge möchte ich das Unrecht anerkennen, das ihm in der Realität zuteilwird, möchte seinen Zorn als Anstrengung zum Überleben verstehen und nicht gleich als Ausdruck zerstörerischer Aggression interpretieren.

Dies ist ein grausamer Existenzkampf, in dem schwach zu sein heißt, gedemütigt, wertlos zu sein und zu sterben. Stark zu sein und zu siegen, heißt dagegen überleben. In der paranoiden Welt gibt es keinen Platz für Empathie, wir können es uns nicht erlauben, uns mit dem Feind zu identifizieren, über seine Gefühle nachzudenken, uns sein Leid auszumalen. Es kann keine Ambivalenz geben.

Doch das Kind, das alle besiegt und einschüchtert, bleibt klein, einsam und verängstigt, so wie Eres es mir erzählt: Alle schauen ihn an und denken, er sei verrückt, und er habe Angst und wisse nicht, was mit ihm geschieht, denkt, dass vielleicht ein Dämon in ihn gefahren sei.

Seine Sicht der Dinge überrascht und berührt mich. Hat Eres zuweilen die Fähigkeit zur Selbstbetrachtung? Zur Betrachtung aus der Sicht eines anderen, Dritten, die Fähigkeit zur Perspektive? Die Fähigkeit, das Gefühl des Verrücktseins mit Hilfe des Dämonenbildes zu repräsentieren?

Die Handlung in Eres' Spiel ist sehr komplex. Ich kann dem Geschehen nicht immer folgen, das er mir in großer Erregung erzählt. Ich bin verloren und meine Gedanken sind verwirrt. Am Ende der Sitzung bin ich außerstande, den Ablauf nachzuvollziehen, ein Gefühl der Kontinuität zu bewahren, die Geschichte zu verstehen. Ich fühle mich unter Druck, emotional geschwächt, ermüdet... Es ist bemerkenswert, dass auch ein Spiel, das ruhig und friedlich beginnt, bald gewalttätig und aggressiv wird. Das Baby der Familie, die in dem Puppenhaus lebt, beschließt, sich das Leben zu nehmen, und springt aus der zweiten Etage. Ein anderes Mal, als die gleiche Familie in ein Theaterstück geht, entpuppt sich das

Stück als grauenerregendes Schauspiel, in dem der Vater zweier kleiner Kinder ermordet und sein Kopf auf eine Stange gespießt wird. Das Baby muss sich dieses Schauspiel ansehen, und auf meine Frage, wie es sich dabei fühlt, was es sich denkt, antwortet Eres: »Es zittert vor Angst.« In Eres' Welt gibt es keine Empfindung von Stabilität oder Sicherheit. Jeden Moment kann ein Unglück passieren, aber es lässt sich nicht voraussagen, was passieren wird oder wann. Es gibt keine Regelmäßigkeit und keine Ursächlichkeit. Das Allerschlimmste kann jeden Moment hereinbrechen, ohne Vorwarnung und ohne Regeln.

Ich glaube, dass ohne ein angemessenes Gefühl der Sicherheit kein symbolisches Denken möglich ist. Ob der Internatsrahmen eine Beruhigung herbeiführen kann? Ein Kind, das sich nicht gehalten und geschützt fühlt, kann sich nicht aufgehoben und verstanden fühlen. Man kann sagen, dass Holding vor Containing kommt. Es besteht eine klare Dichotomie zwischen Gut und Böse unter den Figuren, die an Eres' Spiel beteiligt sind. Die Guten sind absolut gut, die Bösen absolut böse. Die Aufgabe der Guten ist es, gegen die Bösen zu kämpfen und sie auszurotten…

Ich glaube, dass diese Spaltung von Vorteil ist und eine Rolle in der Entwicklung spielt. Man kann sie nur begleiten, ohne sie zu interpretieren. Ich weiß nicht, was Eres in diesem Augenblick hören kann. Alvarez (1988) entwickelte den Begriff der »Hörbarkeit der Interpretation«, die Anpassung der Interpretation an die Hörfähigkeit des Patienten in jedem gegebenen Moment. Ich habe das Gefühl, dass es in der therapeutischen Begegnung mit Eres im Moment keinen Raum gibt, dass die innere Realität sich qualitativ nicht von der äußeren unterscheidet. Die Worte schmerzen wie Schläge. Die Worte sind die »Sache selbst« in einer Art »symbolischer Gleichung«, wie Segal beschreibt (1991). Ich möchte Orit vorschlagen, im Namen einer der Figuren im Spiel zu sprechen, etwas zu sagen wie: »Ich werde alle Bösen in der Welt vernichten, sie einen nach dem anderen ›fertigmachen‹. Dann wird es hier wie im Paradies sein, ich höre auf, mich zu fürchten, schwach zu sein, über Rache nachzudenken.« Doch ich befürchte, dass Eres von meiner Aussage nur Rache, Angst, Kränkung und Schwäche zurückbehalten wird, dass die Worte von ihm als konkret und ohne symbolischen Interpretationsraum aufgefasst würden.

Alvarez (1992) hätte etwas anderes hervorgehoben. Sie hätte die positiven seelischen Kräfte anerkannt, die zur Abspaltung und Projektion notwendig sind, hätte sie als Bewältigung aufgefasst, als Überwindung des Schreckens. Auch wenn es sich hierbei um einen primitiven Verteidigungsmechanismus handelt, so ist dieser doch ein Versuch, das Unerträgliche zu organisieren, das emotionale Chaos zu strukturieren. Bion hingegen hätte empfohlen, zu warten. Er schreibt:

> Es wird eine negative Fähigkeit vom Analytiker gefordert, die Fähigkeit, sich in einem Zustand des Ungewissen zu befinden und sich mit Geheimnisvollem und Zweifeln

auseinanderzusetzen, ohne die nervöse Suche nach Tatsachen und Gründen. Der Analytiker muss geduldig sein und auf das Containment der Emotionen achtgeben. (Bion, 1962, S. 112; Übers. Orit Jaffe)

Daher ist es besser, »ungesättigt« zu bleiben, wie ein Schwamm, der darauf wartet, ins Wasser getaucht zu werden, auf den Zufluss von Gefühl und Gedanken.

Die Figuren in Eres Spiel sind in gute und böse unterteilt, doch manchmal ändern sie ihren Charakter ohne jeden ersichtlichen Grund. So wurde der liebe Vater des Babys plötzlich böse, schlug seine Frau und tötete schließlich auch seine Kinder.

Ich denke, wir haben es hier mit voneinander unabhängigen Vater- und Mutterfiguren zu tun, aber schließlich auch mit einem Paar. Sind diese die inneren Repräsentationen eines gewalttätigen und misshandelnden Dreiecks? Auf ein Dreieck solcher innerer Figuren lassen sich keine organisierten Strukturen aufbauen, keine Differenzierungen zwischen den Geschlechtern und zwischen den Generationen. In der normalen Entwicklung gibt es in der Dyade des Lebensbeginns auch einen »Dritten«. André Green nennt ihn den »Einen des Objekts« (Abram, 2000, S. 45), der auch in seiner Abwesenheit in der Seele der Mutter gegenwärtig ist, in ihrer Liebe oder ihrem Hass. Wenn die Mutter die Vaterfigur auslöscht, den »Dritten«, gerät die seelische Strukturierung ins Wanken. Es entsteht kein dreidimensionaler innerer Raum, in dem sich Gefühle und Gedanken ansammeln können. Das Fundament, auf dem sich das ödipale Dreieck entwickelt, wird rissig.

Auch die Unterteilung zwischen guten und grausamen Taten ist bei Eres nicht immer deutlich. Die Ärzte im Spiel müssen ihre Patienten zersägen, um ihnen zu helfen, und überhaupt sind Ärzte und Therapeuten nicht immer Menschen, die den Patienten helfen. Im Gegenteil, sie verletzen sie noch schlimmer als andere. So stiehlt z. B. ein Arzt einem Patienten seine Augen, die aus schönen Glasperlen bestehen, und lässt ihn blind und hilflos zurück. Während der Sitzungen entsteht das Gefühl, dass alles wirklich ist und dass die Kämpfe in unserer realen Welt stattfinden, die Grenzen sind gänzlich verwischt…

Es gibt so viele Möglichkeiten des Denkens; wenigstens wird zeitweilig die Fähigkeit, zu denken, bewahrt. »Ärzte sind nicht zwangsläufig Menschen, die den Patienten helfen«: Was sagte er ihr damit? Erzählt er von seinem aktuellen Empfinden mit ihr im intersubjektiven Bereich der Sitzung? Orit hat seine Gefühle abgesägt… Hat er ihren Versuch begriffen, in das Spiel einzutreten, zu interpretieren, zu amputieren, abzusägen? Hat er die Erschütterung ihrer Gefühls- und Gedankenwelt begriffen, die von ihm als abgehackt, als aus ständig zerfallenden, sich wieder zusammensetzenden, sich wandelnden Teilen erlebt wird? »Die aus attraktiven Glasperlen bestehenden Augen stehlen und ihn blind und hilflos zurücklassen«: Warum ist er jetzt mit den Augen beschäftigt? Hat sie ihm ihren

Blick weggenommen? Das erste Spiegeln (mirroring), welches Winnicott (1958) der mütterlichen Betrachtung beimisst, dem eigenen Spiegelbild in ihren Augen. Wir sprachen von »attraktivem Glas«. Wir haben hier die glitzernde Versuchung des Objekts, die mich nach Laplanche (1972) in Gedanken in die Position der primären Versuchung versetzt. Schließlich hat sie ihn mit glitzernden Augen voll adoptiver Lust zur Therapie verführt.

Ich stelle mir Fragen hinsichtlich des Ausmaßes der Verletzung von Eres, hinsichtlich seiner Fähigkeit, zwischen Realität und Fantasie zu unterscheiden. Ich flüchte mich in die Diagnostik, um nicht zu erschrecken.

Peter Fonagy (1995) argumentiert, dass in der normalen Entwicklung das Kind in der Lage ist, sich zwischen zwei Modi der seelischen Wirklichkeitswahrnehmung zu bewegen. In der tatsächlichen Form (»actual mode«) wird das innere Erleben als identisch mit der äußeren Wirklichkeit aufgefasst, ähnlich den symbolischen Gleichsetzungen Segals (1991). Im »pretend mode« hingegen ist das Kind in der Lage, über seelische Zustände im Rahmen des Spiels nachzudenken. Mit der Zeit, etwa im Alter von vier Jahren, konsolidieren sich die beiden Modi und integrieren sich ineinander. Diese Integration ist die Grundlage für das »reflexive Funktionieren« (Fonagy, 1995, S. 219), das sich folgendermaßen beschreiben lässt: Das Kind entwickelt die Fähigkeit, sein eigenes Verhalten und das seiner Umwelt in Begriffen geistiger Zustände (mental states) zu verstehen, in Gedanken, Gefühlen und Motivationen; dies zusätzlich zu seiner Fähigkeit, zu erkennen, dass diese seelischen Zustände subjektiv sind und sich je nach unterschiedlicher Perspektive verändern.

Die Begriffe, welche Fonagy vorschlägt, haben ihren Ursprung in der Bindungstheorie von Bowlby (1979). Innerhalb dieses Paradigmas hat die Qualität der primären Kontaktaufnahme zwischen der Mutter und dem Säugling weitreichende Konsequenzen hinsichtlich der emotionalen Kanalisierungsfähigkeit, der Qualität der Fähigkeit zur Erschaffung von Symbolen und des Selbstwertgefühls.

Eres, ein verwahrlostes Kind, Ergebnis sehr früher Traumatisierung und gravierender Verletzungen der Kommunikationsfähigkeit, kann sich nicht auf differenzierte und integrative Weise zwischen den Denkmodi bewegen. Wie andere Kinder in seiner Situation leidet er unter Denkstörungen, unter einer Störung in der Fähigkeit zu Mentalisieren.

Bram und Gabbard definieren die Mentalisierung als »Dachorganisation«, als eine Art »Überbegriff«, der in sich die Symbolisierung enthält:

> Der Prozess, mittels dessen physische, triebhaft-emotionale Erregung [arousal] eine Umformung in eine symbolische Form durchläuft durch die Schaffung seelischer Repräsentationen, welche eine Verbindung herstellen zwischen grundlegenden Erlebnissen (zumeist physischer Natur) und Vorstellungen, Stimmen und Worten. (Bram & Gabbard, 2001, S. 688; Übers. Orit Jaffe)

Wie gesagt, vom Körper zum Gedanken. Wir sind in eine Tradition hineingeraten, die mit der Psychologie des Ich in Verbindung steht: Systeme, Strukturen, Kanalisationsinstrumente. Vielleicht haben wir für einen Augenblick die Hauptsache berührt in der großen Frage: Was ist das Geheimnis dieser Transformation vom Physischen (soma), Triebhaften, Effektiven, hin zum Seelischen, zur Repräsentation, zum Symbol? Eine Frage, die die Psychoanalyse von Anfang an beschäftigt hat und welche die Grundlage der Freud'schen Trieblehre bildet (oder genauer gesagt der Trieblehren) (Freud, 1900). Als er die Existenz der Bedürfnisbefriedigung durch halluzinatorische Wunscherfüllung annahm, markierte Freud den Kern, die Basis des sich konsolidierenden »Seelischen«.

Wenn es beim Säugling »hinreichend gute« Versuche gibt, wird sich die seelische Repräsentation aus der Begegnung zwischen dem Wunsch und dessen Nichteintreten bilden. Etwas hätte dort sein sollen und ist nicht da, etwas, das ich brauche oder möchte, ist nicht da. Die Mutterbrust, die da war und nun nicht mehr da ist... Freud suchte sein ganzes Leben lang – und wir nach ihm – eine Formel, welche es ermöglicht, dieses Rätsel zu lösen, die Bedeutung des Sprungs vom Körperlichen zum Seelischen zu ergründen. Als Wissenschaftler und Rationalist gab er die Hoffnung nicht auf, dass die Antwort in der Biologie liegt. Doch je weiter die Lösung der mit der Selbsterhaltung verbundenen Fragen fortschreitet, desto stärker vermehren sich die Fragen nach dem seelischen Inhalt, der inneren, subjektiven Wirklichkeit, die durch die Begegnung mit der Subjektivität des Anderen entsteht.

Nach Bion (1962) hat die seelische Repräsentation immer eine dynamische Dimension, strebt nach Entwicklung, Ausdehnung. Der Übergang zwischen »Trieb« und »Fantasie« wird als Begegnung zwischen dem angeborenen Präkonzept und der Realisierung beschrieben. Im Speicher der Erinnerungen werden Spuren der sinnlichen Erfahrungserwartung gespeichert, welche sich in der Begegnung mit der Mutter, mit der Brust, verwirklicht. Wenn nun diese sinnliche Erfahrungserwartung nicht befriedigt wird, entsteht eine Mangelerfahrung, welche von Frustration begleitet ist. Wenn der Säugling ausreichende Fähigkeiten besitzt, die Frustration, der er ausgesetzt ist, zu ertragen, wandelt sich die Erfahrung des Brustmangels in einen Gedanken, welcher die Frustration, die zwischen dem Moment, da es den Säugling nach der Brust verlangt und der Erfüllung dieses Verlangens, entsteht, überbrückt. So konsolidiert sich nach der Definition Bions die Erfahrung zu einem Gedanken.

Einmal spielt Eres die Rolle eines Arztes. Er horcht meine Hand mit dem Stethoskop ab und findet heraus, dass sie voller Schlangen sei und daher abgesägt und durch eine Hand aus Plastik ersetzt werden müsse... In der anderen Hand hört Eres das Summen von Bienen, im Bein hört er einen Kampf zwischen kleinen Leuten. Am Ende tauscht er meinen ganzen Körper gegen einen Körper aus Plastik aus und verkündet, dass mir von nun an nie mehr etwas wehtun würde, da ich nichts mehr empfinden könne. Ich bin erschüttert, weiß nicht, was ich sagen soll.

Ich denke: In Orits Körperhülle tummeln sich Schlangen, wie sie sich in Eres' Seele winden. Das Bedrohende und das Sexuelle, auch wenn sie in ihr sind und nicht in ihm, werden nicht contained und durchlaufen keine Transformation. Die Behälter müssen amputiert werden. Sie müssen durch tote, gefühllose Prothesen ersetzt werden. Eres' Mutter hat ihn in sehr jungem Alter verlassen. War er in der Lage, eine seelische Repräsentation ihres Körpers, ihrer Gegenwart zu bewahren? Ist die innere Persönlichkeit voll von Schlangen des Zorns? Und vielleicht ist nur eine tote Hülle aus Plastik geblieben.

Eres verliert sich in Spielen und kann nur sehr schwer damit aufhören. Er bittet mich, ihm immer zehn Minuten vor Ende der Sitzung Bescheid zu sagen, damit er die letzten Minuten mit Mikado oder einem Kartenspiel verbringen kann. So gelingt es ihm, »sich zu sammeln« und zu beruhigen.

Das Therapiesetting birgt in sich viele Gelegenheiten seelischen Aufbaus. Es ist das Feld zwischen dem Konkreten und dem Symbolischen. Die Sitzungen im Zimmer haben einen Anfang und ein Ende. Die Zeitdimension ist eine notwendige Achse in der inneren Vieldimensioniertheit, die Zeitdimension ist aus der Notwendigkeit, zu warten, aus der Begegnung zwischen Frustration und Mangel entstanden.

Manchmal kann Eres nicht mit dem erregten Spiel aufhören. Er bittet immer wieder darum, noch im Zimmer bleiben zu dürfen. Sein Hunger nach Kontakt ist sehr groß. Er erzählt mir, was wir beim nächsten Mal machen werden und wann wir uns das nächste Mal sehen, plant Dinge, die wir bis zu den Sommerferien unternehmen können, und verspricht mir sogar, dass die Figuren im Spiel nie sterben werden, »oder eigentlich werden sie nicht sterben, solange ich dich nicht verlasse«.

Wenn das Niveau der Angst sinkt, organisiert sich die innere Welt etwas. Es gibt eine Verbindung zwischen einer Sitzung zur nächsten, es gibt feste Figuren (vorübergehend), es gibt Zukunftsplanung und die Möglichkeit, sogar den Tod zu besiegen. Wenn jedoch die Angst wieder größer wird, fällt alles auseinander. Eres weiß nicht, wo er die Ferien verbringen wird. Sein Vater ist wieder im Krankenhaus, es gibt kein Zuhause, das ihn willkommen heißt.

Es findet ein drastischer Wandel in meinen Sitzungen mit Eres statt. Alles, was sich bisher im Spiel ereignet hat, findet nun zwischen uns beiden statt. Wenn ich Eres anschaue, kann ich in seinen Augen nur abgrundtiefen Hass, Fremdheit und Distanz sehen. Mir scheint, dass Eres, wenn er mich anschaut, ein Ungeheuer sieht, und ich erlebe mich selbst als solches. Unsere Sitzungen werden unerträglich und ich fürchte mich vor ihnen. Ich weiß nicht, was während der Sitzung passieren wird, aber ich weiß, dass es sehr schlimm sein wird. Es gibt für mich keinen Weg, daraus zu entfliehen. Was auch immer ich tue – ich werde einstecken müssen. Wenn ich eine Prüfung bestehe, kommt eine nächste, schlimmere. Wenn nicht, wird alles noch viel schrecklicher… Ich bin voll des Entsetzens vor diesem Kind, sicher, dass ich ihm schreckliches Leid zugefügt habe und mir all dies deshalb recht geschieht.

Eres ist nicht in der Lage, mit mir in einem Zimmer zu sein. Er kommt für einen Moment herein, droht, alles zu zerschlagen und Gegenstände aus dem Fenster zu werfen. Er erklärt, dass er mich schlagen oder töten wird, und flieht dann schreiend aus dem Zimmer: »Fass mich nicht an, guck mich nicht an, komm mir nicht nach.« Er rennt auf den Hof und reißt Pflanzen aus, wirft mit Steinen und kreischt: »Ich komme nie wieder zu dir, du Luder, ich hasse dich.« Ich bin starr vor Schrecken, verzweifelt, habe Angst, mich im Internat zu bewegen aus Furcht, ihm zu begegnen. Das Entsetzen wird auf mich projiziert. Eres fragt: »Was machen sie mit dir, wenn sie herausfinden, dass alles zerbrochen ist?« Und gibt selbst die Antwort: »Sie bringen dich um, zerquetschen dir den Schädel mit einer Schraubzwinge.«

Er erwartet scheinbar vom Kopf der Therapeutin, das paranoide Entsetzen und die unerträglichen Gefühle, die er selbst nicht ableiten und neutralisieren kann, aufzufangen. Sie ist verwirrt, verängstigt und hilflos wie er. »Angriffe auf die Fähigkeit der Verbindung« (attacks on linking) nannte Bion (1962) dies. Sie hat den Gedankenfaden verloren, die Fähigkeit, sich selbst einen kohärenten Bericht des Geschehens zu liefern, einen Bericht, in dem es Kausalität, Anfang, Mitte und Ende gibt. Nur außerhalb des »radioaktiven« Bereichs des Therapiezimmers, nur in seiner Abwesenheit, im Nachhinein und unter Anleitung gelingt es ihr, sich etwas zu organisieren und ein Bild der vergifteten Projektionen zu erstellen.

Ich lerne, dass Nähe Panik in Eres hervorruft und suche die ihm angenehme Entfernung, in welcher er meine Gegenwart ertragen kann. Der Versuch, ihn mir anzunähern, gelingt manchmal, und für wenige Augenblicke besteht ein angenehmes Gefühl. Eres macht mir eine Pita (ein rundes Fladenbrot) aus Ton. Ich bin gerührt, doch das Gefühl verfliegt schnell. In Eres' Pita sind Nägel, und er besteht darauf, dass ich sie wirklich esse…

Ich denke: Er hat Recht, Orit hätte in der Lage sein müssen, die Nägel seiner unerträglichen Gefühle zu essen und zu verdauen, doch in meiner Vorstellung könnten die Nägel ihre Gedärme zerreißen. Dies ist eine sehr schlimme Vorstellung, doch endlich ist da eine, welche sich an die Metapher Bions (1990) vom Verdauungssystem als Repräsentation der Alphafunktion anschließt.

Wenn sich der gemeinsame Therapieraum mit giftigen Betateilchen füllt, die vom Patienten ausgesandt werden, ist vom Therapeuten eine seelische Handlung der Reinigung und Verdauung der Gifte gefordert, eine seelische Handlung, die sich an der Schwelle zwischen dem Bewussten und dem Unbewussten befindet, eine innere Einstellung, die der der Mutter, welche den Ängsten ihres Säuglings begegnet (reverie), ähnelt.

Eres fragt, ob wir ein gemaltes Bild mit Rahmen für seinen Geburtstag machen können. Ich atme auf: Geburtstag, Lebensanfang, gemaltes Bild... Ob wir wohl gemeinsam einige verstreute Gifte auf das Papier kleben können? Ob sich wohl vor unseren Augen ein Muster, eine klare Form herauskristallisieren wird? Bildet sich hier ein Rahmen?

Eres beschließt, aus einem Buch die Zeichnung eines Ninja-Turtle in der Badewanne mit der Frau, die ihn betreut, zu kopieren. Wir kopieren die Zeichnung gemeinsam, nebeneinander sitzend, über das Papier gebeugt. »Du kopierst sehr gut«, sagt Eres zu mir, »lass uns beim nächsten Mal weitermachen.« Er beschimpft die Kinder, die draußen auf dem Platz spielen, sie machen Lärm, stören uns beim Arbeiten. Ich bin überrascht; Eres platziert das Böse außerhalb des Therapiezimmers. Er sagt: »Am Ende schreiben wir unser beider Namen unten auf das Blatt.« Er verspricht, beim nächsten Mal Filzstifte mitzubringen. Zwischen uns besteht ein starkes Gefühl der Aufgeregtheit und Nähe neben der Angst vor der Zerstörung und dem Schmerz, den diese Nähe in sich birgt. Alles ist so zerbrechlich...

Vor den Ferien kommt Eres hinein und klagt darüber, dass er müde sei und auf dem Sofa schlafen wolle. Ob er sich gestattet, zu entspannen und sich dieser Entspannung hinzugeben? Er schaut das Bild an und wird wütend. Das Bild ist nicht so geworden wie das Original, und Eres schreit: »Das ist nicht dasselbe, das ist ungenau, hier muss eine Spitze sein und da ist eine gerundete Linie, das ist nicht in Ordnung. Wir müssen das Bild zerstören.« Er kreischt: »Hier ist eine Spitze, siehst du nicht, dass hier eine Spitze ist, verstehst du nicht, dass das blöd ist, das ärgert mich!!!« Ich schlage vor, dass wir die fehlende Spitze korrigieren, doch er schreit: »Das geht nicht, kapierst du nicht, dass das nicht geht!«

Ich denke, ich würde ihm gern sagen: »Es geht nicht ähnlich und es geht nicht unähnlich, nicht nah und nicht fern, nah ist wie Zwei, die Eins sind, fern ist zu anders, es zerstört, löscht aus.« Interpretation wird wie ein eindringender Übergriff aufgefasst, Schweigen wie tötende Preisgabe. Das kann nicht repariert werden. Vielleicht kann man ihn nur an den Überlegungen beteiligen, an den Gedanken. Green schreibt: »Die einzige Lösung besteht darin, dem Patienten ein Bild der erweiternden Möglichkeiten zu vermitteln: Möglicherweise ist die Bedeutung der Sache folgende... oder eine andere.« (Green, 1975, S. 17; Übers. Orit Jaffe)

Eres verkündet, dass er das Bild zerstören wird. Ich nehme ihm das Bild ab und sage, dass ich weiß, dass er gerade sehr wütend ist, und sage auch, dass es meine Aufgabe ist, ihn zu beschützen und auch unser Bild in der Schublade zu verwahren. Eres besteht darauf, dass das Bild verdorben ist. Wieso sehe ich nicht, dass es nicht korrigiert werden kann!?! Ich bestehe darauf, dass wir das Bild zusammen korrigieren können.

Wahrscheinlich kann Orit keine Zerstörung mehr ertragen, ist nicht bereit, mit ihm an die Grenze des Zerfalls, ans Ende der Verzweiflung zu gehen, an einen Ort, an dem das Objekt nicht repariert werden kann, einen Ort, an dem es keinen

Rahmen gibt, keine Form, und an dem es nur Tod und Leere gibt. Sie beschließt, den Zerfall und die Zerstörung zu stoppen. Sie beschließt, dass in ihrer Gegenwart (auch wenn sie sich aufdrängt) mehr Aufbau stattfindet als in ihrer Abwesenheit.

Eres erklärt, dass er bereit ist, mich versuchen zu lassen, das Gras grün zu malen, aber wenn das nicht gelänge, würde er alles zerstören. Er schaut sich das Bild an und fragt plötzlich, was wäre, wenn wir das Bild heute beenden würden. Könnten wir es dann noch vor seinem Geburtstag einrahmen und hier im Zimmer bis ans Ende des Jahres aufhängen und könnte er es dann mit nach Hause nehmen? Eres sagt, dass das Bild eingerahmt werden sollte, da es sonst hier verrotte. Ich zögere etwas hinsichtlich des Aufhängens, und Eres schlägt vor, dass wir es in der Schublade aufbewahren könnten. Ich stimme zu und bin gerührt.

Geburtstag, die Präsenz in der Abwesenheit bewahren, Trennung, das Verfaulen vermeiden, in Erinnerung bewahren. Alles in ihrer Schublade. Vielleicht ist es ihr dieses Mal gelungen, die Mehrheit der Gefühle so zu sammeln, dass sie gedacht werden können, in ihrer Schublade aufbewahrt, in einem konkret-symbolischen Behälter, geistige Repräsentation der Hülle seines Körpers, der Schachtel seines Kopfes, des fehlenden seelischen Behälters, der sich zu konsolidieren beginnt.

Diskussion

Dieses Kapitel befasst sich mit der Aufgabe des Therapeuten beim Aufbau symbolischer seelischer Strukturen bei Kindern, die stark in ihrer Symbolisierungsfähigkeit beeinträchtigt sind. Dies sind Kinder, die ihre Gefühle mit ihrem Körper ausdrücken, im Handeln und Demontieren, Kinder, die in einer chaotischen und verfolgenden Welt leben, Kinder, denen der Weg zum *potential space* verstellt ist. Gibt es eine symbolisierende Haltung (symbolizing attitude), welche das Symbolisieren ermöglicht und zur Entstehung von Bildern und Repräsentationen einlädt?

Es besteht kein Zweifel, dass wir die therapeutische Technik in jedem gegebenen Moment an die symbolische Fähigkeit anpassen, eine Fähigkeit, die sich mit dem Niveau der Angst verändert. Wenn die Worte ungehört bleiben oder sich anhören wie »die Sache selbst«, ohne Raum, ohne Spiel, was bleibt uns zu tun übrig? Sind wir doch so versiert im Umgang mit Worten… hier ist von uns gefordert, jenseits der Worte zu arbeiten, vor den archaischen Fantasien. Inmitten des Chaos, in dem es keine Möglichkeit zu denken gibt, reiten wir auf den Wellen des Affekts, stellen wir uns die Kurven wie auf einem Wehenschreiber vor.

Unsere Begegnung mit dem Kind ist grundlegend »asymmetrisch«, wie zu Beginn des Lebens: die Begegnung zwischen einem Kind ohne konsolidierte Gedanken, ohne die entwickelte reflexive Fähigkeit, ohne Repräsentationen der

Grunddifferenzierungen wie Differenzierung zwischen den Generationen, Differenzierung zwischen den Geschlechtern, ohne Körpervorstellung, einem Kind voller Triebe und Bedürfnisse und einem Erwachsenen mit der Fähigkeit zur erweiterten Mentalisierung und den Voraussetzungen zur Umformung und zur Verarbeitung von Gefühlen, einem Erwachsenen mit persönlicher Geschichte, Lebensgeschichte, unbewussten Fantasien, einem Erwachsenen voller Vorstellungen, Symbolen und Metaphern und einem konsolidierten Selbst. Nach Laplanche (1972) sind diese Materialien wie »enigmatische Symbole«, Materialien, die die innere Welt vorwärtsziehen. Das Kind fragt sich, was der Therapeut im Kopf hat, was er von ihm will? Das Kind entdeckt, dass der »Andere« eine innere Realität besitzt, Gedanken, Gefühle und Fantasien, die zu ihm gehören, ihn widerspiegeln. Die Entdeckung des Anderen löst eine Woge primärer Wünsche aus, den Anfang eines Entwicklungsprozesses der Anerkennung eines denkenden und fühlenden »Ich«, eines »Ich«, welches in der Umgebung eines Anderen mit vollständiger eigener Subjektivität existiert.

Am Anfang des Lebens ist das »Menschenjunge« dazu verurteilt, mit dieser Asymmetrie zurechtzukommen, in ihr zu wachsen, seelische Strukturen zu entwickeln, um sie zu überwinden. Im Rahmen dieser Bewältigung spielt der »Andere«, das »Objekt«, das elterliche und therapeutische Umfeld, eine zentrale Rolle. Wir stellen dem kleinen Patienten unsere Subjektivität und Reflexivität zur Verfügung. Er ist sich ihrer Existenz nicht bewusst. Denn schließlich fehlt ihm die Erfahrung des mit ihm denkenden, betrachtenden, ihn spiegelnden »Anderen«. Der »Andere«, den er kannte, war blockiert, verschlossen, unzugänglich, abwesend. Wenn die Abwesenheit zu lange andauert, wird die Präsenz unvorstellbar. Auch wenn es in der Vergangenheit ein Bild der Präsenz gegeben hat, ist dies verblasst und schließlich verschwunden, wie empfindliches Fotopapier, das versehentlich nicht in Stabilisatorlösung getaucht wurde. Solche Kinder brauchen einen präsenten Therapeuten, einen Therapeuten, der ihnen seine Gefühle und Gedanken offenbart, der seine Subjektivität dazu einsetzt, den Prozess ihrer Anerkennung des eigenen subjektiven Selbst zu fördern.

Ein neurotisches Kind, das voller miteinander kollidierender Fantasien steckt, weiß den *potential space* zu nutzen, unsere Unschärfe und abgewogene Abwesenheit zu nutzen, um aufbauende seelische Arbeit zu leisten. Ein in seiner Symbolisierungsfähigkeit beeinträchtigtes Kind braucht uns auf andere Weise. Es braucht fühlbare Präsenz, die Gelegenheit, die subjektive Welt des Therapeuten kennenzulernen, unsere Bedenken. Er muss uns ihn denken hören können, muss fühlen können, wie wir um das Setting kämpfen. André Green schreibt:

> Wenn der Analytiker zu einem Empfinden innerer Ordnung gelangt, ändert sich die emotionale Notlage und wird zu einer Erfahrung der Befriedigung ob der erlangten Klarheit, ob der erfolgreichen Entschlüsselung des Unklaren und seiner Einfassung in einen Rah-

men. Wir müssen den Prozess der Symbolisierung für den Patienten durchführen. Dies ist nur dann möglich, wenn das »setting« ein Gefühl der Stabilität vermittelt, die den Analytiker als Menschen repräsentiert. (Green, 1975, S. 18; Übers. Orit Jaffe)

Es gibt keinen Weg, ohne eine zwischenmenschliche Erfahrung, welche in der Erinnerung als seelische Repräsentation bewahrt wird, Symbole zu schaffen. Geschädigte Kinder benötigen eine solche Begegnung im Rahmen der Therapie. Eine der notwendigen, diesen Kindern fehlenden Erfahrungen ist die (zeitweilige) omnipotente Erfahrung der Anpassung an seine Bedürfnisse und Gefühle: manchmal konkretes Geben, das Präsenz und Kontakt repräsentiert, und dann wiederum Enthaltung und Grenzen, welche Losgelöstheit repräsentieren. Im komplexen Spiel zwischen Präsenz und Abwesenheit können wir nicht gewinnen, der Konflikt ist unlösbar. Nähe wird ja im Anfang als wohltuende Präsenz empfunden und wird allmählich zu verfolgendem Eindringen, und Distanz, welche anfangs als Befreiung empfunden wird, wandelt sich in der Erfahrung allmählich zu tötender Preisgabe. Früher oder später, wenn sich die bereits geschehene Zerschlagung wiederholt, zerplatzt auch die notwendige omnipotente Illusion. Es besteht hier keine Möglichkeit zur allmählichen und angemessenen Ernüchterung, wie sie in der natürlichen Entwicklung vor sich geht, einer Entwicklung, welche den Symbolen Zeit gibt, sich zu formen, und die seelischen Repräsentationen den Raum der fehlenden Präsenz einnehmen lässt, wie dies im Prozess der Entstehung eines Übergangsobjekts geschieht.

Eres konnte spielen und denken, solange er die Existenz der Therapeutin neutralisierte. Als er sich gestattete, mit ihr in Kontakt zu treten, wurde diese Präsenz unerträglich und verfolgend, zu viele primäre Wünsche, sehr dicht am Körper, an den Trieben, erwachten in ihm, und Eres konnte diese nicht in sich aufheben. Hier beginnt der Weg des Überlebens, ein nichtkonventioneller Krieg um das Recht, weiter existieren und denken zu dürfen.

Zusammenfassend lässt sich sagen, dass ich mir angewöhnt habe, wenn das gewohnte Gefühl der Überflutung, der Verwirrung und des Unbehagens zurückkehrt, als beruhigendes Mantra, als eine Art Kompass im Nebel, die Entwicklungsleiter der Symbolisierung, wie sie uns von Barbara Dockar-Drysdale (1991) vorgeschlagen wird, immer wieder zu wiederholen: Erfahrung, Verwirklichung, symbolische Verwirklichung, Symbolisierung und Konzeptualisierung.

Sie schreibt: Zu Anfang ist eine Erfahrung des Kontakts und der Anpassung vonnöten. Eine solche Erfahrung kann sich nur dann als seelische Repräsentation festschreiben, wenn sie immer und immer wieder Verwirklichung erfährt. Diese seelische Repräsentation muss in ein Symbol (symbolic-realization) transformiert werden, um sich so effektiv in den Dienst der emotionalen Kanalisierung zu stellen. Diese Transformation stützt sich auf eine Übergangsphase, ein »Übergangsobjekt«, und endet in einem abstrakten geistigen Konzept.

Wenn die Assoziationen wieder fließen, der Humor wieder erwacht, wenn das Unklare Bedeutung zu erhalten beginnt, wenn der Genuss zurückkehrt, dann wissen wir, dass wir das »radioaktive Feld« verlassen haben und in den *potential space* zurückgekehrt sind.

Literatur

Abram, J. (2000): *Andre Green at the squiggle foundation.* London (Karnac).

Adler, G. (1985): *Borderline Psychopathology and its Treatment.* New York (Jason Aronson).

Aichhorn, A. (1925): *Verwahrloste Jugend.* Wien, Leipzig (Internat. Psychoanalyt. Verl.).

Alvarez, A. (1988): Beyond the unpleasure principle: some preconditions for thinking through play. *J. Child Psychotherapy*, 14 (2): 1-13.

Alvarez, A. (1992): *Live company: Psychoanalytic psychotherapy with autistic, borderline, deprived and abused children.* London, New York (Routledge).

Alvarez, A. (1997): Projective Identification as a Communication: Its Grammar in Borderline Psychotic Children. *Psychoanal. Dial.*, 7: 753-768.

Anzieu, D. (1989): *The skin ego.* New Haven, CT (Yale Univ. Press).

Appelfeld, A. (1999): *The story of a life.* Jerusalem (Keter).

Aron, L. (2006): Analytic Impasse and the Third: Clinical Implications of Intersubjectivity. *Int. J. of Psycho-Anal.*, 87: 349-368.

Bak, R. (1973): Being in love and object loss. *Int. J. Psycho-Anal.*, 54: 1-8.

Balint, M. (1968): Reife Liebe des Erwachsenen. In: Ders.: *Therapeutische Aspekte der Regression. Die Theorie der Grundstörung.* Stuttgart (Klett) 1970: 89-93.

Bene, A. (1979): The question of narcissistic personality disorders. *Bull. Hampstead Clin.* 2: 209-218.

Benjamin, J. (2004): Beyond Doer and Done To: An Intersubjective View of Thirdness. *Psychoanal. Quart.*, 73: 5-46.

Bergmann, M. S. (1987): *Eine Geschichte der Liebe.* Frankfurt a. M. (S. Fischer) 1994.

Bettelheim, B. (1950): *Liebe allein genügt nicht.* Stuttgart (Klett-Cotta) 1997.

Bion, W. R. (1962): *Learning from experience.* London (Karnac).

Bion, W. (1990): *Brazilian lectures.* London (Karnac). Dt.: (2010): *Die brasilianischen Vorträge.* Frankfurt a. M. (Brandes & Apsel).

Blass, R. B. und Blatt, S. J. (1992): Attachment and Separateness. *Psychoanal. Study Child* 47: 189-203.

Blatt, S. J. und Shichman, S. (1985): Two primary configurations of psychopathology. *Psychoanal. and Contemp. Thought*, 6: 187-254.

Bleiberg, E. (1984): Narcissistic disorders in children. *Bull. Menninger Clin.*, 48: 501-517.

Bleiberg, E. (1988): Developmental pathogenesis of narcissistic disorders in children. *Bull. Menninger Clin.*, 52: 3-15.

Blos, P. (1979): *The Adolescent Passage.* New York (Int. Univ. Pr.).

Bollas, C. (1989): *Forces of Destiny.* London (Free Association Books).

Bowlby, J. (1979): *The making and breaking of affectional bonds.* London, New York (Routledge).

Bowlby, J. (1988): *Elternbindung und Persönlichkeitsentwicklung. Therapeutische Aspekte der Bindungstheorie.* Heidelberg (Dexter Verlag) 1995.

Bram, A. D. und Gabbard, G. O. (2001): Potential space and reflective functioning: Towards a conceptual clarification and preliminary clinical implications. *Int. J. of Psychoanal.*, 82 (4): 685-699.

Cath, S. H. und Cath, C. (1978): On the other side of Oz. *Psychoanal. Study Child*, 33: 621-640.

Chasseguet-Smirgel, J. (1985): *Kreativität und Perversion.* Frankfurt a. M. (Nexus) 1986.

Chasseguet-Smirgel, J. (1986): Die archaische Matrix des Ödipuskomplexes. In: Dies.: *Zwei Bäume im Garten.* München, Wien (Verl. Internat. Psychoanalyse) 1988: 88-118.

Coates, S. W. und Moore, M. S. (1988): The complexity of early trauma: Representation and transformation. In: Di Ceglie, D. (Hrsg.): *A Stranger in my Body.* London (Karnac): 39-62.

Cohen, E. (1999): Contemporary application of Ferenczi: Co-constructing past traumatic experiences through dream analysis. *Am. J. of Psychoanal.*, 59: 367-384.

Cohen, S. (2001): *On the sense of belonging* (unveröff.).

Cohen, Y. (1995): Zur psychischen Realität des Borderline-Kindes. *Zeitschrift für psychoanalyt. Theorie u. Praxis*, 10: 233-247.

Cohen, Y. (1997): Borderline-Kinder – Die Anwendung psychoanalytischer Konzepte in der Heimbehandlung (Residential Treatment) als eigenstänbdige Behandlungsmethode. *Zeitschrift für psychoanalyt. Theorie u. Praxis*, 12: 22-57.

Cohen, Y. (1998): Psychoanalytic Considerations on Indications for Residential Treatment. *J. Amer. Acad. Psychoanal.*, 26: 369-387.

Cohen-Sandler, R.; Berman, A. L. und King, R. A. (1982): Life stress and symptomatology: determinants of suicidal behavior in children. *J. Amer. Acad. of Child Psychiatry*, 21: 178-186.

Colarusso, C. A. (1984): The borderline child. In: *The Cutting Edge.* San Diego (Univ. California): 106-122.

Davis, H. B. (1988): The Self and Loving. In: Lasky, J. F. und Silverman, H. W. (Hrsg.): *Love – Psychoanalytic Perspectives.* New York. New York Univ. Pr.

De Luca, Erri (2001): *God's Mountain.* New York (Riverhead).

Dockar-Drysdale, B. (1991): *The provision of primary experience: Winnicottian work with children and adolescents.* New Jersey (Jason Aronson).

Drews, S. (1994): Laudatio für Yecheskiel Cohen. *Zeitschrift für psychoanalyt. Theorie u. Praxis*, 9: 3-8.

Egan, J. und Kernberg, P. F. (1984): Pathological narcissism in childhood. *J. Amer. Psychoanal. Assn.*, 32: 39-62.

Emde, R. N. (1990): Mobilizing fundamental modes of development: Empathic availability and therapeutic action. *J. Amer. Psychoanal. Assn.*, 38: 881-913.

Erikson, E. H. (1950): Jugend und Identitätsentwicklung. In: Ders.: *Kindheit und Gesellschaft*. Stuttgart (Klett) 1965: 273-414.

Erlich, S. H. (1978): Adolescent suicide – maternal longing and cognitive development. *Psychoanal. Study Child*, 33: 261-277.

Eskelinen De Folch, T. (1983): We – Versus I and You. *Int. J. Psycho-*Anal., 64: 309-320.

Fast, I. (1984): *Von der Einheit zur Differenz. Psychoanalyse der Geschlechtsidentität.* Berlin, Heidelberg, New York (Springer) 1991.

Fast, I. (1985): *Event Theory: A Piaget-Freud Integration.* Hillsdale, N. J. (Lawrence Erlbaum Ass.).

Fast, I. und Chethik, M. (1972): Some aspects of object relationships in borderline children. *Int. J. Psycho-Anal.*, 53: 479-485.

Ferenczi, S. (1933): Sprachverwirrung zwischen den Erwachsenen und dem Kind. In: Ders.: *Schriften zur Psychoanalyse.* Bd 2. Frankfurt a. M. (Fischer) 1972: 303-313.

Ferro, A. (1999): *The bi-personal field: Experiences in child analysis.* London, New York (Routledge).

Fonagy, P. (1995): Playing with reality: The development of psychic reality and its malfunction in borderline personalities. *Int. J. of Psychoanal.*, 76 (1): 39-44.

Fonagy, P. (2001): Changing ideas of change: The dual component of therapeutic action. In: Edwards, J. (Hrsg.): *Being alive: Building on the work of Anne Alvarez.* London, New York (Brunner-Routledge): 14-31.

Fonagy, P. und Target, M. (1995): Understanding the Violent Patient. The Use of the Body and the Role of the Father. *Int. J. Psycho-Anal.* 76: 487-501

Fonagy, P. und Target, M. (1998): Mentalization and the Changing Aims of Child Psychoanalysis. *Psychoanalytic Dialogues*, 8: 87-114. Dt: Mentalisation und die sich ändernden Ziele der Psychoanalyse des Kindes. *Kinderanalyse*, 9, 2001: 229-244.

Frankenstein, C. (1966): *The Roots of the Ego.* Baltimore (Williams & Wilkins).

Freud, S. (1900): Consideration of representability. Interpretation of dreams. *SE V*: 1953-1974.

Freud, S. (1912d): Über die allgemeinste Erniedrigung des Liebeslebens. *GW* 8: 78-91.

Freud, S. (1914c): Zur Einführung des Narzißmus. *GW* 10: 137-170.

Freud, S. (1915b): Zeitgemäßes über Krieg und Tod. *GW* 10: 324-255.

Freud, S. (1916-17g): Trauer und Melancholie. *GW* 10: 428-446.

Gabbard, G. O. (1989): Two subtypes of narcissistic personality disorders. *Bull. Menninger Clin.*, 53: 527-53.

Gabbard, G. O. and Twemlow, S. W. (1994): The role of mother-son incest on the pathogenesis of narcissistic personality disorder. *J. Amer. Psychoanal. Assn.*, 42: 171-188.

Galdston, R. (1981): The domestic dimensions of violence. *Psychoanal. Study Child*, 36: 391-414.

Gediman, H. K. (1981): On Love, Dying together and Liebestod Phantasies. *J. Amer. Psychoanal. Assn.*, 29: 607-630.

Giovacchini, P. L. (1983): *The Urge to Die*. Harmondsworth (Penguin Books).

Giovacchini, P. L. (2001): Dangerous transitions and the traumatized adolescent. *Amer. J. Psychoanal.*, 61: 7-22.

Golan, S. (1961): *The collective education*. Tel Aviv: Sifriat Hapoalom (Orig. in hebräischer Sprache).

Green, A. (1975): The analyst, symbolization and absence in the analytic setting. *Int. J. of Psychoanal.*, 56 (1): 1-22.

Green, A. H. (1994): Impact of sexual trauma on gender identity and sexual object choice. *J. American Academy Psychoanalysis*, 22: 283-297.

Groen-Prakken, H. (1987): *The Hidden Symptom of Having Secrets*. (Unveröff.).

Grupper, E. und Eisikovits, R. A. (1986): Student self-governance in three Israeli youth villages: An ethnographic evaluation. In: Kashti, Y. und Arieli, M. (Hrsg.): *People in institutions: The Israeli scene*. London (Freund).

Haber-Mosheiov, S. (2000): Michael – Psychotherapeutic treatment in the context of residential treatment. *Psychoanal. Study Child*, 55: 238-251.

Herman, J. L. (1992): *Trauma and Recovery*. New York (Basic Books).

Hermanns, L. M. (Hrsg.) (2010): *Psychoanalyse in Selbstdarstellungen*. Bd. VIII. Frankfurt a. M. (Brandes & Apsel): 9-57.

Hirshfeld, A. (2006): You are not more my father. *Ha'aretz Passover supplement* (in Hebrew).

Hoyt, M. F. (1978): Secrets in Psychotherapy: Theoretical and Practical Considerations. *Int. Rev. Psychoanal.*, 5: 231-241.

Ilan, E. (1963): The problem of motivation in the educator's vocational choice. *Psychoanal. Study Child*, 18: 266-285.

Jacobs, T. J. (1980): Secrets, Alliances, and Family Fictions: Some Psychoanalytic Observations. *J. Amer. Psa. Assoc.*, 28: 21-42.

Kernberg, O. F. (1975): *Borderline-Störungen und pathologischer Narzißmus*. Frankfurt a. M. (Suhrkamp) 1978.

Kernberg, O. F. (1977): Boundaries and Structure in Love Relations. *J. Amer. Psychoanal. Assn.*, 25: 81-114.

Kernberg, O. F. (1984): *Severe Personality Disorders*. New Haven (Yale Univ. Pr.).

Kernberg, O. F. (1993): Sadomasochismus, sexuelle Erregung und Perversion. *Zeitschrift f. psychoanalyt. Theorie u. Praxis*, 8: 319-341.

Klein, M. (1937): Love, Guilt and Reparation. In: Klein, M. und Riviere, J.: *Love, Hate and Reparation*. London (Hogarth Pr.).

Kohut, H. (1971): *Narzißmus. Eine Theorie der psychoanalytischen Behandlung narzißtischer Persönlichkeitsstörungen.* Frankfurt a. M. (Suhrkamp) 1973.

Kohut, H. und Ernest, W. (1978): The Disorders of the Self and their Treatment: An Outline. *Int. J. Psycho-Anal.*, 59: 413-425.

Kulka, R. (1995): The Psychoanalyst's Mind from Listening to Interpretation: Will Psychoanalysis Evolve from Individuality to Subjectivity? Sihot – Dialogue. *Israeli Journal of Psychotherapy.* 9: 191-197 (in Hebrew).

Laplanche, J. (1972): *Nouveaux fondements pour la psychanalyse.* Paris (P.U.F.). Engl.: (1987): *New Foundations for Psychoanalysis.* Oxford (Blackwell) 1989.

Laplanche, J. und Pontalis, J. B. (1967): *Das Vokabular der Psychoanalyse.* Frankfurt a. M. (Suhrkamp) 1972.

Laub, D. (2005): Traumatic Shutdown of Narrative and Symbolization. *Contemporary Psychoanalysis*, 41: 307-326.

Laufer, M. (1978): The nature of adolescent pathology and the psychoanalytic process. *Psychoanal. Study Child* 33: 307-322.

Lieberman, A. F. und Pawl, J. H. (1984): Searching for the best interest of the child. *Psychoanal. Study Child*, 39: 527-548.

Mahler, M. S.; Pine, F. und Bergmann, A. (1975): *Die psychische Geburt des Menschen.* Frankfurt a. M. (S. Fischer) 1978.

Makarenko, A. S. (1933): *The Road to Life.* Moscow (Progress Publ.).

Margolis, G. J. (1966): Secrecy and Identity. *Int. J. Psycho-Anal.*, 47: 517-522.

Masterson, J. F. (1975): *The Narcissistic and Borderline Disorders.* New York (Brunner-Mazel).

McDougall, J. (1989): The dead father: On early psychic trauma and its relation to disturbance in sexual identity and creative activity. *Int. J. Psycho-Anal.*, 70: 205-219.

Modell, A. (1975): A Narcissistic Defence Against Affects. *Int. J. Psycho-Anal.*, 56: 275-282.

Mohacsy, I. (1988): Sexual Abuse and its Consequences. *Contemporary psychoanalysis*, 24: 207-211.

Ogden, T. H. (1983): The concept of internal object relations. *Int. J. Psycho-Anal.*, 64: 227-241.

Ogden, T. H. (1985): On potential space. *Int. J. Psycho-Anal.*, 66: 129-141.

Ogden, T. H. (1992): The Matrix of the Mind. London (Maresfield Library).

Ogden, T. H. (1994a): *Subjects of Analysis.* Northvale, NJ and London (Jason Aronson).

Ogden, T. (1994b): The Analytic Third: Working with Intersubjective Clinical Facts. *Int. J. Psycho-Anal.*, 75: 3-19.

Ogden, T. (2004): On Holding and Containing, Being and Dreaming. *Int. J. Psycho-Anal.*, 8: 1349-1364.

Oz, A. (2002): A Tale of love and darkness. Jerusalem (Keter) (in hebräischer Sprache).

Parada Franch, N. J. (1996): Transference and Countertransference in the Analysis of a child with Autistic Nuclei. *Int. J. Psycho-Anal.*, 77: 773-786.

Paz, C. A. und Paz, T. O. D. (1992): Adolescence and Borderline Pathology: Characteristics of the Relevant Psychoanalytic Process. *Int. J. Psycho-Anal.*, 73: 739-755.

Peck, M. L. (1981): The loner: An exploration of a suicidal subtype in adolescence. *Adolescent Psychiatry*, 9: 461-466.

Person, E. S. (1992): Romantic love: At the Intersection of the Psyche and the Cultural Unconscious. In: Shapiro, T. und Emde, R. (Hrsg.): *Affect: Psychoanalytic Perspectives*. Madison, Conn. (Int. Univ. Pr.): 383-412.

Pfeffer, C. R. (1986): *The Suicidal Child*. New York (Guilford Pr.).

Pfeffer, C. R. (1988): Suicidal behavior among children and adolescents: Risk identification and intervention. *Review of Psychiatry*, 7: 386-402.

Polsky, H. W. (1962): *Cottage six: The social system of delinquent boys in residential treatment*. New York (Russel Sage Foundation).

Racker, H. (1957): The meanings and uses of countertransference. *Psa. Quart.*, 26: 303-357.

Redl, F. und Wineman, D. (1957): *The Aggressive Child*. Glencoe, Ill. (Free Pr.).

Riker, J. (2012): Self Psychology and the Problem of the Other. *International Journal of Psychoanalytic Self Psychology*, 7: 165-179.

Riker, J. (2013): A Philosophical Commentary on Preston and Shumsky's »Toward an Integrative Sensibility: Conversing Across Theoretical Boundaries«. *International Journal of Psychoanalytic Self Psychology*, 8: 338-349.

Rinsley, D. B. (1974): Residential treatment of adolescents. In: Caplan, V. G. (ed.): *American Handbook of Psychiatry.* Vol. 2. New York (Basic Books)

Rinsley, D. B. (1980) Diagnosis and treatment of borderline and narcissistic children and adolescents. In: *Bull. Menninger Clin.* 44: 147-170

Rinsley, D. B. (1988) A review of the pathogenesis of borderline and narcissistic personality disorders. *Adolescent Psychiatry* 15: 387-406

Roiphe, H. und Galenson, E. (1981) *Infantile Origins of Sexual Identity*. New York (Int. Univ. Pr.)

Sandler, J. (1960) Sicherheitsgefühl und Wahrnehmungsvorgang. *Psyche* 15: 124-131

Sandler, J. (1976) Gegenübertragung und Bereitschaft zur Rollenübernahme. *Psyche* 30: 297-305

Sandler, J. (1990) On internal object relations. *J. Amer. Psychoanal. Assn.* 38: 859-880

Sandler, J. und Joffe, W. G. (1965): Notes on Childhood Depression. *Int. J. Psycho-Anal.*, 46: 88-96. Dt.: (1980): Zur Depression im Kindesalter. *Psyche – Z Psychoanal*, 34: 413-439.

Sandler, J. und Sandler, A.-M. (1978): Objektbeziehungen und Affekte. In: Dies.: *Innere Objektbeziehungen. Entstehung und Struktur*. Stuttgart (Klett-Cotta) 1999: 83-107.

Segal, H. (1991): Symbolism. In: *Dream, fantasy and art*. London, New York (Routledge).

Sendak, M. (1967): *Wo die wilden Kerle wohnen*. Zürich (Diogenes).

Schowalter, J. E. (1983): Some meanings of being a horsewoman. *Psychoanal. Study Child*, 38: 501-518.

Setzman, E. J. (1988): Falling in Love and being in Love: a Developmental and Object Relations Approach. In: Lasky, J. F. und Silverman, H. W. (Hrsg.): *Love – Psychoanalytic Perspectives*. New York (New York Univ. Pr.).

Smith, S. (1977): The golden phantasy. *Int. J. Psycho-Anal.*, 58: 311-32.

Steele, B. F. (1994): Psychoanalysis and the Maltreatment of children. *J. Amer. Psychoanal. Assn.*, 42: 1001-1025.

Stern, D. N. (1993): Acting versus Remembering in Transference Love and Infantile Love. In: Person, E. S. et al. (Hrsg.): *On Freud's »Observations on Transference Love«*. New Haven, London (Yale Univ. Pr.): 172-185.

Symington, J. (1985): The survival function of primitive omnipotence. *Int. J. Psycho-Anal.*, 66: 481-488.

Target, M. und Fonagy, P. (1996): Playing with Reality: II. The development of psychic reality from a theoretical perspective. *Int. J. Psycho-Anal.*, 77: 459-479.

Tausk, V. (1933): On the Origin of the »Influencing Machine« in Schizophrenia. *Psychoanal. Quart.*, 2: 519-556.

Trieschman, A. E.; Whittaker, J. K. und Brendtro, L. K. (1969): *The Other 23 Hours*. Chicago, Ill. (Aldine Publ.).

Tyson, P. (1989): Infantile sexuality, gender identity, and obstacles to oedipal progression. *J. Amer. Psychoanal. Assn.,* 37: 1051-1069:

Volkan, V. D. (1981). *Linking Objects and Linking Phenomena*. New York (Int. Univ. Pr.).

Winnicott, D. W. (1945): Primitive Emotional Development. *Int. J. Psycho-Anal.*, 26: 137-143. Dt.: *Die primitive Gefühlsentwicklung*. In: Von der Kinderheilkunde zur Psychoanalyse. Frankfurt a. M. S. (Fischer): 58-76.

Winnicott, D. W. (1958): Transitional objects and transitional phenomena. In: *Through pediatrics to psychoanalysis*. London (Tavistock): 229-242.

Winnicott, D. W (1960): Die Theorie von der Beziehung zwischen Mutter und Kind. In: Ders.: *Reifungsprozesse und fördernde Umwelt*. Frankfurt a. M. (S. Fischer) 1990: 47-71.

Winnicott, D. W. (1963): Adolescence – Struggling through the Doldrums (1963). In: Ders.: *The family and individual development*. London (Tavistock) 1965.

Winnicott, D. W. (1965): Die Frage des Mitteilens und des Nicht-Mitteilens führt zu einer Untersuchung gewisser Gegensätze. In: Ders.: *Reifungsprozesse und fördernde Umwelt*. Frankfurt a. M. (Fischer) 1990: 234-252.

Winnicott, D. W. (1969): Objektverwendung und Identifizierung. In: Ders.: *Vom Spiel zur Kreativität*. Stuttgart (Klett) 1973: 101-110.

Winnicott, D. W. (1971a): Kreativität und ihre Wurzeln. In: Ders.: *Vom Spiel zur Kreativität*. Stuttgart (Klett) 1973: 78-100.

Winnicott, D. W. (1971b): Der Ort, an dem wir Leben. In: Ders.: *Vom Spiel zur Kreativität*. Stuttgart (Klett) 1973: 121-127.

Winnicott, D. W. (1971c): Heutige Konzepte der Entwicklung Jugendlicher. In: Ders.: *Vom Spiel der Kreativität*. Stuttgart (Klett) 1973: 156-169.

Winnicott, D. W. (1971d): *Playing and Reality*. New York (Routledge). Dt.: *Vom Spiel zur Kreativität*. Stuttgart (Klett) 1973.

Winnicott, D. W. (1974): The Fear of Break down. In: Ders.: *Psychoanalytic Explorations*. Cambridge, Mass. (Harvard Univ. Pr.) 1989: 87-95.

Winnicott, D. W. (1975): *Through Pediatrics to Psycho-Analysis*. International Psychoanalytical Library. Dt.: *Von der Kinderheilkunde zur Psychoanalyse*. Frankfurt a. M. (Fischer) 1983.

Winnicott, D. W. (1986): Schöpferisch leben. In: Ders.: *Der Anfang ist unsere Heimat*. Stuttgart (Klett-Cotta) 1990: 43-60.

Winnicott, D. W. (1987): *Babys und ihre Mütter*. Stuttgart (Klett-Cotta) 1990.

Winnicott, D. W. (1988): *Human nature*. London (Free Association Books).

Wolfenstein, M. (1969): Loss, Rage and Repetition. *Psychoanal. Study Child*, 24: 432-460.

Zuckerberg, J. O. (1988): The Struggle of Love: Reflexions and permutations. In: Lasky, J. F. und Silverman, H. W. (Hrsg.): *Love – Psychoanalytic Perspectives*. New York (New York Univ. Pr.).

Quellennachweis

I. Psychoanalytische Prinzipien der Behandlung von Kindern und Jugendlichen

Aus dem Hebräischen übersetzt von Bettina Igelbusch-Malka (Jerusalem)

Teile dieses Kapitels wurden der Arbeit »Borderline-Kinder – Die Anwendung psychoanalytischer Konzepte in der Heimbehandlung« in der *ZEITSCHRIFT für psychoanalytische Theorie und Praxis*, 1997, 12: 22-57 [sowie dem Artikel »Psychoanalytic Considerations on Indications for Residential Treatment« im *Journal of the American Academy of Psychoanalysis and Dynamic Psychiatry*, 1998, 26: 369-387] entnommen. Abdruck der Zitate mit freundlicher Genehmigung des Stroemfeld Verlags, Frankfurt a. M. [sowie des Verlags The American Academy of Psychoanalysis and Dynamic Psychiatry, Bloomfield, USA].

II. Die »Goldene Fantasie« und die Gegenübertragung

Übersetzung aus dem Englischen von Regine Strotbek (Frankfurt a. M.)

Erschienen unter dem Titel: »The ›Golden Phantasy‹ and countertransference – residential treatment of the abused child« in: *The Psychoanalytic Study of the Child*, 1988, 43. Veröffentlichung der Übersetzung ins Deutsche mit freundlicher Genehmigung von Yale University Press, London.

III. Größenfantasien bei Kindern mit narzisstischen und Borderline-Störungen – eine vergleichende Analyse

Aus dem Englischen übersetzt von Gabriele Remmelmann (Köln)

Abdruck der gekürzten und überarbeiteten Fassung mit freundlicher Genehmigung der Zeitschrift *Analytische Kinder- und Jugendlichen-Psychotherapie*, Heft 102, 2/1999: 165-186. © Brandes & Apsel Verlag, Frankfurt a. M..

IV. Das Erleben von Einssein – ein wesentliches Moment in der Behandlung von Borderline-Kindern

Aus dem Englischen übersetzt von Dr. Barbara Strehlow (Berlin)

Erschienen in: *arbeitshefte kinderpsychoanalyse*, 42, 1-2009: 73-94. © Brandes & Apsel Verlag, Frankfurt a. M.

V. Kindesmisshandlung und ihre Verheimlichung

Aus dem Englischen übersetzt von Sibylle Drews (Frankfurt a. M.)

Erschienen unter dem Titel »Kindesmißhandlung und ihre Verheimlichung durch Kinder mit Borderline-Persönlichkeitsstörungen.« *ZEITSCHRIFT für psychoanal. Theorie und Praxis*, 1993, 8: 275-288. Abdruck mit freundlicher Genehmigung des Stroemfeld Verlags, Frankfurt a. M..

VI. Selbstmorddrohungen der Mütter – Verlassenheitsängste der Kinder

Originalbeitrag. Übersetzung aus dem Englischen von Regine Strotbek (Frankfurt a. M.)

VII. Das misshandelte Kind und seine kognitive Beeinträchtigung

Aus dem Englischen übersetzt von Ute Boldt

Gekürzte und vollständig überarbeitete Fassung eines Vortrages, der in Zusammenarbeit mit Noa Haas verfasst und auf der Tagung *Das Wohl des Kindes* 1996 in Jerusalem gehalten wurde.

VIII. Die Innenwelt des Kindes und die Behandlungsmöglichkeiten und ihre Grenzen

Originalarbeit, vorgetragen auf der Konferenz des Summit-Insituts zum Thema Kindesmisshandlung und ihr Einfluss auf den Heranwachsenden. November 1997.

IX. Suizidale Handlungen bei Latenzkindern als Ausdruck ihrer inneren Objektbeziehungen

Übersetzung aus dem Englischen von Regine Strotbek (Frankfurt a. M.)

Erschienen unter dem Titel: »Suicidal acts among latency-age children as an expression of internal objectrelations« in: *British Journal of Psychotherapie*, 1993, 9: 405-413. Veröffentlichung der Übersetzung mit freundlicher Genehmigung des Verlages Artesian Books, Teddington, England.

X. Traumatisierung in der frühen Kindheit und ihr Einfluss auf die Geschlechtsidentität in der Adoleszenz

Übersetzung aus dem Englischen von Regine Strotbek (Frankfurt a. M.)

Erschienen unter dem Titel: »Early childhood traumatic development and its impact on gender identity« in: *The American Journal of Psychoanalysis,* 2001, 61: 21-39. Veröffentlichung der Übersetzung ins Deutsche mit freundlicher Genehmigung der Redaktion.

XI. Konflikte mit der Geschlechtsidentität als Suizidmotiv bei Adoleszenten

Übersetzung aus dem Englischen von Regine Strotbek (Frankfurt a. M.)

Erschienen unter dem Titel: »Gender identity conflicts in adolescents as motivation for suicide« in: *Adolescence*, 1991, 26: 9-29. Mit freundlicher Genehmigung des Verlags Libra Publishers, Inc., San Diego, USA.

XII. Frühe Entwicklung und ihr Einfluss auf Migrationsprozesse

Überarbeitete und gekürzte Fassung eines Vortrags, gehalten vor der Ärztlichen Akademic für Psychotherapie von Kindern und Jugendlichen e. V. in Brixen im Juli 1999.

XIII. Überlegungen zum Konzept der Zugehörigkeit in Entwicklung und Therapie

Orginalbeitrag

XIV. Wie sieht der Jugendliche die Welt?

Übersetzung aus dem Hebräischen von Bettina Igelbusch-Malka (Jerusalem)

Gekürzte und überarbeitete Fassung eines Vortrages, gehalten auf dem Symposium über *Adoleszenz* zum Thema »Wie sieht der Jugendliche die Welt?« vom 14./15.11.2003 im Heilpädagogischen Zentrum Hinterbrühl/Österreich.

XV. Psychotherapie – Handwerk oder Kunst?

Aus dem Hebräischen übersetzt von Bettina Igelbusch-Malka (Jerusalem)

In hebräischer Sprache 2003 erschienen in *Sihot*.

XVI. Die Entwicklung des Selbst durch den Anderen

Vortrag in Stuttgart, November 2013. Originalbeitrag.

XVII. Vom Körper zum Denken. Die Aufgabe des Therapeuten bei der Schaffung symbolischer seelischer Räume. Von Gerard Pulver & Orit Jaffe

Originalbeitrag.